SANIDAD ANIMAL Y SALUD PÚBLICA
EL PARADIGMA DE SALMONELLA

Director de la obra:
Rafael Jesús Astorga Márquez

A mi padre…

En el año 1885, el doctor en veterinaria Daniel E. Salmon y su asistente, el patólogo y microbiólogo Theobald Smith, se encontraban trabajando en la detección del agente causal del cólera porcino (peste porcina clásica) en la Oficina de Industria Animal para el Departamento de Agricultura de los Estados Unidos. En uno de sus experimentos y siguiendo las técnicas innovadoras de cultivo de Robert Köch, aislaron una bacteria en cultivo puro a la que denominaron *Bacillus suispestifer*, que más adelante se denominaría *Salmonella* Choleraesuis. Ligado a este hito, ambos investigadores desarrollaron la primera vacuna inactivada para la prevención de una enfermedad, si bien su aplicación no supuso beneficio alguno cuando fue administrada a cerdos afectados por el cólera porcino, ya que *Salmonella* no era el agente etiológico de esa enfermedad. Aunque equivocados en la etiología de la enfermedad, ambos investigadores acababan de identificar uno de los principales microorganismos zoonósicos involucrados en toxiinfecciones alimentarias, *Salmonella* spp.

El descubrimiento de Salmon y Smith ocurrió en plena revolución científica con grandes avances como *El origen de las especies* (Charles Darwin, 1859), *Los postulados de Köch* (Robert Köch, 1877) o *La teoría germinal de las enfermedades* (Louis Pasteur, 1864). Estos y otros hitos fomentaron el conocimiento en las ciencias relacionadas con la microbiología y precipitaron la aparición de nuevas perspectivas sobre el origen y control de las enfermedades infectocontagiosas transmisibles. El concepto de salud pública y su asociación al mundo veterinario y a los animales de producción se originó en esta época, si bien los primeros pasos se remontan al siglo XVII, tomando como posible punto de partida los manuscritos del inglés John Graunt *Naturaleza y observaciones políticas hechas a partir de las listas de mortalidad*, sastre de profesión y considerado el padre de la epidemiología. A finales de los siglos XVIII y comienzos del XIX, el concepto de salud pública tenía un esbozo de lo que llegaría a convertirse *a posteriori*. Ya en esta época se discute sobre la figura del médico veterinario en salud pública. Así, por ejemplo, miembros de la Philadelphia Society for Promoting Agriculture tales como Benjamin Rush urgen en la formación del veterinario en la seguridad de aquellos alimentos derivados de los animales (1807). En la misma época, el médico alemán Rudolf Virchow acuñó el término zoonosis para hacer referencia a aquellas enfermedades de los animales transmisibles a las personas. Quedaba reflejado además que estas enfermedades, cuando provenían de animales domésticos, constituían un riesgo laboral para los ganaderos y los consumidores. En España, documentos coetáneos destacan el buen hacer de los veterinarios en la acuciante necesidad de reformas sanitarias en el Madrid de comienzos del siglo XX, apodada «la ciudad de la muerte» por su insalubridad.

En la actualidad, la salud pública es uno de los principales pilares sobre los que se asienta la profesión veterinaria y su relevancia en las ciencias veterinarias queda perfectamente reflejada en el lema de la profesión *«Higia pecoris, salus populi»* (la higiene del ganado, la salud del pueblo), presente en el escudo de la Asociación Nacional Veterinaria Española (antecesora del actual Consejo General de Colegios Veterinarios de España) y que teniendo en cuenta la capacidad potencial de los animales como fuente de infección y enfermedad para el hombre, consagra el cuidado y la promoción de la higiene de los mismos para garantizar la salud humana.

En la época de la revolución científica, la importancia de las salmonelas no tifoideas era reducida, siendo *Salmonella* Typhi el principal serotipo asociado a enfermedades en personas, véase el caso de María *la Tifoidea*. Las mejoras en las prácticas higiénicas han conseguido que la importancia de *S.* Typhi como agente infeccioso en los países desarrollados sea en la actualidad testimonial o desdeñable. Por el contrario, desde mediados del siglo XX, las infecciones por salmonelas no tifoideas (zoonósicas) han incrementado paulatinamente alcanzando relevancia en las últimas dos décadas.

El número de casos y de brotes, así como el desarrollo de resistencias a los antimicrobianos de uso cotidiano para su tratamiento, ha promovido la elaboración de una legislación específica e incluso de programas de vigilancia y control sobre este patógeno en países desarrollados para determinadas especies clave (porcino y aves).

Al igual que en los inicios de las ciencias médicas modernas de los siglos XVI al XIX, nos encontramos ante una nueva revolución científica con la aparición de técnicas genómicas de secuenciación y expresión que nos permiten reconocer e interpretar los mecanismos de supervivencia de los microorganismos hasta niveles que hace dos décadas eran inimaginables. La ciencia avanza a velocidad de neutrinos y, en materia de sanidad animal y salud pública, el veterinario se vislumbra como un puntal de apoyo esencial en el diseño de estrategias que permitan luchar y controlar los nuevos retos que los agentes patógenos, en este caso *Salmonella*, nos proponen (…).

En el contexto de las zoonosis, las salmonelosis constituyen una de las enfermedades más importantes y prevalentes desde el punto de vista médico y sanitario. La transmisión de *Salmonella* spp. al ser humano se produce mediante diferentes mecanismos: (i) toxiinfección alimentaria; (ii) contacto o manipulación de animales de granja o canales en matadero; (iii) contacto estrecho con animales de compañía o exóticos.

El control de la salmonelosis se basa en dos pilares fundamentales: la reducción de los niveles de prevalencia en los animales mediante estrategias de sanidad e higiene, bioseguridad o alimentarias, y la protección de la infección en el hombre. Evitar la toxiinfección alimentaria a partir de productos de origen animal requiere una higiene rigurosa en el procesado tecnológico, culinario y de distribución de los alimentos, así como de la intervención del veterinario en el control sanitario de los alimentos y la gestión de la seguridad alimentaria.

Este libro pretende ser una guía de consulta para veterinarios y médicos, así como para otros profesionales sanitarios implicados directa o indirectamente en la sanidad animal e higiene alimentaria. Una obra que facilite y mejore la comprensión de la epidemiología y el control del principal patógeno indicador de zoonosis, *Salmonella*.

Rafael Jesús Astorga Márquez

Héctor Argüello Rodríguez

RAFAEL JESÚS ASTORGA MÁRQUEZ

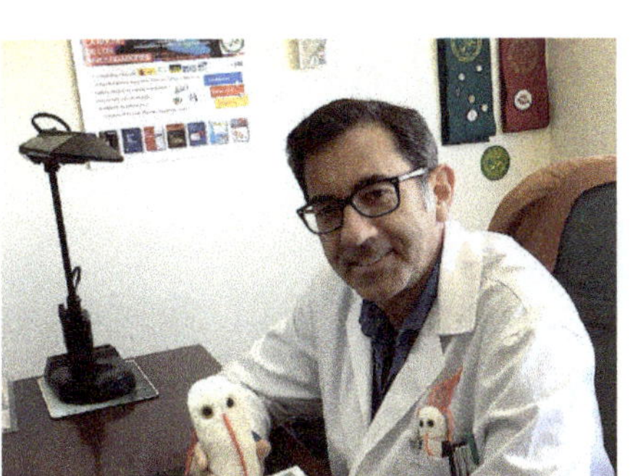

- Doctor en Veterinaria por la Universidad de Murcia.

- Catedrático de Sanidad Animal. Facultad de Veterinaria. Universidad de Córdoba.

- Coordinador de Medicina Preventiva y Política Sanitaria (5.º curso, Grado de Veterinaria).

- Vicedecano de Estudiantes y Extensión Universitaria (años 2006 a 2010) y Secretario Académico (años 2010 a 2014). Facultad de Veterinaria de Córdoba.

- Académico correspondiente de la Real Academia de Ciencias Veterinarias de Andalucía Oriental.

- Diplomado europeo ECSRHM (European College of Small Ruminant Health and Management).

- Adscrito al Grupo de Investigación de la Universidad de Córdoba AGR-256 Sanidad Animal: diagnóstico y control de enfermedades.

- Autor de libros y capítulos de obras relacionadas con la sanidad animal, comunicaciones a congresos de ámbito nacional e internacional, publicaciones en revistas de divulgación técnico-científica, así como en revistas de impacto JCR (*Journal Citation Report*). Ha participado en múltiples proyectos de investigación tanto nacionales como internacionales.

- Sus principales líneas de investigación son: (i) enfermedades infecciosas de animales domésticos y de vida libre; (ii) salmonelosis animales; (iii) medicina preventiva en animales de compañía; (iv) bioseguridad en granjas animales; (v) sanidad animal y seguridad alimentaria en el cerdo Ibérico; (vi) uso de aceites esenciales como alternativa a los antimicrobianos; (vii) optimización de la sanidad, producción y productos de la leche de cabra en Andalucía.

- Miembro de la Asociación de Veterinarios Especialistas en Diagnóstico de Laboratorio (AVEDILA) desde 1997 hasta la fecha y vocal de la Asociación durante los años 2004 a 2009.

- Miembro del Comité de Redacción de la Revista de Divulgación Producción Animal desde 2013.

- Colaborador científico de la editorial Amazing Books desde 2019.

- Miembro del grupo One Health-IN desde 2020.

- Miembro del Colegio de Veterinarios de Málaga desde 2014 y coordinador del área de cursos de formación desde 2020.

EQUIPO DE AUTORES

HÉCTOR ARGÜELLO RODRÍGUEZ

Profesor Ayudante. Departamento de Sanidad Animal. Facultad de Veterinaria. Universidad de León.

ÁNGEL MANUEL CARACUEL GARCÍA

Veterinario Bromatólogo. Unidad de Gestión Clínica de Endocrinología y Nutrición. Hospital Universitario Regional de Málaga.

FERNANDO FARIÑAS GUERRERO

Director del Instituto de Inmunología y Enfermedades Infecciosas. Coordinador del Grupo Internacional de Expertos en Enfermedades Infecciosas Emergentes y Zoonosis (ZEIG). Director de One Health-IN.

ÁNGELA GALÁN RELAÑO

Becaria adscrita al Departamento de Sanidad Animal. Facultad de Veterinaria. Universidad de Córdoba.

JAIME GÓMEZ LAGUNA

Profesor Contratado Doctor. Departamento de Anatomía y Anatomía Patológica Comparada. Facultad de Veterinaria. Universidad de Córdoba.

BELÉN HUERTA LORENZO

Profesora Titular. Unidad de Epidemiología y Medicina Preventiva del Departamento de Sanidad Animal. Facultad de Veterinaria. Universidad de Córdoba.

CLARA MARÍN ORENGA

Profesora Titular. Departamento de Producción y Sanidad Animal, Salud Pública Veterinaria, y Ciencia y Tecnología de los Alimentos. Facultad de Veterinaria. Universidad CEU Cardenal Herrera.

SANTIAGO VEGA GARCÍA

Catedrático. Departamento de Producción y Sanidad Animal, Salud Pública Veterinaria, y Ciencia y Tecnología de los Alimentos. Facultad de Veterinaria. Universidad CEU Cardenal Herrera.

Sumario

CAPÍTULO 1

INTRODUCCIÓN

LA SANIDAD ANIMAL AL SERVICIO DE LA SALUD PÚBLICA

CAPÍTULO 1

INTRODUCCIÓN
LA SANIDAD ANIMAL AL SERVICIO DE LA SALUD PÚBLICA

Rafael Jesús Astorga Márquez

Las salmonelosis son procesos infecciosos de distribución mundial producidos por distintos serotipos del género *Salmonella*, que afectan a multitud de especies animales, domésticas y silvestres, y al hombre (zoonosis). Se pueden presentar bajo numerosas formas clínicas generalizadas o localizadas: gastroenteritis, septicemias, trastornos reproductivos, poliartritis, neumonías y meningoencefalitis, siendo muy frecuentes los estados de «portador crónico asintomático».

La importancia médica de las salmonelosis radica en la potencial patogenicidad de los múltiples serotipos existentes que provocan cuadros agudos-sobreagudos en los animales y en la especie humana. Desde el punto de vista económico, la infección/enfermedad produce elevados costes por la pérdida de animales (jóvenes, abortos), lotes de animales retrasados en granjas de aves, cerdos y terneros, además de costes en medidas terapéuticas y de tipo preventivo. Finalmente, y desde el punto de vista de la salud pública, en la actualidad existe una preocupación manifiesta por las toxiinfecciones salmonelósicas en la especie humana originadas por el consumo de alimentos de origen animal: huevos y derivados, carne de pollo, embutidos y carne de origen porcino o bovino, pescados y mariscos, derivados lácteos, productos de panadería, dulces y chocolates, y un largo etcétera[2]. El impacto es enorme, ya que suelen afectar a colectividades (por ejemplo, comedores de niños). En este sentido, los puntos críticos de control a considerar, entre otros, son: (i) refrigeración de alimentos frescos evitando su almacenamiento a temperatura ambiente; (ii) cocción adecuada (> 65 °C) para la inactivación de la bacteria; (iii) evitar contaminaciones cruzadas de alimentos; (iv) especial atención en alimentos preparados horas antes de su consumo; (v) controles sanitarios y formación de los manipuladores de alimentos.

Las características principales que definen las salmonelosis son:

- Todos los serotipos (serovares) responsables de salmonelosis son potencialmente patógenos para los animales y el hombre.

- Son típicas toxiinfecciones, en las que la presencia y multiplicación activa de la bacteria en la sangre provoca septicemia, lo que permite la difusión a través del organismo; por otra parte, la lisis bacteriana causada principalmente por la acción de los jugos gástricos genera endotoxinas.

- Presentan un tropismo gastroentérico y hacia útero grávido (abortos), aunque también existen otras localizaciones como el pulmón, articulaciones y sistema nervioso central.

- Son enfermedades típicamente enzoóticas, en las que se mantiene un cierto grado de infección en las explotaciones y a partir de las que se pueden producir brotes epizoóticos.

- Tal y como demuestran los estudios de vigilancia epidemiológica, es característico el predominio de portadores asintomáticos frente al de enfermos clínicos, por lo que la erradicación total es difícil. Por ello, las estrategias de luchas deben ir encaminadas a la obtención de lotes de animales «libres de *Salmonella*».

- Son enfermedades factoriales propias de animales en periodos críticos: recién nacidos, gestación, postoperatorio.

- Son enfermedades hídricas, siendo el agua un excelente reservorio extraanimal y frecuente vehículo de infección.

- Son enfermedades de carácter estacional, típicamente estivales.

- Son enfermedades típicamente zoonósicas.

El primer microorganismo realmente representativo del grupo bacteriano *Salmonella* fue aislado por Daniel Elmer Salmon (1850-1914) y Theobald Smith (1859-1934) en el

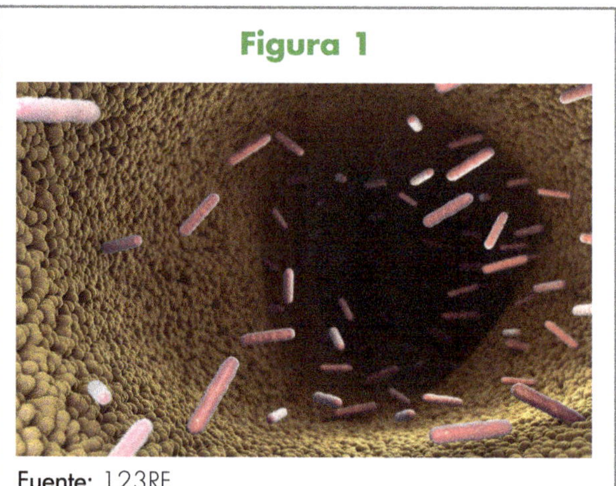

Figura 1

Fuente: 123RF

año 1885 a partir de cerdos con lesiones típicas de peste porcina clásica (Smith, 1891). Salmon denominó a esta cepa como *hog-cholera bacilli*, actualmente *Salmonella* Choleraesuis, siendo considerada entonces como responsable de la enfermedad. Esta situación se mantuvo hasta principios del siglo XX, cuando se constató la etiología vírica de la peste porcina clásica (PPC).

La denominación actual se debe al bacteriólogo francés Joseph L. Marcel Lignières (1868-1933), quien sugirió en 1900 que el grupo de todas aquellas bacterias se denominaran *Salmonella* en honor a Daniel E. Salmon.

Salmon estudió en la Universidad de Cornell, en la que se doctoró en 1876, siendo el primer doctor en medicina veterinaria de los Estados Unidos. El Dr. Salmon organizó el *Bureau of Animal Industry*, emprendió varias políticas de salud pública, fundó el *National Veterinary College* en 1892, presidió diversas asociaciones científicas médicas y veterinarias, en definitiva, fue uno de los grandes nombres de la historia de la veterinaria. Sin embargo, Salmon no trabajaba solo, tenía un selecto grupo del que destacaba su mejor colaborador, Theobald Smith (1859-1934), uno de los grandes nombres de la ciencia médica americana. Hoy se le recuerda por sus contribuciones al estudio del shock anafiláctico.

Muchas han sido las aportaciones de los veterinarios a la sanidad animal, al igual que también han sido numerosas e importantes las efectuadas sobre la salud pública[6]. Los estudios de Salmon y Smith facilitaron la preparación de vacunas con microorganismos inactivados. «*Y este descubrimiento sentó las bases de los métodos que a escala mundial se han empleado para proteger a los seres humanos frente al cólera, a la peste y a la fiebre tifoidea*».

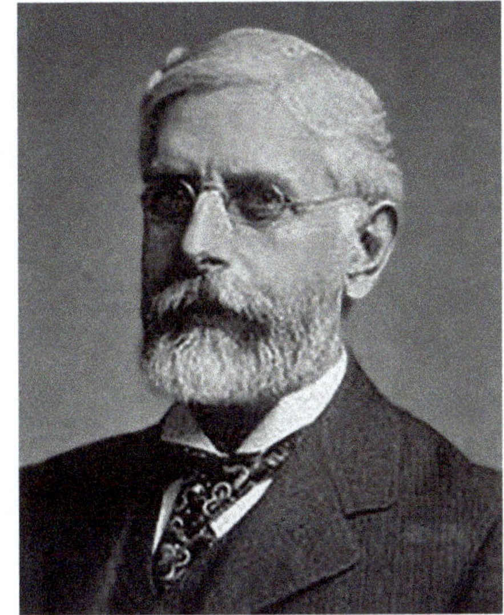

Figura 2

Daniel Elmer Salmon

Fuente: Biblioteca Nacional de Medicina de EE UU

El término zoonosis fue propuesto en 1885 por el médico alemán Rudolf Virchow, quien descubrió el papel del cerdo en el ciclo epidemiológico de *Trichinella spiralis*, agente causal de la triquinelosis. Virchow llegó a proponer una sola medicina, defendiendo el trabajo conjunto de médicos y veterinarios. A partir de estos estudios, la Organización Mundial de la Salud (OMS) definió las zoonosis como *«aquellas enfermedades e infecciones que se transmiten naturalmente entre los animales vertebrados y el hombre y viceversa»*.

Las zoonosis se presentan en todo el mundo y su vigilancia constituye un problema de índole internacional. En su control contribuyen instituciones como la FAO, la OMS o la OIE (Organización Mundial de la Sanidad Animal). Han sido definidas como problemas multisectoriales, no existiendo ninguna especialidad que requiera la participación y coexistencia de tantas disciplinas científicas diferentes, siendo médicos y veterinarios quienes, sin duda, deben responsabilizarse de la coordinación de equipos en sus actuaciones sobre los animales y su entorno, así como de la prevención de la enfermedad en el hombre.

En este grupo de enfermedades se encuadra específicamente la salmonelosis, que puede transmitirse a los humanos por tres vías fundamentales[3]: (i) alimentos (toxiinfección alimentaria); (ii) manejo de animales en granjas o manipulación de canales en mataderos; (iii) contacto con animales de compañía (perros y gatos) y animales exóticos (aves, hurones, lagomorfos, mustélidos, reptiles y roedores).

La OMS estima que en todo el mundo se producen anualmente más de un billón de casos de salmonelosis por serotipos no específicos del hombre (no tifoideas); aunque estos datos no son más que aproximaciones, debido a que muchos casos no se comunican y por tanto no se declaran oficialmente. En los Estados Unidos, según calcula el CDC, la salmonelosis causa anualmente 1,2 millones de casos, 23.000 hospitalizaciones y 450 muertes[7].

Según el informe anual sobre *Tendencias y fuentes de zoonosis* de la Agencia Europea de Seguridad Alimentaria y el Centro Europeo para el Control de Enfermedades (EFSA y ECDC, 2019)[10], *Campylobacter* spp. y *Salmonella* spp. son los dos agentes patógenos más importantes responsables de la mayoría de las zoonosis en Europa (Figura 3).

En la Unión Europea, en 2018 se han registrado (Directiva Comunitaria 2003/99/EC) un total de 5098 brotes de origen alimentario (FBO, *Food-Borne Outbreaks*) (21,2 % más que en 2017). Del total de estos brotes, 1580 fueros causados por *Salmonella* spp. (30,7 % del total) que dieron lugar a 91.857 casos

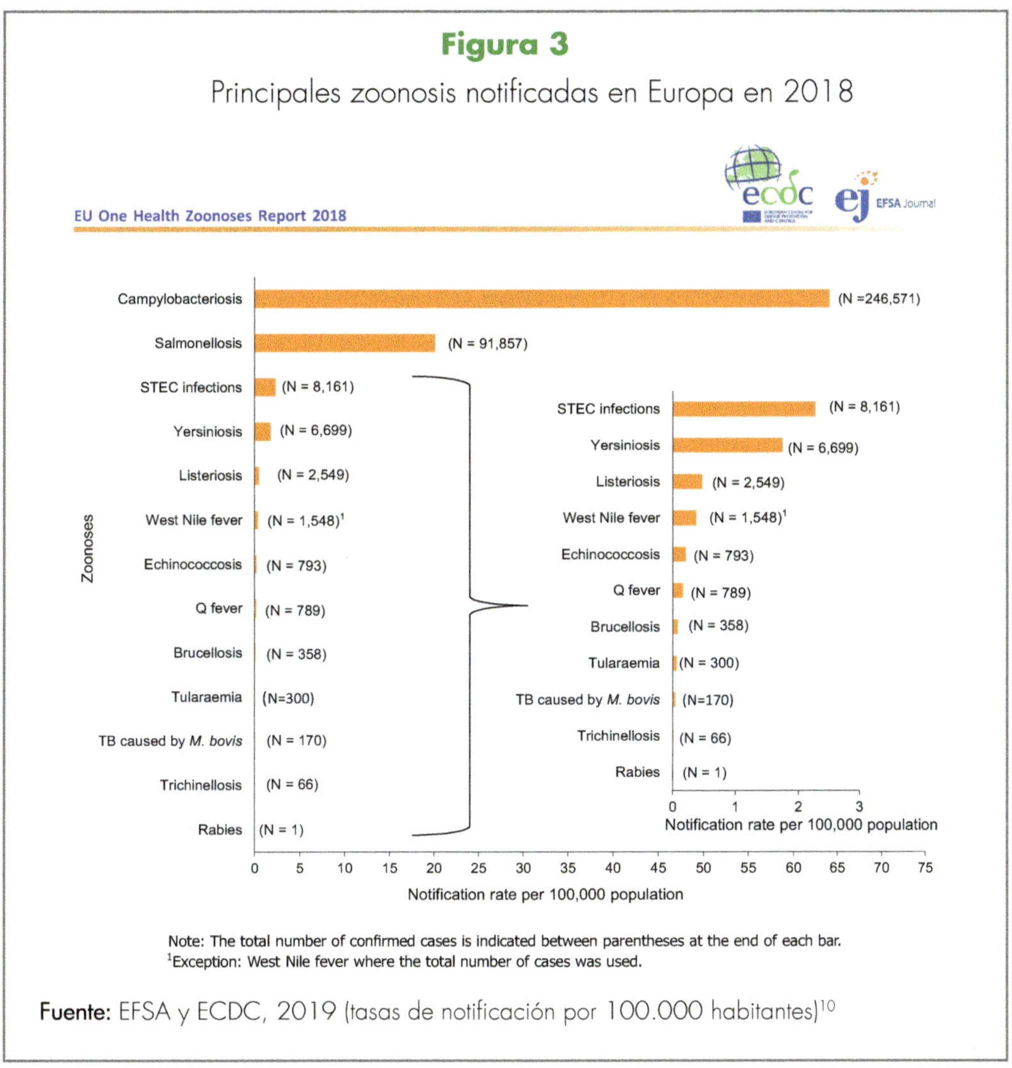

Fuente: EFSA y ECDC, 2019 (tasas de notificación por 100.000 habitantes)[10]

(tasa = 20,1/100.000 habitantes), 16.556 hospitalizaciones y 119 fallecimientos registrados (Figuras 3, 4 y 5). En general, se estima que el número de afectados por brotes alimentarios puede ser mucho mayor, ya que hay casos en los que no se realiza un diagnóstico final o una vinculación directa con el alimento (origen desconocido). Además de suponer un peligro para la salud, los brotes de enfermedades originados por alimentos generan grandes pérdidas económicas, debido, entre otras causas, a las repercusiones comerciales que sufre la industria de los alimentos involucrados. Según los datos recogidos en este informe anual, *Salmonella* spp. fue la principal responsable de estos brotes, asociados en su mayoría al consumo de huevos y ovoproductos [...].

En Europa y en España, en particular, la reducción en la prevalencia ha sido particularmente manifiesta para el serotipo Enteritidis, debido principalmente a los programas de control llevados a cabo en las poblaciones de aves. En enero de 2007, se inició el programa para el control de *Salmonella* en gallinas reproductoras

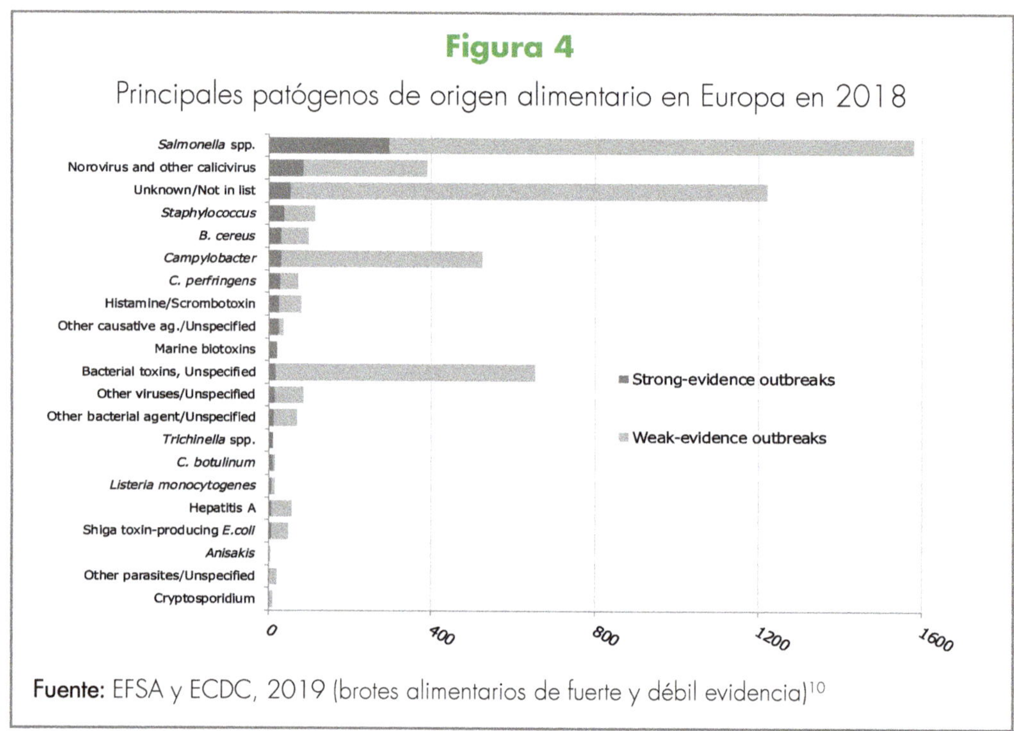

Figura 4

Principales patógenos de origen alimentario en Europa en 2018

Fuente: EFSA y ECDC, 2019 (brotes alimentarios de fuerte y débil evidencia)[10]

Figura 5

Patógenos zoonósicos: casos humanos confirmados, hospitalizados y fallecidos en Europa en 2018

Disease	Number of confirmed human cases	Status available (%)	Hospitalisation			Deaths			
			Number of reporting MS[b]	Reported hospitalised cases	Proportion hospitalised (%)	Outcome available (%)	Number of reporting MS[b]	Reported deaths	Case fatality (%)
Campylobacteriosis	246,571	27.7	18	20,948	30.6	72.7	16	60	0.03
Salmonellosis	91,857	43.2	15	16,556	41.7	67.0	17	119	0.19
STEC infections	8,161	37.3	18	1,151	37.8	60.4	20	11	0.22
Yersiniosis	6,699	26.4	14	519	29.3	56.8	15	3	0.08
Listeriosis	2,549	42.4	17	1,049	97.0	57.6	19	229	15.6
West Nile fever[a]	1,548	44.7	10	634	91.6	84.6	11	137	10.5
Echinococcosis	793	29.6	13	109	46.4	35.1	14	3	1.10
Q fever	789	NA[c]	NA	NA	NA	58.7	12	8	1.70
Brucellosis	358	44.4	9	159	71.1	29.9	10	1	0.93
Tularaemia	300	32.0	11	69	71.9	47.7	11	0	0.0
Trichinellosis	66	21.2	6	9	64.3	27.3	6	0	0.0
Rabies	1	NA[c]	NA	NA	NA	100.0	1	1	100.0

MS: Member State.
(a): Instead of confirmed human cases, the total number of human cases were included.
(b): Not all countries observed cases for all diseases.
(c): NA: Not applicable as the information is not collected for this disease.

Fuente: EFSA y ECDC, 2019[10]

de líneas pesadas (carne) y ligeras (huevos) con el objetivo de alcanzar un máximo del 1 % de prevalencia (Reglamento CE, N.º 1003/2005). El siguiente año se inició el programa para el control de *Salmonella* en gallinas ponedoras con el único objetivo de reducir anualmente la prevalencia, sin un máximo fijado en un inicio, pero de un 2 % en la actualidad (Reglamento CE, N.º 1168/2006). Por último, en enero de 2009 se inició el programa en pollos de engorde con el objetivo de alcanzar un máximo del 1 % de prevalencia de *Salmonella* (Reglamento CE, N.º 646/2007).

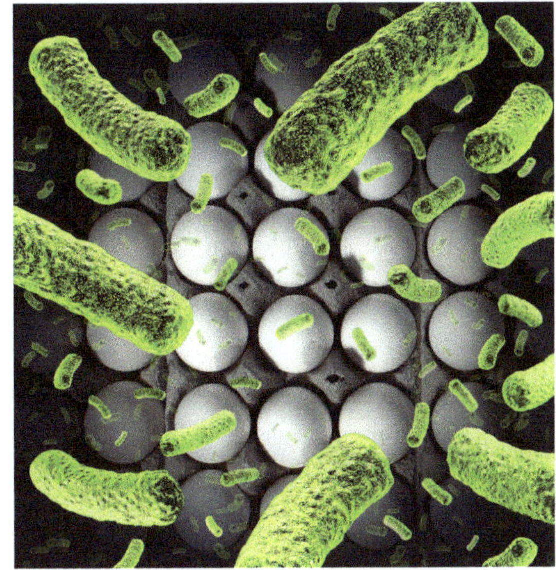

Figura 6

Fuente: 123RF

En el caso de piaras de cerdos de engorde y explotaciones de cerdas reproductoras, se han realizado estudios de prevalencia de *Salmonella* a nivel europeo, pero aún no se han fijado los objetivos y, por tanto, no se ha iniciado el programa de control de *Salmonella* a nivel nacional.

A pesar de todo ello, el número de notificaciones de *Salmonella* sigue siendo elevado en los 28 Estados miembros de la UE, lo que subraya la necesidad de continuar con los esfuerzos de prevención y control. Recientemente, expertos de la EFSA han concluido que, si el objetivo de prevalencia en gallinas ponedoras se redujera del 2 % al 1 %, los casos de transmisión alimentaria al ser humano disminuirían un 50 % [...][8].

La salmonelosis es una de las causas más importantes de gastroenteritis en humanos. Clásicamente, la mayoría de estos procesos se produce como consecuencia del consumo de productos de origen aviar (huevos, carne de pollo, carne de pavo) contaminados por *Salmonella* Enteritidis, serotipo detectado en uno de cada siete casos (EFSA y ECDC, 2019)[10]; pero en los últimos años se ha detectado un aumento de la frecuencia y gravedad de las infecciones producidas por el serotipo Typhimurium y variedad monofásica (mST), cuyo origen se asocia a productos cárnicos derivados de la especie porcina o bovina. Estos y otros serotipos están implicados en

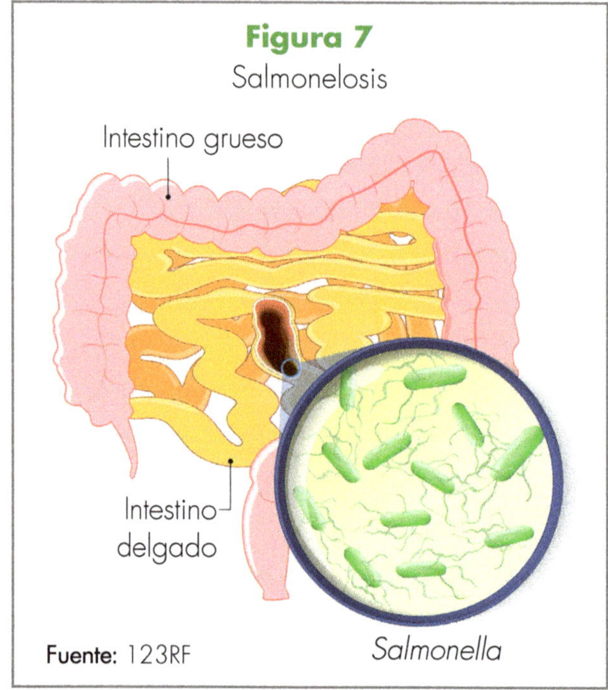

brotes alimentarios de diferente origen (carne porcina y bovina, panadería, pastelería, chocolates, quesos, pescados y mariscos, verduras, etcétera) (EFSA y ECDC, 2018 y 2019)[9,10].

La fiebre entérica o tifoidea (*del griego typhodes, estupor*) está producida por el serotipo *Salmonella* Typhi o Paratyphi (A, B y C) y se adquiere por la ingestión de alimentos o aguas contaminadas por heces de seres humanos. En los siglos pasados, debido a la carencia en la higiene y la falta de depuración de aguas residuales, se presentaba en forma de grandes epidemias, sobre todo en las grandes urbes[5].

Por otra parte, las salmonelosis zoonósicas (no tifoideas) pueden estar relacionadas con una amplia gama de serotipos de *Salmonella*; entre estos, *S*. Enteritidis es el serovar más prevalente en la especie humana, seguido de *S*. Typhimurium y su variedad mST. La salmonelosis zoonósica se produce como consecuencia de una verdadera toxiinfección transmitida por alimentos de origen animal o vegetal, o a través del contacto directo con animales portadores. La mayoría de los adultos se recupera, pero la pérdida abundante de líquidos puede causar complicaciones o incluso la muerte en niños, pacientes con enfermedad concomitante (por ejemplo, diabetes) o personas y ancianos inmunodeprimidos, que pueden requerir hospitalización y terapia antimicrobiana sistémica.

A la importancia sanitaria de la salmonelosis hay que añadir la económica, cuyos costes podemos desglosar en: (i) tratamientos e ingresos hospitalarios, (ii) pérdidas de producción por bajas laborales, (iii) costes legales en juicios, (iv) pagos de indemnizaciones y (v) repercusiones derivadas de la mala imagen del sector productivo implicado.

En el caso de los animales, a excepción de algunas situaciones en que la presencia de diarrea (aves, cerdos, bóvidos, équidos) o un síndrome de mortalidad perinatal (SMP) (ovejas y cabras) son los únicos signos clínicos orientativos, la norma es la ausencia de manifestaciones clínicas, es decir, el estado de portador asintomático. Es precisamente este estatus el que hace especialmente relevante el papel del veterinario en el control de la infección en la producción primaria y en el control sanitario de los productos animales derivados y destinados al consumo humano, sobre todo de la industria porcina y avícola.

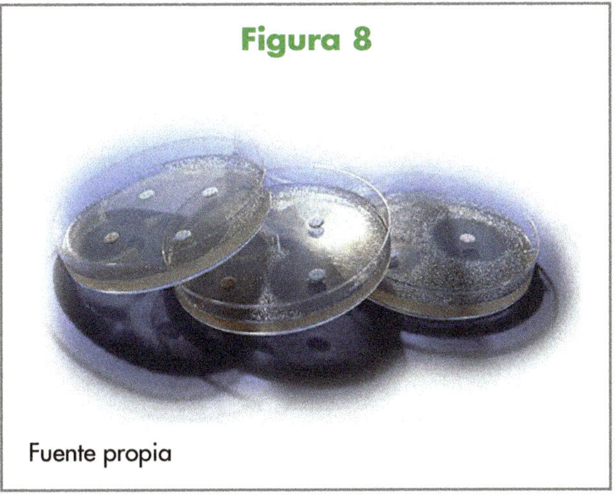

Uno de los principales motivos de alarma para las autoridades sanitarias ha sido el aumento de los casos de gastroenteritis y septicemia ligados a cepas de *Salmonella* multirresistentes (MDR, *Multiple Drug Resistance*) a los antimicrobianos convencionales (ciprofloxacina, ceftriaxona, SxT y ampicilina, entre otros). Entre estas cepas se encuentran fundamentalmente los serotipos Typhimurium y las variantes monofásicas (mST). Recientemente, la OMS ha reconocido que, si no se toman medidas pertinentes, el siglo XXI será la era de los «*supermicroorganismos*» en el que las bacterias resistentes no podrán ser tratadas con los antibióticos comunes. Por lo tanto, la monitorización de los aislamientos de *Salmonella* ayudará a la selección adecuada de un antimicrobiano específico para el tratamiento de casos clínicos en veterinaria y, por ende, evitará los fracasos terapéuticos en la toxiinfección humana asociada a cepas de origen animal con resistencia adquirida.

La globalización y el comercio son puntos críticos de interés en las emergencias y en la difusión de agentes infecciosos. Así, el comercio internacional de alimentos se ha incrementado de una forma espectacular en los últimos años. Hoy día se pueden adquirir alimentos frescos de cualquier tipo y en cualquier época del año, pues son transportados miles de kilómetros para llegar a mercados situados, a veces, al otro lado del planeta[4]. La lista del comercio internacional de alimentos está encabezada por el mercado de frutas y vegetales, seguida del mercado de la carne y derivados, el de los productos lácteos y huevos y, finalmente, el mercado de animales vivos. Estos tienen la particularidad de que pueden ser portadores/diseminadores de infecciones o enfermedades de una región a otra. La novedad de las mascotas, sobre todo los animales exóticos, resulta particularmente peligrosa: los reptiles son un buen ejemplo en relación con el tema abordado, pero no el único.

En definitiva, la elaboración de los alimentos se ha hecho cada vez más compleja ofreciendo oportunidades de contaminación y crecimiento de patógenos. Muchos de los brotes de toxiinfección alimentaria que hubieran afectado en el pasado a una comunidad pequeña, pueden adquirir en nuestros días una dimensión supralocal o global.

Hasta hace poco tiempo, el control y la regulación de las medidas que garantizan los estándares de seguridad alimentaria se centraban en las inspecciones en mataderos, salas de despiece y puntos de distribución y venta. Las crisis alimentarias (vacas locas, *E.* coli O157:H7, pollos envasados con *Salmonella*, dioxinas, etcétera) han puesto de manifiesto la necesidad de aplicar también medidas de monitorización y control a nivel de la producción primaria, incluida la fabricación de los piensos.

Determinados factores ambientales y de manejo se han asociado a elevados niveles de *Salmonella* en la población animal. En base a estos factores de riesgo, diferentes métodos de prevención y control relacionados con la higiene y el manejo, la sanidad y bioseguridad, el bienestar animal y las estrategias alimentarias, han sido propuestos[1].

En el caso del sector porcino y avícola, principales reservorios de *Salmonella,* nos merecen especial atención las estrategias alimentarias encaminadas a optimizar las funciones intestinales que pueden tener una incidencia en la colonización de *Salmonella* en el tracto digestivo. Entre ellas, debemos resaltar la acidificación del pienso o harina mediante ácidos orgánicos (por ejemplo, ácido butírico), el uso de probióticos y prebióticos y, sobre todo, las nuevas líneas de investigación sobre la incorporación de aceites esenciales extraídos de plantas (por ejemplo, orégano microencapsulado, ajo morado molido)[5] (Figura 9).

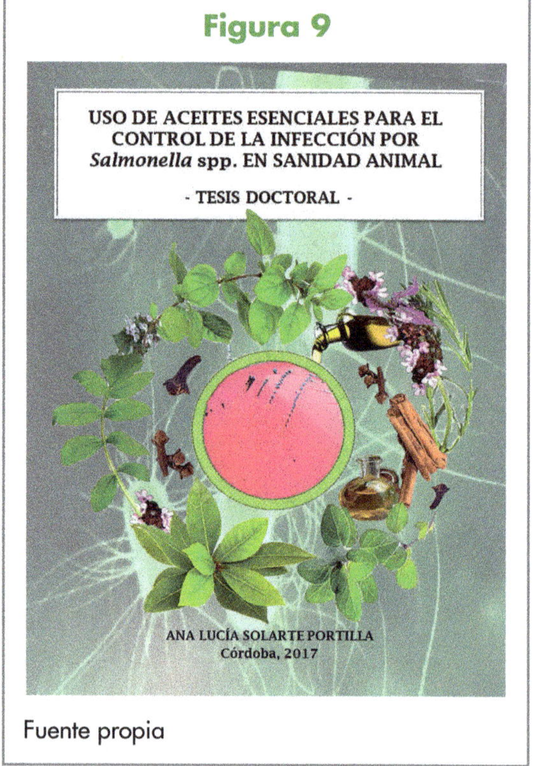

Fuente propia

Pero la actuación del veterinario también abarca el control sanitario en el transporte y la espera de los animales previo al sacrificio, así como en el faenado de las canales en el matadero y el procesado de piezas cárnicas en la sala de despiece. Por tanto, solo los programas de control integrado que tengan en cuenta simultáneamente la granja y el matadero, incluyendo eslabones como el transporte, el reposo en corrales y el sacrificio, tienen posibilidades de tener éxito.

Como corolario, podemos concluir que el control de la salmonelosis se basa en dos pilares fundamentales: la reducción de los niveles de prevalencia en los animales y la protección de la infección en el hombre. Evitar la toxiinfección alimentaria a partir de productos de origen animal requiere una higiene rigurosa en el procesado tecnológico, culinario y de distribución de los alimentos, así como de la intervención del veterinario en el control sanitario de los alimentos y la gestión de la seguridad alimentaria (Figura 10).

En este sentido, los puntos críticos generales y específicos de control a tener en consideración son: (i) prevención de contaminaciones cruzadas entre alimentos; (ii) ri-

Figura 10

La sanidad animal al servicio de la salud pública: la actuación veterinaria «desde la granja hasta la mesa»

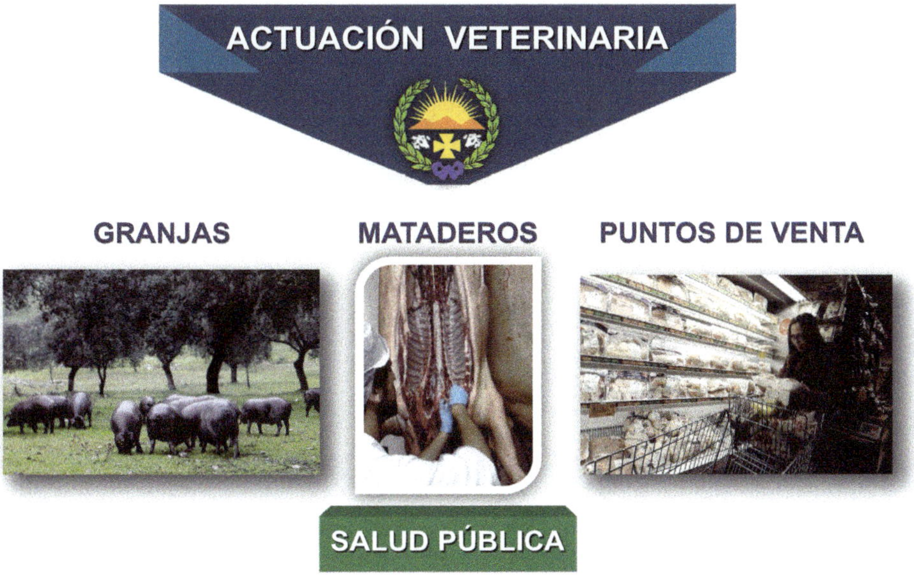

Fuente propia

guroso respeto de los intervalos de tiempo entre elaboración y consumo; (iii) refrigeración de alimentos preparados o materias primas; (iv) formación adecuada de los manipuladores de alimentos; (v) higiene doméstica; (vi) depuración de aguas residuales; (vii) evitar consumir huevos sucios o con cáscara alterada; (viii) cocción adecuada de carnes; (ix) pasteurización de leche y derivados así como de ovoproductos. Finalmente, no podemos olvidar la recomendación expresa del lavado cuidadoso de manos tras la manipulación de animales de granja o mascotas, especialmente en niños y cuando el contacto se realice con animales exóticos (aves o reptiles).

Bibliografía

1. Astorga Márquez, Rafael J. (2005). Bioseguridad y Seguridad Alimentaria. *Albéitar*. 87: 12-15.

2. Astorga Márquez, R.J. (2008). Salmonelosis: implicaciones en la salud pública y estrategias de control en Sanidad Animal. *ANALES de la Real Academia de Ciencias Veterinarias de Andalucía Oriental*. 21 (1): 1-10.

3. Fariñas Guerrero, F., y Astorga Márquez, R. J. (2019). Zoonosis transmitidas por animales de compañía. Una guía de consulta para el profesional sanitario. Zaragoza (España). Editorial Amazing Books. ISBN: 978-84-17403-32-4. 388 pp.

4. Ferri, R. *et al.* (1999). Lo que UD. Debe saber de las salmonelas y salmonelosis. Cartilla de divulgación. Caja España. Depósito Legal LE-884-1999. 55 pp.

5. Huerta Lorenzo, B., Astorga Márquez, R.J. (2017). Uso de aceites esenciales en sanidad animal para el control de la infección por *salmonella* spp. Octubre, 2017. http://bromatoblog.es/uso-de-aceites-esenciales-en-sanidad-animal-para-el-control-de-la-infeccion-por-salmonella-spp/

6. Lafuente González, J., y Vela Palacio, Yolanda. (2011). La veterinaria a través de los tiempos. Grupo Asis Biomedia S.L. ISBN.: 978-84-92569-65-6. 320 pp.

7. OMS. https://www.who.int/es/news-room/fact-sheets/detail/salmonella-(non-typhoidal). Febrero 2018.

8. *Salmonella* control in poultry flocks and its public health impact. EFSA Journal 2019; 17 (2): 5596.

9. The European Union summary report on trends and sources of zoonoses, zoonotic agents and food-borne outbreaks in 2017. EFSA Journal 2018; 16 (12): 5500.

10. The European Union summary report on trends and sources of zoonoses, zoonotic agents and food-borne outbreaks in 2018. EFSA Journal 2019; 17 (12): 5926.

CAPÍTULO 2

EL GÉNERO SALMONELLA

UNA BACTERIA COSMOPOLITA MUY RESISTENTE

EL GÉNERO SALMONELLA
UNA BACTERIA COSMOPOLITA MUY RESISTENTE

Rafael Jesús Astorga Márquez, Ángela Galán Relaño, Belén Huerta Lorenzo

Las bacterias del género *Salmonella* son bacilos GRAM negativos, aerobios o anaerobios facultativos, lo que permite a estos microorganismos adaptarse con facilidad a todo tipo de ambientes; la mayoría son móviles mediante flagelos peritricos; en el grupo de las enterobacterias se clasifican como patógenas obligadas, junto a *Escherichia coli* y *Yersinia*, y producen cuadros entéricos y sistémicos.

2.1 Características generales

Salmonella es un género de bacterias perteneciente a la familia *Enterobacteriaceae*, orden Enterobacteriales y clase γ Protobacteria[13]. Los miembros del género *Salmonella* son bacilos cortos GRAM negativos, con un contenido guanina-citosina (G-C) de 50-53 %, no productores de endosporas ni cápsula, y móviles por la presencia de flagelos peritricos (a excepción del serotipo Gallinarum y de las variantes inmóviles de otros serotipos).

Las bacterias del género *Salmonella* pueden multiplicarse en un amplio

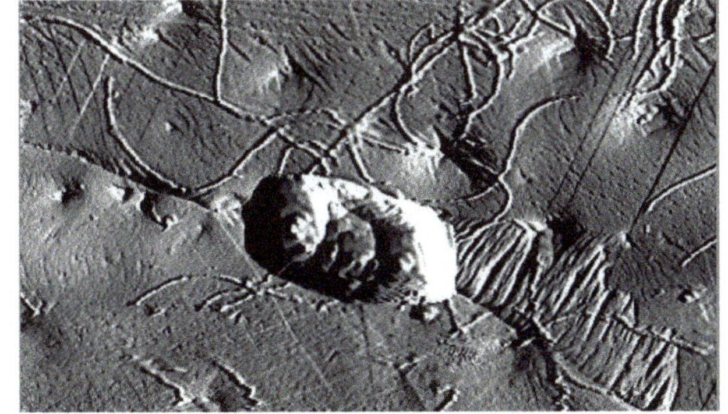

Figura 1

Salmonella Typhimurium adherida a una superficie de acero inoxidable

Fuente: Florence Dubois-Brissonnet *et al.*, 2006[11]

rango de temperaturas, desde 7 a 45 °C, si bien mutaciones independientes les pueden permitir crecer a temperaturas superiores a 48 °C y a 54 °C[6]. Su temperatura óptima de crecimiento oscila entre 35 y 37 °C y su tiempo de generación a esta temperatura se encuentra en torno a los 22 minutos[5]. Son capaces de sobrevivir en un amplio rango de pH, entre 3,8 y 9,5, creciendo mejor en valores de pH próximos a la neutralidad (6,5-7,5). El valor óptimo de actividad de agua (a_w) para su multiplicación es de 0,995, aunque crecen en medios con valores de a_w de entre 0,945 y 0,999 y son capaces de multiplicarse en alimentos con valores de a_w inferiores a 0,93[4].

La mayoría de las cepas son anaerobias facultativas, utilizan citrato como única fuente de carbono y descarboxilan la lisina, la arginina y la ornitina. Producen sulfuro de hidrógeno, la enzima catalasa, reducen los nitratos a nitritos y su reacción es negativa en la prueba de la citocromo-oxidasa. La reacción de rojo de metilo es positiva y la prueba de indol es negativa. No fermentan la lactosa ni hidrolizan la urea. Estas y otras reacciones bioquímicas características de las bacterias del género *Salmonella* aparecen indicadas en la Tabla 1.

Tabla 1

Pruebas bioquímicas para *Salmonella enterica* subsp. *enterica*

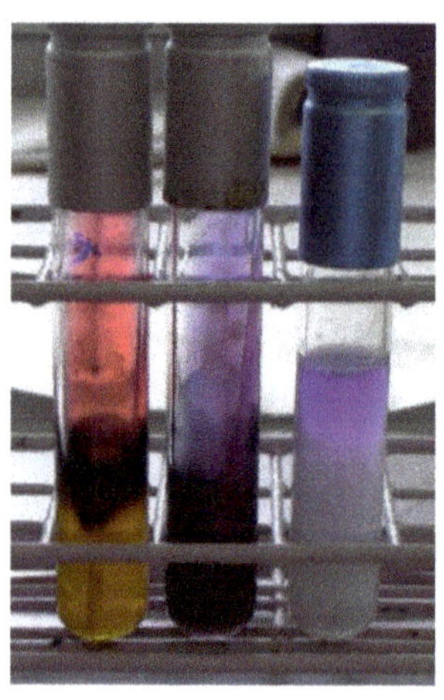

Prueba bioquímica	Reacción	Prueba bioquímica	Reacción
Reducción de nitrato	+	Fermentación	
Oxidasa	-	Glucosa	+
O/F	F	Manitol	+
Hidrólisis de urea	-	Maltosa	+
Indol	-	Lactosa	-
Producción de H_2S	+	Adonitol	-
Uso de citrato	+	Dulcitol	+
Malonato Sódico	-	Sacarosa	-
Crecimiento en KCN	-	Lisina descarboxilasa	+
Rojo de Metilo	+	Ornitina descarboxilasa	+
ONPG	-	Arginina dihidrolasa	+
		Voges Proskauer	-

Fuente propia

Asimismo, *Salmonella* es capaz de crecer en medios con altas concentraciones de sales biliares y tolera colorantes como el cristal violeta, la eosina, la fucsina ácida, el azul de metileno o el verde brillante. Todas estas características son tenidas en cuenta a la hora de elaborar protocolos para su aislamiento e identificación.

En su mayoría, crecen bien en medios selectivos sintéticos (Xilosa Lisina Desoxicolato, XLD, 37 °C/24 horas), tras un necesario preenriquecimiento (agua de Peptona, 37 °C/24 horas) y enriquecimiento (Rappaport-Vassiliadis, RV, 42 °C/24-48 horas) (Figura 2). Para su caracterización deben ser tipificadas mediante test serológicos frente a los distintos antígenos de superficie celular (O somático) y frente a los antígenos flagelares (H flagelar). Además, deben realizarse otras pruebas de caracterización fenotípica (ensayos de sensibilidad *in vitro*) y genéticas (PCR, PFGE).

Figura 2

Medios de cultivo selectivo de *Salmonella* spp.

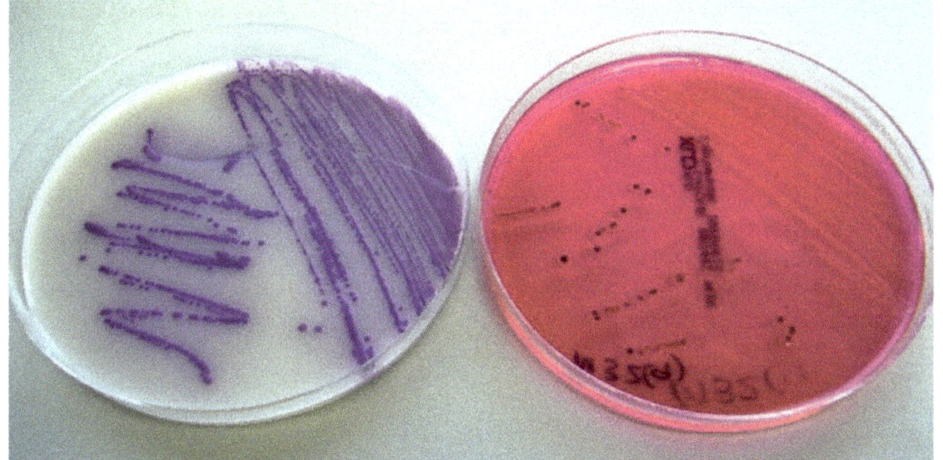

Izda.: agar base Cromogénico ASAP para detección de C8-esterasa (colonias color morado);

Dcha.: agar Xilosa Lisina Desoxicolato (XLD) selectivo y diferencial para producción de ácido sulfhídrico (colonias color negro)

Fuente propia

2.2 Supervivencia y resistencia

Una de las claves del éxito de *Salmonella* es su ubicuidad y capacidad de adaptación, siendo capaz de sobrevivir en ambientes muy diversos, persistiendo en el medioambiente durante meses o incluso años en sustratos orgánicos[23]. Su hábitat natural es el tracto gastrointestinal de mamíferos, reptiles, aves e insectos. También se encuentra en el agua, en los alimentos o en el ambiente como consecuencia de la contaminación por heces[14].

Las salmonelas son extraordinariamente resistentes a las altas temperaturas y a la presencia de materia orgánica. En referencia a la temperatura, el margen de crecimiento óptimo es muy amplio < 7-45 °C >, siendo inactivadas a partir de los 65 °C (es suficiente un calentamiento suave para eliminarlas). Por otra parte, debemos resaltar que las salmonelas pueden multiplicarse a temperaturas bajas, incluso de 8 °C o inferiores, hecho que merece especial atención en el contexto de la conservación de alimentos en frío; en productos congelados sobreviven sin dificultad por largos periodos, aunque su concentración se reduce gradualmente con el tiempo.

La supervivencia de las salmonelas en las camas de los animales está íntimamente ligada a diferentes factores, entre otros, el nivel de amoniaco, las condiciones de acidez y alcalinidad y la actividad de agua (a_w)[10]. Así, los niveles de pH inferiores a 4 y superiores a 9 son determinantes para su inactivación. En referencia a la actividad agua, la inactivación se produce a valores inferiores a 0,93 (agua pura = 1,00), con la particularidad de que algunas salmonelas pueden sobrevivir en alimentos muy secos constituyendo un riesgo potencial si estos no son sometidos a otros tratamientos de conservación alternativos.

Finalmente, las salmonelas son muy sensibles a los distintos tipos de radiaciones, incluyendo las radiaciones UV y solar de onda corta.

En referencia a la sensibilidad frente a los desinfectantes, se recomiendan protocolos específicos de limpieza y desinfección (L+D) que aseguren la eliminación de *Salmonella* spp. en las granjas[27]: (i) agua a presión y eliminación de materia orgánica; (ii) detergentes (hidróxido sódico, hipoclorito sódico); (iii) desinfectantes (clorocresol, amonios cuaternarios); (iv) secado (24-48 horas).

2.3 Taxonomía y nomenclatura

En la actualidad y pese a los avances en técnicas filogenéticas basadas en la secuenciación, la nomenclatura y clasificación de las bacterias englobadas en el género *Salmonella* continúa siendo muy controvertida. Aunque no está oficialmente reconocido por el Comité Internacional de Taxonomía Bacteriana (ICBT), dentro del género se distinguen dos especies: *S. enterica* y *S. bongori*. Estas dos especies están divididas a su vez en siete subespecies[20] que se diferencian entre sí mediante técnicas de hibridación ADN/ADN o por sus propiedades bioquímicas. Dentro de la especie *S. enterica* se agrupan las subespecies *enterica* (subsp. I), *salamae* (subsp. II), *arizonae* (subsp. IIIa), *diarizonae* (subsp. IIIb), *houtenae* (subsp. IV) e *indica* (subsp. VI). La última clasificación de *Salmonella* mantiene la subsp. "V" para aquellos serovares incluidos en la especie *S. bongori*[3,15,20].

Aunque recientemente se ha propuesto una nueva especie en el género, *Salmonella subterranea*[24], el análisis de secuencia de su ADN ribosómico 16-S mostró una gran similitud

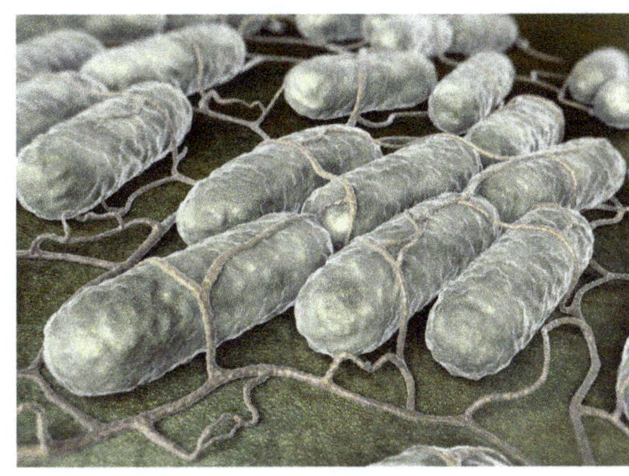

Fuente: 123RF

con el de *Salmonella bongori* y *Enterobacter cloacae* y dicha especie no fue tenida en cuenta en la última actualización de la taxonomía de *Salmonella* publicada[15]. Las subespecies se dividen a su vez en serogrupos y serotipos en función de su fórmula antigénica. La fórmula se elabora mediante la tipificación de los antígenos superficiales somáticos o antígenos O (los cuales dan lugar a los serogrupos en los que se agrupan los serotipos), los antígenos flagelares o antígenos H y, de forma eventual, de los antígenos capsulares (para los serotipos Typhi, Paratyphi y Dublin)[20]. Hay que puntualizar que existen dos tipos de antígenos somáticos, los denominados antígenos somáticos mayores (como el O:4), que definen al serogrupo, y los antígenos somáticos menores, que pueden ser compartidos por varios serogrupos, como por ejemplo el O:12 compartido por los grupos A, B y D.

El antígeno somático O es termoestable y de actividad protectora. Se pone en evidencia mediante ensayos de aglutinación formando pequeños grumos. Se designan con números y todos los miembros de un grupo poseen al menos un antígeno somático común. El antígeno flagelar H es de naturaleza proteica y termolábil. Induce anticuerpos no protectores y forma grumos de gran tamaño en las aglutinaciones. Existen dos grupos heterogéneos de antígenos flagelares, en fase 1 (H1) y en fase 2 (H2), que definen las denominadas salmonelas difásicas o convencionales, aunque en ocasiones los serovares presentan mutaciones que dan lugar a cepas que carecen de una fase flagelar clasificadas como monofásicas (por ejemplo, *S.* Typhimurium variedad monofásica)[7,8]. Finalmente, existe un antígeno de virulencia (Vi) propio de la envoltura superficial de la bacteria y termolábil. Junto al antígeno somático es responsable de la virulencia de las cepas. Solo determinados serovares los presentan (por ejemplo, *S.* Typhi, *S.* Paratyphi).

La primera clasificación basada en estos antígenos fue propuesta por White en 1926. Su esquema fue modificado por Kauffmann en 1941 y, actualmente, tanto la Organización Mundial de la Salud (OMS) como los laboratorios de referencia se basan en el esquema denominado Kauffmann-White para la clasificación de las bacterias del género *Salmonella*. Actualmente[15], se ha propuesto denominar este sistema de clasificación-esquema de fórmulas antigénicas como Le Minor-Kauffmann-White, ya que gran parte de los serotipos descritos han sido identificados por Le Minor.

La fórmula antigénica de *Salmonella* spp. queda definida por los antígenos somáticos «O» (números) y los antígenos flagelares (números y letras) en fase 1 (H1) y fase 2 (H2). En las variantes monofásicas, la carencia de fase flagelar se identifica con (-) (Figura 4).

Figura 4

Clasificación de salmonelas mediante fórmula antigénica
(Esquema «Le Minor-Kauffmann-White»)

FÓRMULA ANTIGÉNICA

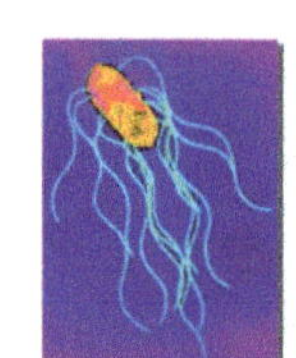

Fuente propia

La mayoría de los serotipos de *Salmonella* de interés por su potencial carácter patógeno están englobados en la subespecie *enterica* (I) (Tabla 2). Dada la importancia de los serotipos de esta subespecie, está permitida la denominación clásica de los mismos, que hace referencia al hospedador principal o al lugar donde se realizó el aislamiento por primera vez para su identificación. Además, para los miembros de esta subespecie se admite acortar la nomenclatura utilizando el nombre del género seguido del nombre del serotipo, sin cursiva y con la primera letra mayúscula (para indicar que no se trata de una especie). Así, *Salmonella enterica* subsp. *enterica* serotipo Typhimurium puede identificarse directamente como *Salmonella* Typhimurium o *S.* Typhimurium[21]. En cualquier caso, se recomienda que, si se emplea esta nomenclatura abreviada, la primera vez que se cite en un texto, el nombre del serotipo debe ir precedido por la palabra «serotipo» o por su abreviatura «ser.». Para el resto de los miembros del género *Salmonella* se debe emplear la nomenclatura completa: género, especie, subespecie y serotipo designado mediante la fórmula antigénica.

El rango de especies a las que pueden infectar las bacterias del género *Salmonella* varía en función del serotipo[18], lo que permite el empleo del serotipado como herramienta epidemiológica. Algunos serotipos son patógenos estrictos de un único hospedador como por ejemplo *Salmonella* ser. Typhi, que es un serotipo específico del hombre, o *Salmonella* ser. Abortusequi, del caballo. Otros serotipos poseen un hospedador específico, pero pueden también ser encontrados en otros hospedadores. Así, ocurre con *Salmonella* ser. Choleraesuis, que provoca una salmonelosis sistémica en cerdos, pero ha sido también descrito en infecciones en el hombre. Finalmente, la mayoría de serotipos son inespecíficos de especie pudiéndose aislar en gran variedad de animales y de ambientes.

Tabla 2

Número de serotipos descritos y principales hábitats para las diferentes especies y subespecies de *Salmonella* spp.

S. enterica subsp. *enterica* (I)	1.531	Animales de sangre caliente
S. enterica subsp. *salamae* (II)	505	Animales de sangre fría/caliente y medioambiente
S. enterica subsp. *arizonae* (IIIa)	99	Animales de sangre fría y medioambiente
S. enterica subsp. *diarizonae* (IIIb)	336	Animales de sangre fría y medioambiente
S. enterica subsp. *houtenae* (IV)	73	Animales de sangre fría y medioambiente
S enterica subsp. *indica* (VI)	13	Animales de sangre fría y medioambiente
S. bongori (V)	22	Animales de sangre fría y medioambiente
Total	2.579	

Fuente: Brenner *et al.*, 2000[3]; Grimont y Weill, 2007[14]

2.4 Estructura antigénica y factores de virulencia

Las salmonelas son *bacterias intracelulares facultativas* capaces de sobrevivir en el interior de los macrófagos; la virulencia de las salmonelas se relaciona con su capacidad de invadir células epiteliales y replicarse en su interior. Este hecho proporciona una gran ventaja en su relación huésped-patógeno, ya que en el interior de estas células escapan de los mecanismos defensivos del hospedador y de los tratamientos antimicrobianos. Por otra parte, la supervivencia en el interior de los macrófagos es necesaria para el desarrollo de los cuadros sistémicos.

Para llevar a cabo su acción patógena, las salmonelas poseen una serie de estructuras en su pared celular responsables de la virulencia de la bacteria[10] (Figura 5). Entre ellas se incluyen: (i) lipopolisacárido (LPS) y fimbrias de la pared celular; (ii) enterotoxinas; (iii) citotoxinas. El LPS además de interactuar con los macrófagos y reducir la sensibilidad a sustancias bactericidas del hospedador, funciona como una auténtica endotoxina provocando en los hospedadores los efectos fisiopatológicos característicos de la salmonelosis: fiebre, hipotensión, leucocitosis y shock endotóxico. Además, presenta capacidad inmunógena. Por su parte, la enterotoxina es similar a la toxina producida por la bacteria *Vibrio cholerae*, agente responsable del cólera humano. Las enterotoxinas activan la adenil ciclasa de las células incrementando el AMPc, provocando la hipersecreción de fluidos y electrolitos intestinales, origen de las diarreas. Finalmente, la citotoxina tiene como principal función la inhibición de la síntesis proteica en las células epiteliales del intestino.

Figura 5

Estructura antigénica de la pared celular de *Salmonella spp.*

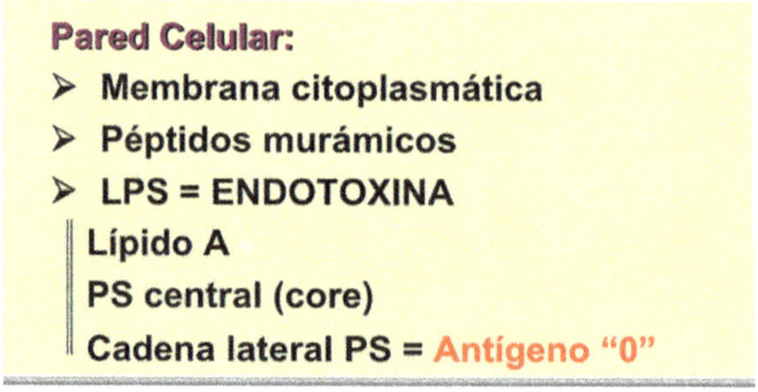

Pared Celular:
- **Membrana citoplasmática**
- **Péptidos murámicos**
- **LPS = ENDOTOXINA**
  - **Lípido A**
  - **PS central (core)**
  - **Cadena lateral PS = Antígeno "0"**

Fuente propia

Las diferencias en la virulencia entre los serotipos de *Salmonella* y las variaciones en la evolución de las infecciones por este patógeno se han atribuido a la adquisición y expresión de genes de virulencia[28]. La virulencia de *Salmonella* spp. requiere la expresión coordinada de factores de virulencia que permiten a la bacteria evadir la respuesta inmune del hospedador. Los serotipos de *Salmonella* asociados con gastroenteritis desencadenan una respuesta inflamatoria intestinal, mientras que los serotipos que causan fiebre entérica dan origen a infecciones sistémicas a través de su capacidad de sobrevivir y replicarse en macrófagos[19].

Los factores de virulencia de *Salmonella enterica* están codificados por genes situados en distintas regiones cromosómicas, organizados en 18 islas de patogenicidad[2,9,22]. Estos grupos de genes, conocidos como islas de patogenicidad de *Salmonella* (SPI, del inglés *Salmonella Pathogenicity Island*), pueden ser comunes entre distintos serovares o ser específicos de serovar[1,9]. Las islas de patogenicidad se pueden transferir entre bacterias de diferentes géneros, lo que lleva a una acumulación de diferentes mecanismos de virulencia en algunas cepas[22] (Figura 6). Para la expresión de un fenotipo de virulencia concreto es necesaria la expresión de varios genes relacionados funcionalmente, lo que sugiere que la adquisición de una isla de patogenicidad puede abrir nuevos nichos para el patógeno[9,19].

Los genes de virulencia responsables de la invasión, supervivencia y propagación extraintestinal se distribuyen en islas de patogenicidad de *Salmonella*[2]. Por ejemplo, los genes de virulencia que están involucrados en la fase intestinal de la infección se encuentran en SPI-1 y SPI-2. Muchas de las islas de patogenicidad, incluyendo SPI-1 y SPI-2, codifican dispositivos especializados para la

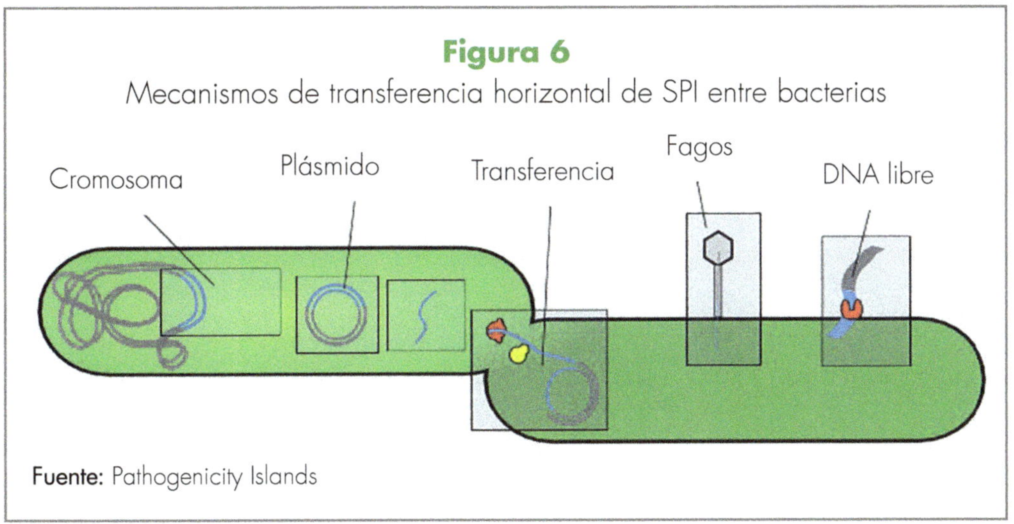

Figura 6

Mecanismos de transferencia horizontal de SPI entre bacterias

Fuente: Pathogenicity Islands

transferencia de proteínas de virulencia en las células huésped, denominados sistemas de tipo III de secreción (TTSSs)[9]. Las SPI restantes son necesarias para causar infecciones sistémicas, supervivencia intracelular, expresión de fimbrias, resistencia a los antibióticos y absorción de hierro y magnesio[2].

Recientemente, hallazgos publicados en la revista científica *Molecular Cell* revelan cómo las islas de patogenicidad de las bacterias que causan infecciones más virulentas «secuestran» virus para expandirse con mayor rapidez en el medio natural y convertir bacterias inocuas en patógenos virulentos.

El estudio describe el movimiento de las islas de patogenicidad encontradas en los cromosomas de bacterias y superbacterias resistentes a los antibióticos como un mecanismo evolutivo inteligente. Estas islas de patogenicidad, que se han denominado «Phage-Inducible Chromosomal Islands» o PICIs, constituyen una nueva familia de elementos genéticos móviles presentes en las bacterias patógenas que juegan un papel importante en su evolución y en el desarrollo de su resistencia a los antibióticos.

Por tanto, las PICIs son clínicamente importantes porque transportan y diseminan genes de virulencia patógena y resistencia antibiótica a otras bacterias. Y la transferencia de este material genético está en el origen del aumento de «clones» de las bacterias y superbacterias más virulentas y resistentes.

Además de las islas de patogenicidad, algunos factores de virulencia pueden ser codificados en plásmidos de virulencia (**Figura 7**). Hay seis serotipos de *Salmonella* (Typhimurium, Gallinarum, Gallinarum biovar pullorum, Enteritidis, Dublin, Choleraesuis y Abortusovis) que normalmente albergan plásmidos de virulencia de 60-95 kb que contienen el locus *spv*, el cual posee algunos de los genes implicados en la supervivencia intracelular y la multiplicación de este patógeno intracelular facultativo[26]. El plásmido de virulencia típico de *S.* Typhimurium (pSLT90) es de aproximadamente 90 a 95 kb y pertenece al grupo de incompatibilidad FII.

Salmonella 4,[5],12:i:-, serotipo recientemente emergido, consta de una amplia variedad de cepas diferentes[25] y por ello existen pocos datos sobre los mecanismos de virulencia. Sin embargo, varios estudios han mostrado que las cepas monofásicas no solo están genética y fenotípicamente relacionadas con *S.* Typhimurium, sino que los genes de virulencia y su variabilidad son idénticos[12,17,25].

Por ejemplo, diferentes estudios demostraron que las cepas monofásicas presentaban una homología con *S.* Typhimurium con los genes de virulencia plasmídicos (*spv*C), genes de invasión (*inv*A y *inv*E), genes de enterotoxina (*sin*), genes de cititolisina (*sly*A) y genes asociados con la supervivencia de macrófagos (*pho*)[16].

Por estas razones, en la actualidad la mayoría de los conocimientos sobre SPIs y otros genes de virulencia en *Salmonella* 4,[5],12:i:- están basados en observaciones o investigaciones sobre *S.* Typhimurium. Este serotipo está considerado como un microorganismo modelo para estudios genéticos, y una amplísima variedad de herramientas clásicas y moleculares están disponibles para la identificación y caracterización de potenciales genes de virulencia de *Salmonella*.

La caracterización de los factores de virulencia de microorganismos zoonósicos, incluyendo la presencia de genes de resistencia a los antimicrobianos, es de gran importancia para asegurar la protección y promoción de la salud en el concepto más amplio de One World, One Health (*un mundo, una salud*). Por todo ello, la difusión de bacterias resistentes a los antimicrobianos es una amenaza ampliamente reconocida para la salud pública y la sanidad animal.

Figura 7

Estructura celular de *Salmonella* spp: detalle de plásmido

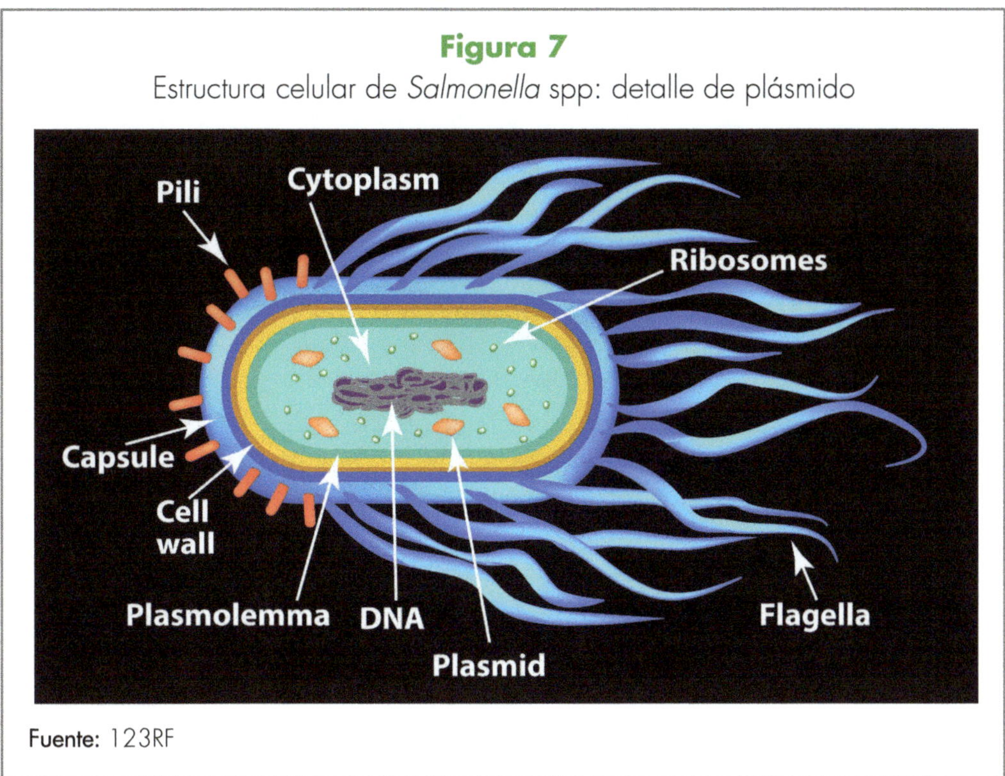

Fuente: 123RF

2.5 Bibliografía

1. Amavisit, P., Boonyawiwat, W., Bangtrakulnont, A. (2005). Characterization of *Salmonella* enteric serovar typhimurium and monophasic *Salmonella* serovar I,4,[5],12:i:- isolates in Thailand. *Journal of Clinical Microbiology*, 43, 6, (Jun 2005), pp. 2736-2740, ISSN 0095-1137.

2. Bhunia, A.K. (2008). *Salmonella enterica. Foodborne Microbial Pathogens: Mechanisms and Pathogenesis*. Springer, pp 201-216, ISBN: 038774536X, USA.

3. Brenner F.W., Villar R.G., Angulo F.J., Tauxe R., Swaminathan B. 2000. Salmonella nomenclature. *J Clin Microbiol*. 38: 2465-2467.

4. Cox J. (1999). Salmonella. In: Robinson R.K., Batt C.A., Patel P.D. (Eds.). Encyclopedia of Food Microbiology. AcademicPress, San Diego, California (USA), pp. 1928-1976.

5. D'Aoust J.Y. 2000. Especies de Salmonella. In: Doyle M.P. Beuchat L.R. and Monteville T.J. (2000). Microbiología de los alimentos, Fundamentos and Fronteras. Editorial Acribia, SA. Zaragoza (España). 133-163.

6. Droffner M.L., Yamamoto N. (1992). Role of nalidixic acid in isolation of Salmonella typhimurium strains capable of growth at 48 degrees C. *Curr Microbiol*. 25: 257-260.

7. Echeita, M.A., Aladueña, A., Cruchaga, S., Usera, M.A. (1999). Emergence and Spread of an Atypical *Salmonella enterica* subsp. *enterica* Serotype 4,5,12:i:– Strain in Spain. *Journal of Clinical Microbiology*. 37, 10, (Oct 1999), pp. 3425.

8. Echeita, M.A., Herrera, S., Usera, M.A. (2001). Atypical, *fljB*-negative *Salmonella entérica* subsp *enterica* strain of serovar 4,5,12:i: appears to be a monophasic variant of serovar typhimurium. *Journal of Clinical Microbiology*, 39, 8, (Aug 2001), pp. 2981-2983, ISSN 0095-1137.

9. Eswarappa, S.M., Janice, J., Nagarajan, A.G., Balasundaram, S.V., Karnam, G. (2008). Differentially Evolved Genes of *Salmonella* Pathogenicity Islands: Insights into the Mechanism of Host Specificity in *Salmonella*. *PLoS ONE*, 3, 12, (Dec 2008), pp. e3829, ISSN 1932-6203.

10. Ferri, R. *et al.* (1999). Lo que UD. Debe saber de las salmonelas y salmonelosis. Cartilla de divulgación. Caja España. Depósito Legal LE-884-1999. 55 pp.

11. Florence Dubois-Brissonnet *et al.*, (2006). AFM imaging of *Salmonella* Typhimurium adhered to stainless steel surfaces. *Proceedings, I3S International Symposium Salmonella and salmonellosis.* 10-12 May, Saint-Maló (France). PP. 137-138. (Figura 1).

12. Garaizar, J., Porwollik, S., Echeita, A., Rementeria, A., Herrera, S., Wong, R.M.Y., Frye, J., Usera, M.A., McClelland, M. (2002). DNA microarray-based typing of an atypical monophasic *Salmonella* enterica serovar. *Journal of Clinical Microbiology*, 40, 6, (Jun 2002), pp. 2074-2078, ISSN 0095-1137.

13. Garrity G.M., Bell J.A. Liburn T.G. (2004). Taxonomic outline of Prokariotes Bergey's Manual of Systematic Bacteriology. Second Edition. Releasae 5.0. Springer-Verlag, New-York. Pags: 79-122.

14. Grimont P.A.D., Grimont F., Bouvet P. (2000). Taxonomy of the genus *Salmonella*. In: Wray, C., Wray, A. (Eds.), Salmonella in domestic animals. CABI Publishing, New York, pp. 1-18.

15. Grimont P.A.D., Weill F.X. Antigenic formulae of the *Salmonella* serovars. 9th ed., Institut Pasteur Paris 2007; pp. 166.

16. Guerra B., Laconcha I., Soto S.M., González-Hevia M.A., Mendoza M.C., (2000) Molecular characterisation of emergent multiresistant Salmonella enterica serotype [4,5,12:i:-] organisms causing human salmonellosis. *FEMS Microbiol Lett.* 190, 341-347.

17. Hauser, E., Huhn, S., Junker, E., Jaber, M., Schroeter, A., Helmuth, R., Rabsch, W., Winterhoff, N., Malorny, B. (2009). Characterisation of a phenotypic monophasic variant belonging to *Salmonella enterica* subsp *enterica* serovar Typhimurium from wild birds and its possible transmission to cats and humans. *Berliner und Münchener tierärztliche Wochenschrift*, 122, 5-6, (May-Jun 2009), pp. 169-177, ISSN 0005-9366.

18. Kingsley R.A., Bäumler A.J. (2000). Host adaptation and the emergence of infectious disease: the Salmonella paradigm. *Mol Microbiol.* 36: 1006-1014.

19. Ohl ME, and Miller SI. (2001). *Salmonella*: a model for bacterial pathogenesis. *Annual Review of Medicine.* 52: 259-74.

20. Popoff M.Y., Le Minor L. (1987). Antigenic formulas of the Salmonella serovars 7th edition, WHO Collaborating centre for Reference and Research on Salmonella. Institut Pasteur, Paris.

21. Ryan, M. P., Jean O'Dwyer, and Catherine C. Adley. (2017). Evaluation of the Complex Nomenclature of the Clinically and Veterinary Significant Pathogen *Salmonella. Biomed Res Int.* doi: 10.1155/2017/3782182.

22. Saroj, S.D., Shashidhar, R., Karani, M., Bandekar, J.R. (2008). Distribution of *Salmonella* pathogenicity island (SPI)-8 and SPI-10 among different serotypes of *Salmonella. Journal of Medical Microbiology, 57, 4,* (Apr 2008), pp. 424-427, ISSN 0022-2615.

23. Schwartz K.J. (1999). Salmonellosis. In: Straw, B.E., D'Allaire, S., Mengeling, W.L., Taylor, D.J. (Eds.), Diseases of Swine. Iowa State University Press, Ames, pp. 535-551.

24. Shelobolina E.S., Sullivan S.A., O'Neill K.R., Nevin K.P., Lovley D.R. (2004). Isolation, characterization, and U(VI)-reducing potential of a facultatively anaerobic, acid-resistant Bacterium from Low-pH, nitrate- and U(VI)-contaminated subsurface sediment and description of *Salmonella subterranea* sp. nov. *Appl Environ Microbiol.* 70: 2959-2965.

25. Soyer Y, Moreno Switt A, Davis MA, Maurer J, McDonough PL, Schoonmaker-Bopp DJ, Dumas NB, Root T, Warnick LD, Gröhn YT, Wiedmann M. (2009). *Salmonella enterica* serotype 4,5,12:i:- an emerging *Salmonella* serotype that represents multiple distinct clones. *Journal of Clinical Microbiology.* 47 (11): 3546-56.

26. Tierrez A., and Garcia-del Portillo F. (2005). New concepts in *Salmonella* virulence: the importance of reducing the intracellular growth rate in the host. *Cellular Microbiology.* pp. 901-909, ISSN 1462-5822.

27. Walia K, Argüello H, Lynch H, Grant J, Leonard FC, Lawlor PG, Gardiner GE, Duffy G. (2017). The efficacy of different cleaning and disinfection procedures to reduce *Salmonella* and Enterobacteriaceae in the lairage environment of a pig abattoir. *Int J Food Microbiol.* doi: 10.1016/j.ijfoodmicro.2017.02.002.

28. Zhao, Y. (2001). *Virulence factors of Salmonella enterica serovar Enteritidis.* PhD *Thesis.* Faculty of Veterinary Medicine, Utrecht University, Utrech, The Netherlands, pp. 96.

CAPÍTULO 3

EPIDEMIOLOGÍA

FACTORES DE RIESGO. FUENTES DE INFECCIÓN Y CONTAGIO. PREVALENCIA

CAPÍTULO 3

EPIDEMIOLOGÍA
FACTORES DE RIESGO. FUENTES DE INFECCIÓN Y CONTAGIO. PREVALENCIA

Rafael Jesús Astorga Márquez, Clara Marín Orenga, Belén Huerta Lorenzo

Las salmonelosis son enfermedades de distribución mundial. Se asocian a explotaciones animales de cría intensiva. Su presentación es enzoótica, basada en el alto grado de infecciones latentes y la existencia de animales portadores asintomáticos de por vida. Los brotes epizoóticos se relacionan con épocas estivales y factores inmunodepresivos del hospedador. Los índices de morbilidad y mortalidad son muy variables según el serotipo implicado, el hospedador y los factores medioambientales.

3.1 Factores de riesgo

3.1.1 Reservorios primarios y secundarios

La mayoría de las especies animales (mamíferos, aves, reptiles y anfibios) y, por supuesto, la especie humana son potencialmente susceptibles a la infección por *Salmonella* spp. Los roedores, aves silvestres e insectos son los reservorios naturales o primarios de *Salmonella* spp.[1,24]; en general, las especies silvestres son poco o nada susceptibles a desarrollar enfermedad clínica debido a su mayor adaptación a la bacteria, por lo que mantienen el ciclo natural de infección en el ecosistema y actúan como fuente de contagio para los animales domésticos y el hombre (Figuras 1 y 2). Un ejemplo constatable lo constituyen las garcillas y gaviotas, que pueden infectarse en zonas portuarias y costeras o en cauces hídricos que contengan aguas residuales no tratadas químicamente procedentes de granjas, mataderos, fábricas de materias primas e incluso poblaciones humanas; una vez infectadas, pueden difundir salmonelas contaminando aguas, alimentos (silos, almacenes de piensos), vehículos de transporte, y un largo etcétera.

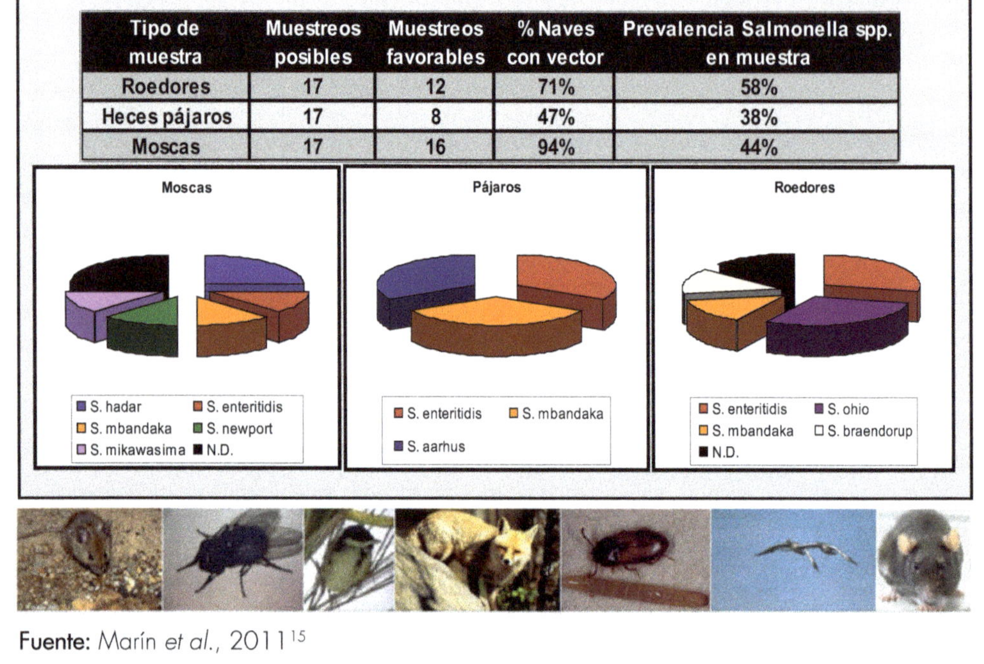

Tipo de muestra	Muestreos posibles	Muestreos favorables	% Naves con vector	Prevalencia Salmonella spp. en muestra
Roedores	17	12	71%	58%
Heces pájaros	17	8	47%	38%
Moscas	17	16	94%	44%

Fuente: Marín *et al.*, 2011[15]

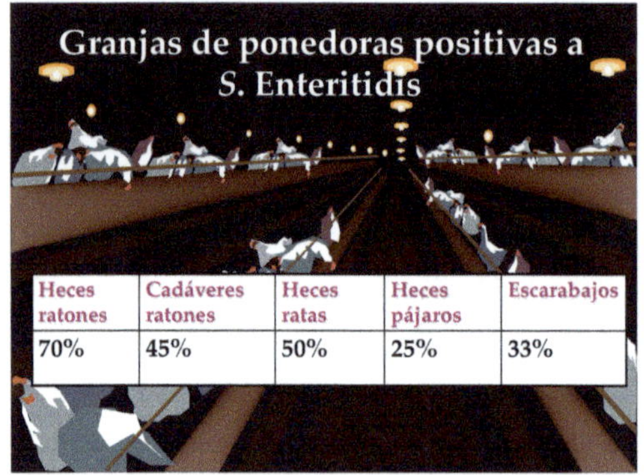

Heces ratones	Cadáveres ratones	Heces ratas	Heces pájaros	Escarabajos
70%	45%	50%	25%	33%

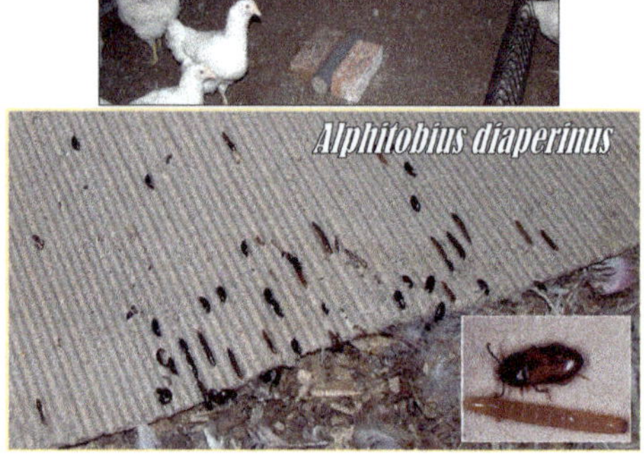

Fuente: Davies y Breslin, 2003a[4]

En el contexto del ciclo epidemiológico de la enfermedad, todas las especies domésticas pueden actuar como portadores inaparentes de la infección (reservorio animal secundario); en estas especies, al igual que en los reservorios naturales, las salmonelas invaden y colonizan la mucosa intestinal y los nódulos linfáticos del aparato digestivo (placas de Peyer, nódulos mesentéricos e ileocólicos), además del complejo hígado-vesícula biliar, dando lugar a estados de portador asintomático. A partir de estas localizaciones diana, las salmonelas son eliminadas por las heces durante meses e incluso años. Esta es la clásica circunstancia de los portadores crónicos, sin manifestar sintomatología alguna y haciendo que la bacteria persista en el medioambiente.

Diversos estudios epidemiológicos realizados en ganado porcino han constatado que hasta un 50 % de los animales pueden comportarse como portadores inaparentes y eliminadores de *Salmonella* spp. Las fases de «carga, transporte y estabulación» previa al sacrificio en los mataderos supone un estrés muy intenso para los animales. Hay estudios que demuestran que hasta el 50 % de lotes de aves negativos a *Salmonella* en granja eliminaban la bacteria tras el transporte al matadero, llegando a la línea de procesado excretando la bacteria en heces. En ambos casos (porcino y aves), el estrés de la carga y el transporte, sumado a las restricciones de agua y comida, incrementan enormemente la capacidad de excreción del patógeno a través de heces, contaminando piel, plumas y otros anejos, y estos a su vez la cadena de sacrificio, canales y producto final. Además, a este hecho hay que sumar las contaminaciones cruzadas de otros animales, silvestres y domésticos, instalaciones y camiones (Figura 3).

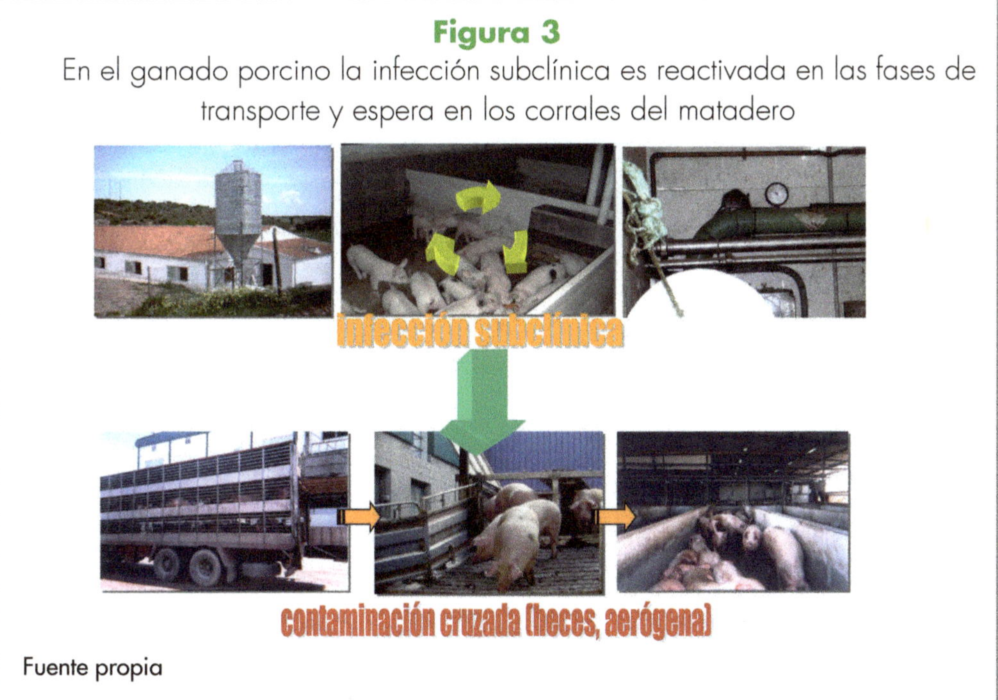

Figura 3

En el ganado porcino la infección subclínica es reactivada en las fases de transporte y espera en los corrales del matadero

Fuente propia

La susceptibilidad al proceso clínico, y por tanto su gravedad, varía según la especie y el serotipo implicado, siendo especialmente severo en aves domésticas, équidos, cerdos y ovejas; las especies peleteras también presentan una alta sensibilidad, debido a su dieta especial.

La susceptibilidad individual del hospedador dependerá, además, de los siguientes factores:

- Edad: siendo más sensibles los hospedadores más jóvenes. Estos desarrollarán cuadros más severos (sobreagudos-agudos), debido al escaso desarrollo del sistema inmune y la falta de desarrollo intestinal; en los individuos adultos los cursos suelen ser subagudos a crónicos.

- Comorbilidad con otras infecciones o infestaciones.

- Estatus inmunológico o concurrencia con otras patologías (por ejemplo, diabetes en humanos).

- Fase productiva y estrés: la gestación es un factor intrínseco de sensibilidad de primer orden; además, en este sentido influyen otros factores como el pico de puesta, la lactación y la fase crítica de crecimiento o engorde.

- Factores genéticos.

Cuando se presenta la enfermedad clínica, las salmonelas se eliminan por heces, orina, secreción láctea, huevos, secreciones vaginales, placentas y anejos fetales. Estos hospedadores pueden recuperarse y *a posteriori* quedar como portadores fecales (por ejemplo, salmonelosis humana).

El reservorio extra-animal está constituido por el medio externo que le rodea, donde se ha demostrado que *Salmonella* spp. puede sobrevivir hasta dos años acantonada. Además, las altas temperaturas y la presencia de materia orgánica (polvo, heces, aguas fecales, purines, estiércoles) son los principales factores de riesgo asociados a su supervivencia, siendo fundamental la correcta limpieza y desinfección de las explotaciones para evitar la diseminación de la bacteria y, por tanto, su presencia en productos de origen animal[2] (Figura 4).

Las salmonelas crecen en amplios márgenes de temperatura (7-45 °C), pero son sensibles a partir de 55 °C/1 hora o 60 °C/15 minutos. También se muestran sensibles a la acción continuada de los rayos UV, a las radiaciones de onda corta y a la acción de ciertos desinfectantes como el cloro y sus derivados, los ácidos orgánicos y los amonios cuaternarios. A partir de un pH < 4,5, las salmonelas pierden viabilidad; el pH ligeramente ácido o ácido inhibe el crecimiento de la bacteria en el agua y en los alimentos, por lo que puede considerarse un buen elemento bacteriostático.

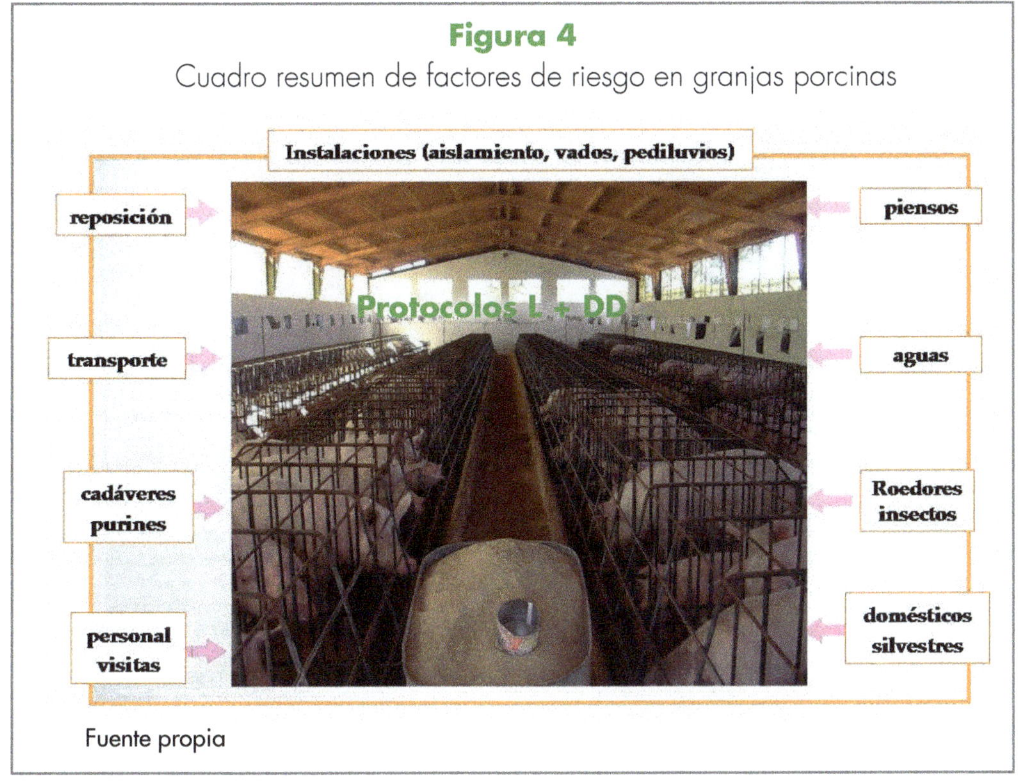

3.1.2 Agente patógeno

Como principales factores dependientes del agente, y que determinan la instauración de la infección clínica, destacan la dosis infectante y la virulencia de la cepa.

Para que exista una dosis infectante de microorganismos que inicien un proceso clínico debe producirse una doble circunstancia: la contaminación del alimento y las condiciones ambientales que permitan su multiplicación. En este sentido, las salmonelas pueden crecer en un margen de temperatura muy amplio, siendo óptima la franja comprendida entre 35 °C y 37 °C; por tanto, existe una clara tendencia estacional para los casos de salmonelosis humana, con tasas que aumentan durante los meses estivales y otoñales, y con un rápido descenso en los meses de invierno. Este patrón sugiere la influencia de la temperatura y la manipulación de los alimentos, en las tasas de notificación de *Salmonella* (por ejemplo, hábitos de consumo como la barbacoa o tortilla poco hecha).

Por otra parte, la virulencia está determinada por diferentes factores como son: (i) endotoxinas (LPS); (ii) enterotoxinas y citotoxinas; (iii) fimbrias y flagelos; y (iv) plásmidos de virulencia. Los plásmidos se definen como fragmentos de ADN extracelular,

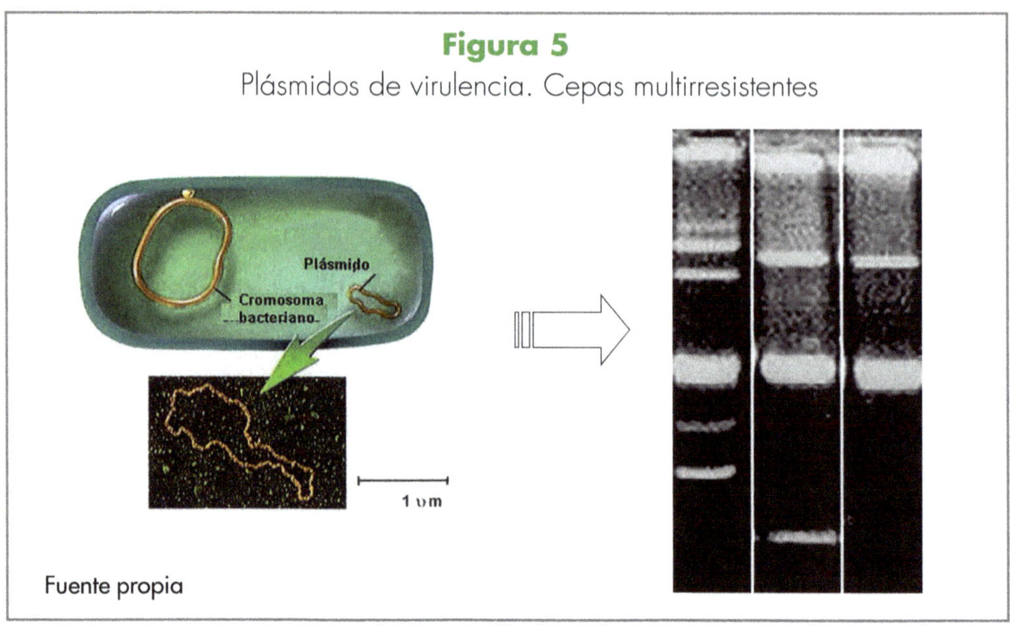

con capacidad de replicación autónoma, que confieren a la bacteria resistencia frente a la fagocitosis, favorecen la colonización en el hospedador y la resistencia a los antimicrobianos (por ejemplo, cepas monofásicas de *S.* Typhimurium) (Figura 5).

La patogenicidad depende del serotipo implicado y su especificidad por la especie que infecta (Figura 6). Existe un primer grupo denominado serotipos «específicos de hospedador» que se detectan esporádicamente y presentan una alta afinidad a una especie animal determinada, como por ejemplo, en la especie humana, la fiebre entérica o tifoidea (del griego *typhodes*, «estupor») producida específicamente por el serotipo *Salmonella* Typhi o Paratyphi (A, B y C). La base molecular de la especificidad del hospedador no ha sido aclarada totalmente, pero es cierto que la sintomatología que producen es mucho más severa que en los serotipos que forman parte del grupo «adaptado a hospedador» (*S.* Dublin en bovino o *S.* Choleraesuis en porcino). Por último, existe un tercer grupo de serotipos denominados «ubicuos». Este último grupo, causa enfermedad en los seres humanos y en una amplia gama de animales. Además, suelen producir sintomatología digestiva acompañada de fiebre en el ser humano y sintomatología variable en otras especies animales. Sin embargo, en las aves en producción (gallinas y pollos de engorde), principal fuente de la infección humana, suelen ser serotipos asintomáticos para las aves, por lo que el sector avícola europeo está sometido a unos planes nacionales de control de *Salmonella*, que hacen obligatorio el muestreo oficial y autocontroles de las explotaciones en producción para la detección de la bacteria.

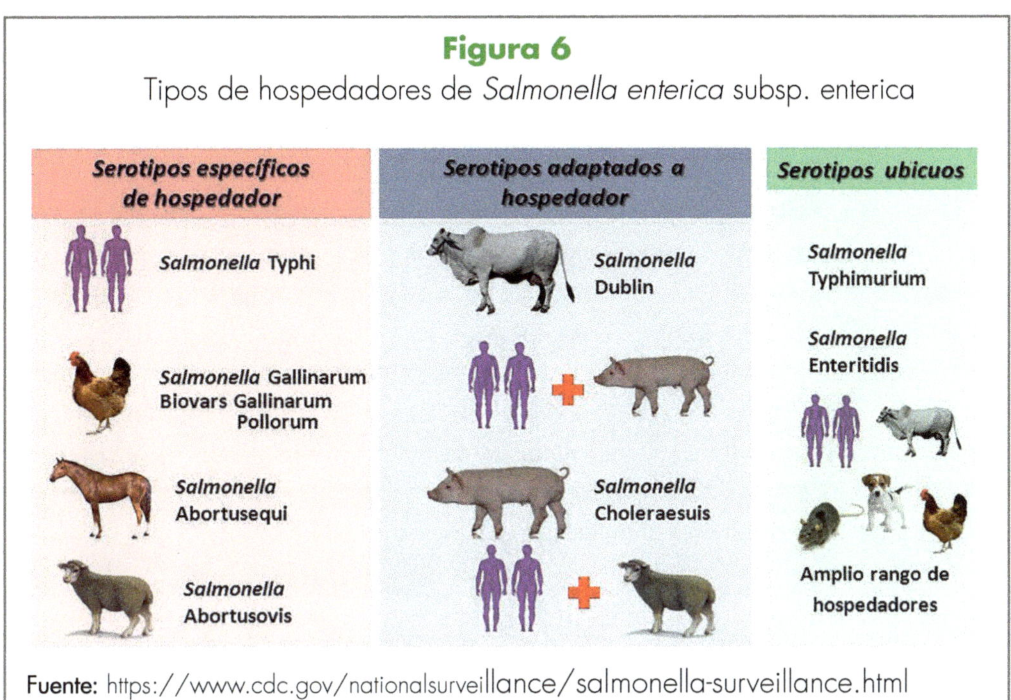

Otro factor de riesgo dependiente del agente es la resistencia a las altas temperaturas y la presencia de materia orgánica. Como ya comentamos en el Capítulo 2 (apartado 2.2), las salmonelas permanecen viables en márgenes de temperatura muy amplios; además, la supervivencia de las salmonelas en las camas o yacijas (aves) de los animales está íntimamente ligada a diferentes factores, entre otros, el nivel de amoniaco, las condiciones de acidez y alcalinidad y la actividad de agua (a_w). La presencia de heces en explotaciones inactiva gran cantidad de desinfectantes y, además, protege a la bacteria físicamente del efecto de los mismos, lo cual hace prioritario eliminarlas totalmente de la explotación[5,9].

3.1.3 Medioambiente

La salmonelosis se considera una infección/enfermedad estacional (estival), de carácter hídrico y asociada a explotaciones intensivas, sobre todo animales jóvenes con un sistema inmunitario poco desarrollado y cebaderos caracterizados por una producción intensiva. Además, la salmonelosis está íntimamente relacionada con factores de la alimentación (por ejemplo, cambios bruscos de dieta, malnutrición, etcétera). En este sentido, debemos resaltar que los tratamientos térmicos en el procesado de las harinas de origen vegetal (girasol, soja, DDGS) o las contaminaciones tras el tratamiento térmico, ya sea durante el transporte (camiones contaminados) o almacenamiento (a partir de deyecciones de roedores reservorios), se consideran importantes factores de riesgo de entrada de salmonelas en las explotaciones animales.

Diversos estudios epidemiológicos sobre alimentación en el ganado porcino han constatado que el alimento granulado con un tratamiento térmico de inyección de vapor de agua a 70 °C/70 minutos reduce considerablemente la presencia de *Salmonella* garantizando la esterilidad de la materia prima[13]. Además, se ha descrito que la administración de piensos en harina con un tamaño de partícula grosero (> 3 mm de orificio en el molino), así como la inclusión de determinados ingredientes fibrosos, como la pulpa de remolacha (niveles = 10 %) o la mezcla con granos de cereales partidos (especialmente cebada), resultarían efectivos para el control de *Salmonella* durante la fase de engorde[12,17].

Desde el punto de vista medioambiental, determinados factores de riesgo pueden influir decisivamente en la aparición de *Salmonella* spp.[10,11,19,20]: (i) estrés por transportes prolongados y hacinamiento (Figura 7); (ii) altas temperaturas y presencia de materia orgánica; (iii) condiciones higiénico-sanitarias de la explo-

Figura 7

Los transportes prolongados y el hacinamiento provocan estrés y reactivación de salmonelas acantonadas en tonsilas o nódulos linfáticos digestivos

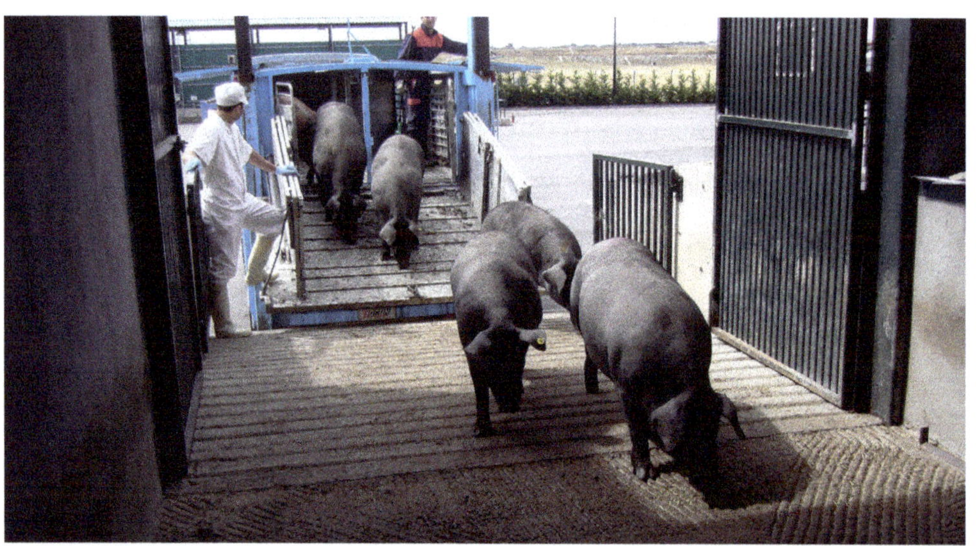

Fuente propia

tación (gestión de residuos); (iv) cambios bruscos en la dieta que modifican la microbiota intestinal; (v) presencia de roedores y aves silvestres; (viii) tratamientos antimicrobianos y con corticoides; (vi) intervenciones quirúrgicas y postoperatorios (especialmente relevante en équidos y carnívoros) (Figura 8).

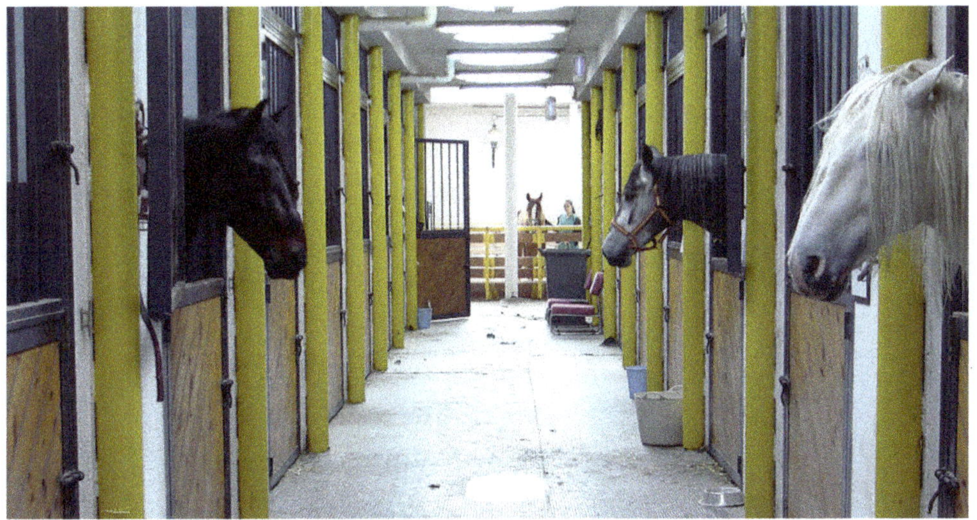

Figura 8

La fase de postoperatorio en équidos se considera un factor de riesgo muy importante para la reactivación de salmonelas

Fuente propia

3.2 Fuentes de infección y contagio

En los animales, las fuentes de infección fundamentales, tanto en portadores inaparentes como en enfermos clínicos, están constituidas por diferentes excreciones (orina, heces, flujos vaginales, placentas y anejos fetales) y secreciones (nasal, conjuntival, láctea). Además, las materias primas y piensos contaminados, los residuos de matadero (plumas, sangre) y los lodos y efluentes de aguas residuales procedentes de granjas y mataderos pueden constituir importantes fuentes de infección. Todas estas fuentes son responsables del contagio directo o indirecto entre especies animales, tanto silvestres como domésticas[9].

Las aguas residuales no tratadas pueden contaminar otras, que a su vez son utilizadas como agua de bebida de animales o, simplemente, como aguas de riego en pastos y cultivos, cuyos productos derivados son consumidos a su vez por animales y humanos, en la mayoría de las ocasiones crudos o poco cocinados. Las probabilidades de contagio dependerán del tiempo transcurrido y de la capacidad de supervivencia de la bacteria. Este hecho propiciará la nueva creación de reservorios en animales domésticos y silvestres que amplificarán la infección.

El contagio de *Salmonella* spp. se produce por distintas vías: (i) vía oral/digestiva, también denominada feco-oral (contacto con heces contaminadas de animales infectados, aguas y alimentos contaminados, ingestión de presas infectadas, etcétera); (ii) vía transplacentaria o venérea (por ejemplo, *S.* Abortusovis en ovejas/cabras durante la gestación); (iii) vía aerógena o conjuntival (por ejemplo, *S.* Typhimurium en ganado porcino durante el transporte y espera en corrales previos al sacrificio).

En la especie humana, la infección zoonósica se adquiere por diferentes vías (Figura 9): (i) toxiinfección alimentaria (alimentos contaminados con salmonela de importancia en salud pública); (ii) manipulación y contacto con animales de granjas o canales en matadero; o (iii) contacto con animales exóticos, vía de

Figura 9

Principales vías de transmisión zoonósica de *Salmonella* spp. (Toxiinfección: acción patógena característica de las bacterias GRAM negativas entéricas en la que se producen toxinas en el transcurso de un proceso infeccioso)

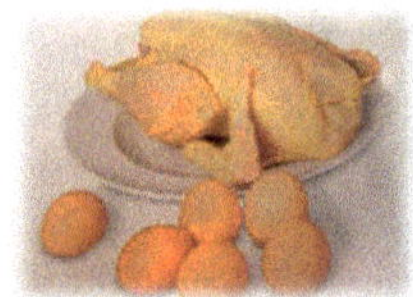
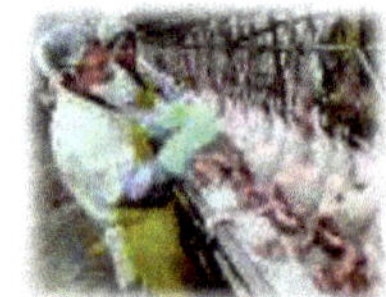
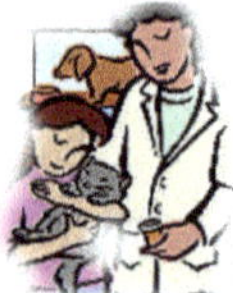

Fuente propia

infección cada vez más importante, por la tenencia creciente de estos animales como mascotas (por ejemplo, *RAS*, salmonelas asociadas a reptiles). Por otro lado, la infección intraespecífica en humanos causada por *S.* Typhi o *S.* Paratyphi se adquiere por la ingestión de alimentos o aguas contaminadas por heces de seres humanos. En los siglos pasados, debido a la carencia en la higiene y la falta de depuración de aguas residuales, se presentaba en forma de grandes epidemias, sobre todo en las grandes urbes.

La salmonelosis es una de las causas más importantes de gastroenteritis en humanos[18]. Clásicamente, la mayoría de estos procesos se producen como consecuencia del consumo de productos de origen animal, principalmente derivados de la producción avícola (huevos, carne de pollo o carne de pavo), contaminados por salmonelas de importancia en salud pública; el serotipo más importante es *Salmonella* Enteritidis (Figura 10). Sin embargo, en los últimos años se ha detectado un aumento de la frecuencia y gravedad de las infecciones producidas por el serotipo Typhimurium y su variante monofásica (mST), cuyo origen se asocia a productos cárnicos derivados de la especie porcina o bovina (Figura 11)[3,6,14,16,22,23].

En el marisco y otros productos del mar pueden detectarse salmonelas debido a contaminación por vertidos fecales procedentes de granjas animales y que constituyen un excelente vehículo de infección de este patógeno. En las frutas y los vegetales, el origen de *Salmonella* puede ser por el uso de aguas residuales para el riego o el

Figuras 10 y 11
Principales alimentos relacionados con brotes de salmonelosis humana

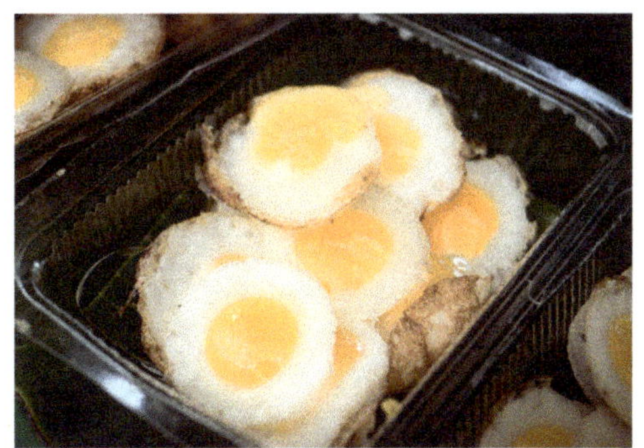

Huevos y derivados
(*S.* Enteritidis)

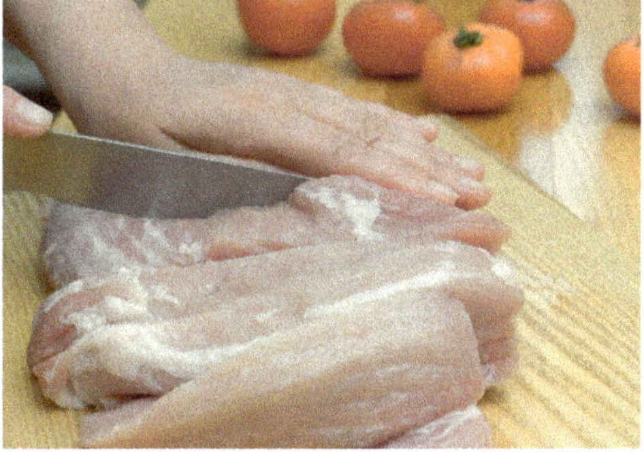

Carne porcina o bovina
(*S.* Typhimurium, mST)

Fuente: 123RF

abono con estiércoles no tratados procedentes de granjas y animales infectados. A pesar de ser productos de origen animal, la leche y sus derivados no son alimentos frecuentemente asociados a salmonelosis, siempre que sean sometidos a prácticas de pasteurización. De la misma forma, los alimentos que se consumen recién cocinados no producen toxiinfección, ya que el tratamiento térmico (> 65 °C) suele ser suficiente para inactivar las bacterias (Figura 12).

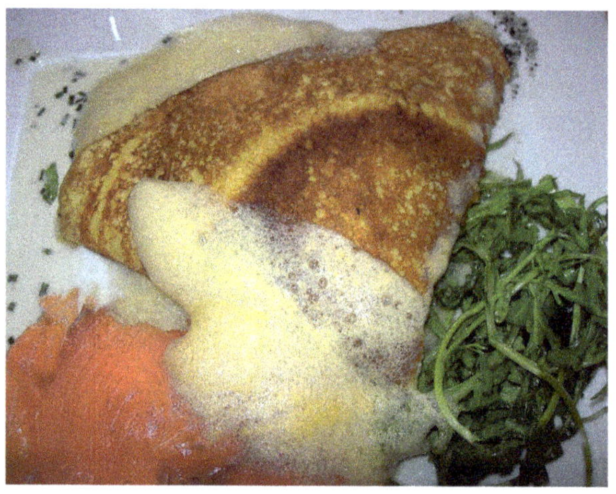

Figura 12

La cocción de alimentos (> 65 °C) es suficiente para inactivar a *Salmonella* spp.

Fuente propia

Figura 13

Distribución anual de los aislamientos de *Salmonella* no tifoidea

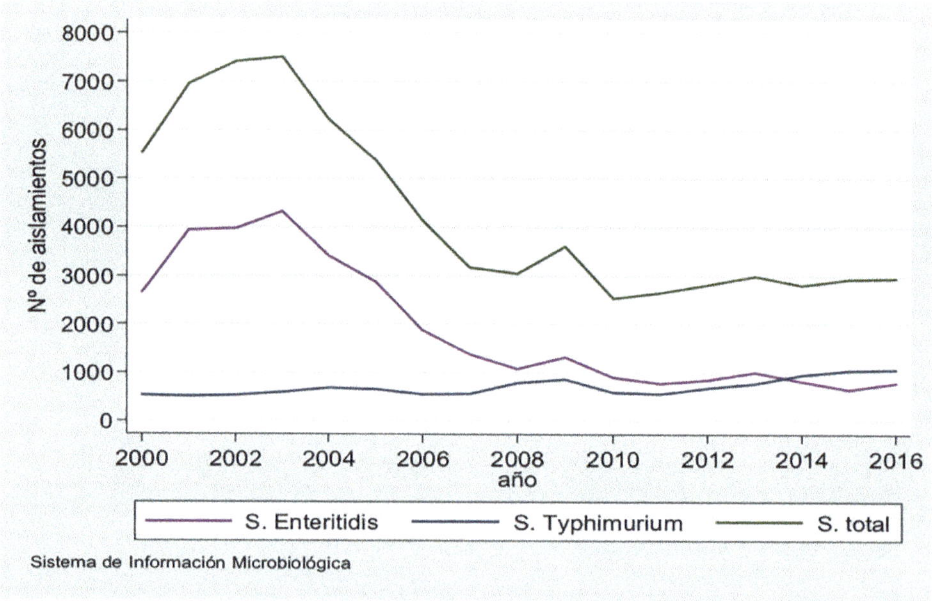

Fuente: Sistema de Información Microbiológica. España, 2000-2016[21]

SANIDAD ANIMAL Y SALUD PÚBLICA | EL PARADIGMA DE SALMONELLA

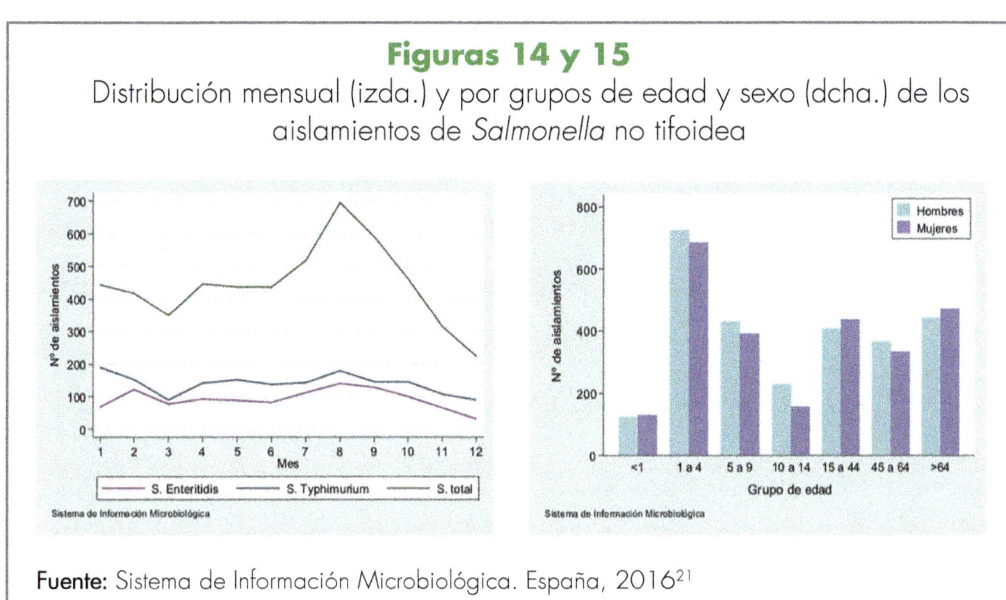

Fuente: Sistema de Información Microbiológica. España, 2016[21]

3.3 Prevalencia de infección (datos EFSA-ECDC)

Según datos publicados por la Agencia Europea de Seguridad Alimentaria y el Centro para el Control de Enfermedades Europeo (EFSA-ECDC, 2019)[23], en 2018 los Estados Miembros (EM) notificaron un total de 91.857 casos confirmados de salmonelosis humana en la Unión Europea (UE). La tasa de notificación fue de 20,1 casos por cada 100.000 habitantes y resultó ligeramente superior al valor de 2017 (19,7 casos por cada 100.000 habitantes). Entre 2008 y 2018, se ha observado una tendencia a la disminución significativa de casos confirmados de salmonelosis en la UE/EEA (Estados Europeos Asociados); sin embargo, durante los últimos 6 años (2013-2018), la tendencia general de la UE/EEA no ha mostrado ningún aumento o disminución estadísticamente significativos. Siete EM registraron una tendencia creciente y cuatro, una tendencia decreciente durante el período 2013-2018[22].

Con relación a los alimentos vehículos y origen de estos brotes alimentarios (FBO) destacaron los siguientes: huevos y ovoproductos, alimentos mezcla, carne porcina y derivados, carne de pollo, quesos, dulces y chocolates, vegetales y frutas, carne bovina y derivados, moluscos y crustáceos, productos lácteos, pescados, frutas y zumos, otras carnes (ovino).

Los cinco principales serotipos notificados con mayor frecuencia en casos humanos en la UE durante 2018 fueron, en orden decreciente[23]: *S.* Enteritidis, *S.* Typhimurium, *S.* Typhimurium monofásica (mST), *S.* Infantis y *S.* Newport (Tabla 1). La proporción de salmonelosis humana debida a *S.* Enteritidis continuó aumentando en 2018. Los datos notificados sobre alimentos y animales mostraron que *S.* Enteritidis se asociaba principalmente con huevos de gallinas ponedoras y, en segundo lugar, con la carne de pollo. Entre 2012 y 2018, se observó una tendencia similar en la proporción de infecciones por *S.* Enteritidis en humanos adquiridas en la UE y en la prevalencia de *S.* Enteritidis en las gallinas ponedoras[22].

Tabla 1

Casos confirmados de salmonelosis humana según serotipo y Estados Miembros (EM)

Serovar	2018			2017			2016		
	Casos	N° EM	%	Casos	N° EM	%	Casos	N° EM	%
Enteritidis(*)	39,781	27	49.9	38,781	27	49.2	33,325	25	47.4
Typhimurium(*)	10,395	27	13.0	10,590	27	13.4	9,789	25	13.9
Monophasic Typhimurium 1.4.[5].12:i:- (*)	6,427	17	8.1	6,322	16	8.0	6,340	16	9.0
Infantis(*)	1,859	26	2.3	1,803	26	2.3	1,658	24	2.4
Newport	1,086	21	1.4	920	24	1.2	758	17	1.1
Derby	710	23	0.9	612	23	0.8	620	20	0.9
Kentucky	663	22	0.8	617	19	0.8	559	19	0.8
Agona	602	18	0.8	645	20	0.8	452	16	0.6
Virchow(*)	541	24	0.7	510	21	0.6	509	20	0.7
Stanley	521	22	0.7	554	21	0.7	543	19	0.8
Bovismorbificans	465	18	0.6	344	20	0.4	393	20	0.6
Napoli	457	15	0.6	406	17	0.5	300	14	0.4
Coeln	443	20	0.6	265	21	0.3	139	15	0.2
Java	415	16	0.5	387	16	0.5	418	15	0.6
Chester	369	19	0.5	329	18	0.4	302	17	0.4
Saintpaul	324	20	0.4	330	21	0.4	456	20	0.6
Hadar(*)	312	20	0.4	334	19	0.4	274	17	0.4
Bareilly	299	16	0.4	427	18	0.5	262	15	0.4
Brandenburg	299	17	0.4	290	19	0.4	190	16	0.3
Braenderup	259	17	0.3	260	18	0.3	387	17	0.6
Other	13,471	–	16.9	14,174	–	17.7	12,564	–	17.9
Total	**79,698**	**27**	**100.0**	**78,900**	**27**	**100.0**	**70,238**	**25**	**100.0**

Fuente: adaptada de EFSA y ECDC, 2019[23]

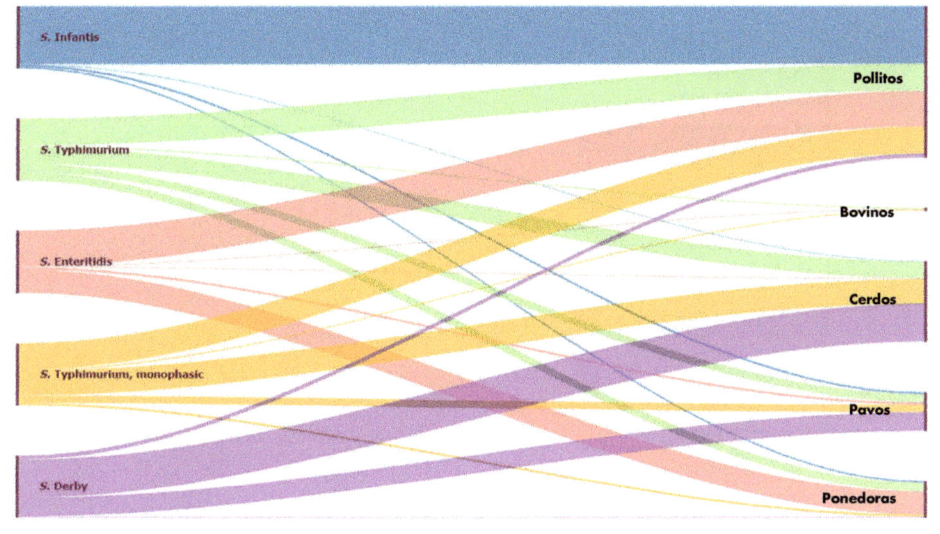

Figura 16

Diagrama de flujo Sankey sobre la distribución de los cinco serotipos más frecuentes en salmonelosis humana adquiridos en la Unión Europea, a través de alimentos y especies animales (pollitos, bovinos, cerdos, pavos y gallinas ponedoras)

Fuente: adaptada de EFSA y ECDC, 2019[23]

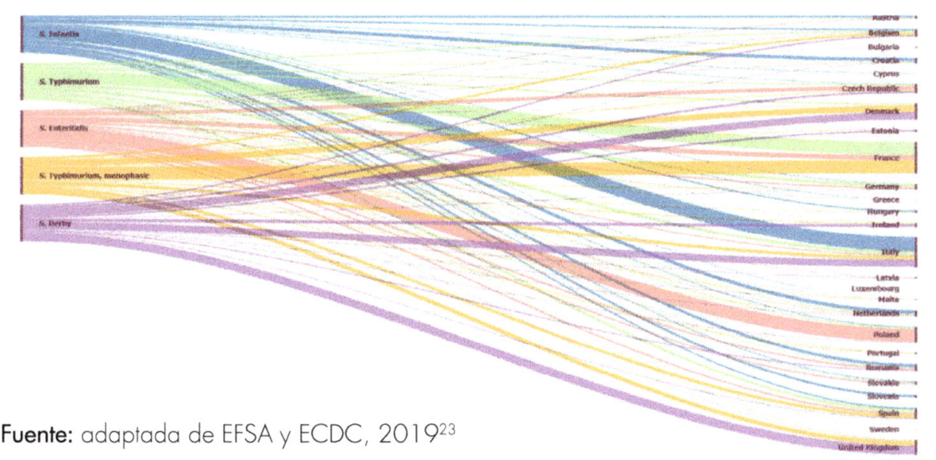

Figura 17

Diagrama de flujo Sankey de distribución de los cinco serotipos más frecuentes en salmonelosis humana adquiridos en la Unión Europea y su relación con los estados miembros

Fuente: adaptada de EFSA y ECDC, 2019[23]

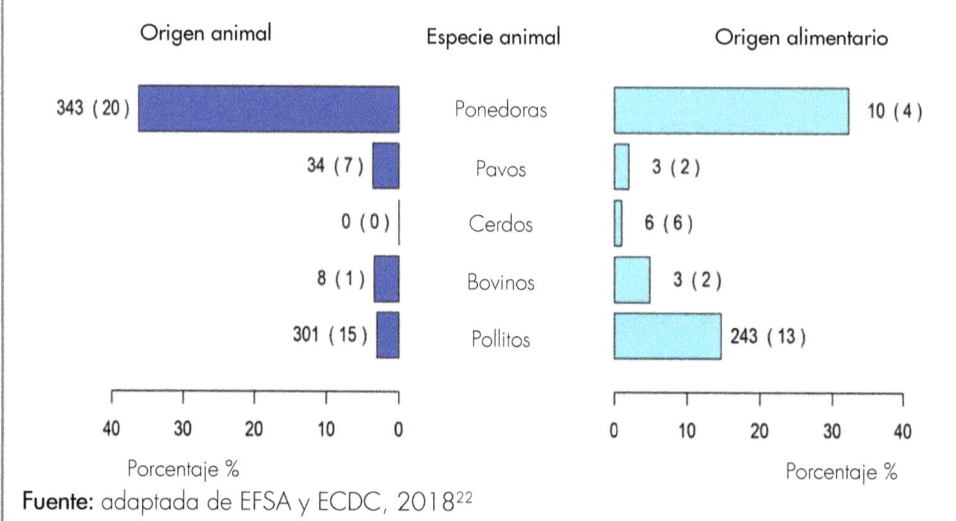

Figura 18

Pirámide plot mostrando la distribución de *S.* Enteritidis en animales y alimentos. Los porcentajes son calculados sobre el número total de serotipos aislados por cada especie animal y categoría de alimento. Los valores de cada barra corresponden al número de cepas aisladas y el número entre paréntesis indica los estados miembros que notifican

Fuente: adaptada de EFSA y ECDC, 2018[22]

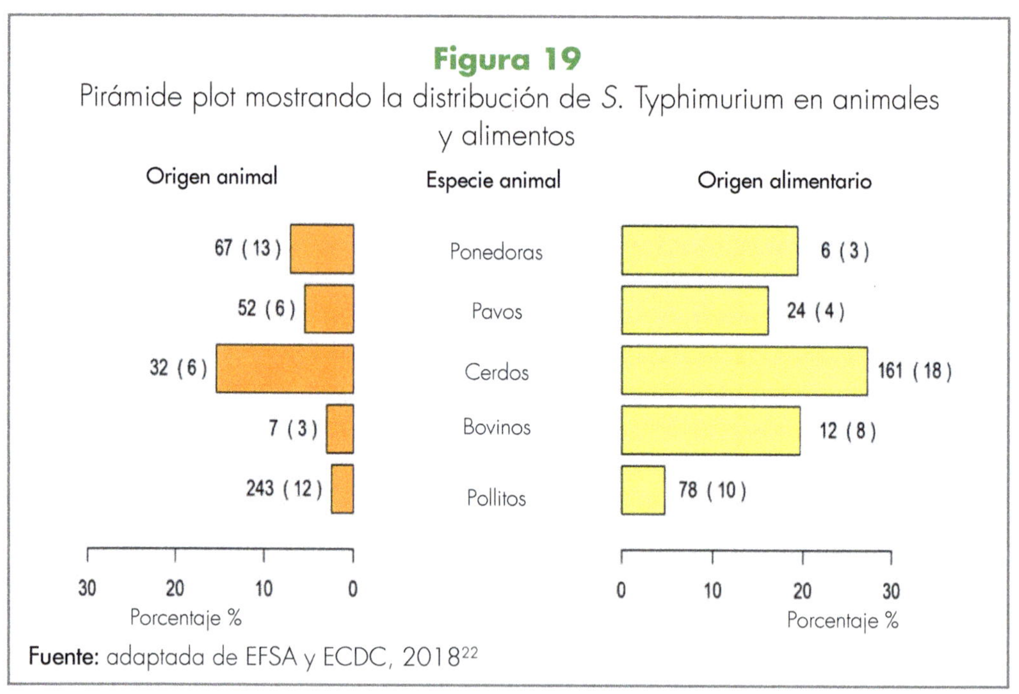

Figura 19

Pirámide plot mostrando la distribución de *S.* Typhimurium en animales y alimentos

Fuente: adaptada de EFSA y ECDC, 2018[22]

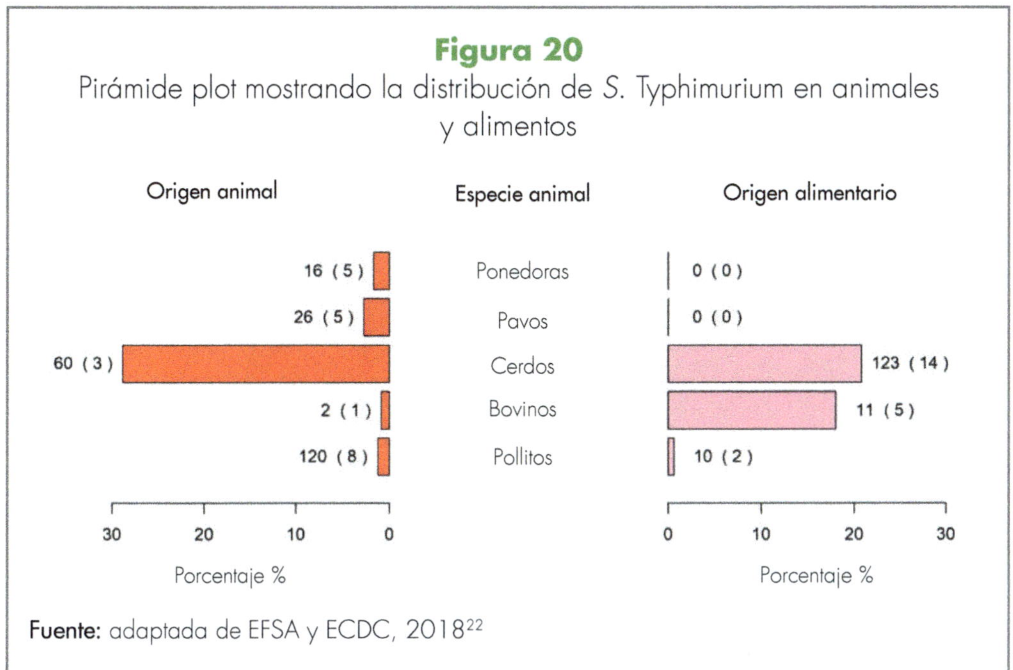

Fuente: adaptada de EFSA y ECDC, 2018[22]

3.4 Bibliografía

1. Andrés, VM., Davies, RH. (2016). Biosecurity Measures to Control *Salmonella* and Other Infectious Agents in Pig Farms: *A Review*. *Compr Rev Food Sci Food Saf*.. 14: 317-335.

2. Argüello Rodríguez, Héctor. (2013). Salmonelosis porcina en España: factores de riesgo en reproductoras, estrategias de control en cerdos de cebo y la importancia del sacrificio. Tesis doctoral. Universidad de León.

3. Calvert, N., Stewart, W.C., Reilly, W.J. (1998). *Salmonella typhimurium* DT 104 infection in people and animal in Scotland: a collaborative epidemiological study 1993-96. *Vet Rec*. 143: 351-354.

4. Davies, R.H., and Breslin, M. (2003a). Persistence of *Salmonella* enteritidis phage type 4 in the environment and arthropod vectors on an empty free-range chicken farm. *Environ. Microbiol*. 5 (2): 79-84

5. Davies, R.H., and Breslin, M. (2003b). Investigation of *Salmonella* contamination and disinfection in farm egg-packing plants. *J. Appl. Microbiol*. 94 (2): 191-196.

6. Davies, A., O'Neill, P., Towers, L. (1996). An outbreak of Salmonella Typhimurium DT104 food poisoning associated with eating beef. *Commu. Dis. Rep. CDR Rev*. 6: 159.

7. Epidemiología (Vol. I y II). DON FOLIO S.L. 978-84-15105-58-9. (2012).

8. EPIDEMIOLOGÍA 3ª edición. Grado en Veterinaria. Universidad de Córdoba. I.S.B.N. 978-84-16017-14-0. (2014). Ediciones DON FOLIO S.L. Córdoba (España). 275 pp.

9. Ferri, R. *et al.* (1999). Lo que UD. Debe saber de las salmonelas y salmonelosis. Cartilla de divulgación. Caja España. Depósito Legal LE-884-1999. 55 pp.

10. Hernández, M., J. Gómez-Laguna, C. Tarradas, I. Luque, R. García-Valverde, L. Reguillo, R. J. Astorga. (2013). A serological survey of *Brucella* spp., *Salmonella* spp., *Toxoplasma gondii* and *Trichinella* spp., in Iberian fattening pigs reared in free range-systems. *Transboundary and Emerging Diseases*. 61(5): 477-81.

11. Hernández, Manuela., Jaime Gómez-Laguna, Inmaculada Luque, Silvia Herrera-León, Alfonso Maldonado, Lucía Reguillo, Rafael J. Astorga. (2013). *Salmonella* prevalence and characterization in a free-range pig processing plant: Tracking in trucks, lairage, slaughter line and quartering. *Int J Food Microbiol*. 162: 48-54.

12. Jorgensen, L., Dahl, J., and Wingstrand, A. (1999). The effect of feeding pellets, meal and heat treatment on the *Salmonella*-prevalence in finishing pigs. *Proceedings of the Third International Symposium on the Epidemiology and Control of Salmonella in Pork*. Washington, D.C., pp. 308-312.

13. Lo Fo Wong, D. M., J. Dahl, A. Wingstrand, P. J. van der Wolf, A. A. von, and B. M. Thorberg. (2004). A European longitudinal study in *Salmonella* seronegative- and seropositive-classified finishing pig herds. *Epidemiol. Infect.* 132: 903-914.

14. Maguire, H.C., Codd, A.A., Mackay, V.E. (1993). A large otubreak of human salmonellosis traced to a local pig farm. *Epidemiol Infect*. 10: 239-246.

15. Marin, C., Balasch, S., Vega, S., Lainez, M. (2011). Sources of *Salmonella* contamination during broiler production in Eastern Spain. *Preventive Veterinary Medicine*. 98 (1): 39-45.

16. Marin, C., Chinillac, MC., Cerdà-Cuéllar, M., Montoro-Dasi, L., Sevilla-Navarro, S., Ayats, T., Marco-Jiménez, F., Vega, S. (2019). Contamination of pig carcass with *Salmonella enterica* serovar Typhimurium monophasic variant 1,4[5],12:i:- originates mainly in live animals. *Science Total Environmental*. doi: 10.1016/j.scitotenv.2019

17. Mikkelsen, L.L., P.J. Naughton, M.S. Hedemann, and B.B. Jensen. (2004). Effects of physical properties of feed on microbial ecology and survival of *Salmonella* *enterica* serovar Typhimurium in the pig gastrointestinal tract. *Appl. Environ. Microbiol.* 70: 3485-3492.

18. Miller, S.I., Hohmann, E.L., Peques, D.A. (1995). *Salmonella* (Including *Salmonella typhimurium*). In: Mandell, G.L., Bennett, J.E., Dolin, R. (eds.)., Mandell, Douglas and Bennett's Principles and practices of infectious disease. Churchill Livingstone, New York, USA, pp. 2013-2033.

19. Morales-Partera, A.M., F. Cardoso-Toset, I. Luque, R.J. Astorga, A. Maldonado, S. Herrera-León, M. Hernández, J. Gómez-Laguna, C. Tarradas. (2018). Prevalence and diversity of *Salmonella* spp., *Campylobacter* spp., and *Listeria monocytogenes* in two free-range pig slaughterhouses. *Food Control.* 92: 208-215.

20. Pérez Barrios, F. (2008). Estudio epidemiológico de la salmonelosis porcina en explotaciones porcinas intensivas de Andalucía: modelos predictivos asociados a la infección. Tesis doctoral. Universidad de Córdoba.

21. Sistema de Información Microbiológica. 2016. RENAVE. ISCIII. Ministerio de Ciencia, Innovación y Universidades. Octubre, 2017.

22. The European Union summary report on trends and sources of zoonoses, zoonotic agents and food-borne outbreaks in 2017. EFSA Journal 2018; 16 (12): 5500.

23. The European Union summary report on trends and sources of zoonoses, zoonotic agents and food-borne outbreaks in 2018. EFSA Journal 2019; 17 (12): 5926.

24. Troxler, S., Hess, C., Konicek, C., Knotek, Z., Barták, P., Hess, M. (2017). Microdilution testing reveals considerable and diverse antimicrobial resistance of Escherichia coli, thermophilic *Campylobacter* spp. and *Salmonella* spp. isolated from wild birds present in urban areas. *Eur. J. Wildl. Res.,* 63: 68. https://doi.org/10.1007/s10344-017-1125-2.

CAPÍTULO 4

PATOGENIA Y CLÍNICA

INTERACCIÓN HUÉSPED-PATÓGENO. INMUNIDAD. FORMAS CLÍNICAS

PATOGENIA Y CLÍNICA
INTERACCIÓN HUÉSPED-PATÓGENO. INMUNIDAD. FORMAS CLÍNICAS

Jaime Gómez Laguna, Rafael Jesús Astorga Márquez, Santiago Vega García, Héctor Argüello Rodríguez

Cualquiera que sea la especie hospedadora y el serotipo de *Salmonella* implicado en la patogenia de la infección se desarrolla un ciclo endógeno que consta de dos fases: (i) fase de puerta de entrada (latente, silenciosa, asintomática); (ii) fase sistémica, responsable del shock endotóxico y en la que se produce la localización específica en el aparato digestivo, útero grávido, articulaciones, pulmón o SNC.

La diversidad de serotipos de *Salmonella* es la principal responsable de la variabilidad clínica asociada a las infecciones por este patógeno, que pueden ser desde subclínicas, pasando desapercibidas, hasta fatales, conduciendo a la muerte de los pacientes afectados. La colonización por parte de *Salmonella* se produce muy frecuentemente en ausencia de signos clínicos, sin embargo, algunos serotipos de *S. enterica* subsp. *enterica* suponen una amenaza grave para la sanidad animal y la salud pública, debido a su capacidad para causar enteritis aguda, fiebre y septicemia, y ser potencialmente transmisibles al hombre (zoonosis).

En el caso de los animales, a excepción de algunas situaciones en que la presencia de diarrea es el único signo clínico orientativo (aves, cerdos y terneros) o un síndrome de mortalidad perinatal (SMP) (ovejas y caballos), la norma es la ausencia de manifestaciones clínicas, es decir, el estado de portador asintomático.

4.1 Interacción huésped-patógeno

La gravedad de la infección por *Salmonella* está determinada por una serie de factores entre los que se encuentran la vía de entrada, la dosis infectante, el serotipo o la cepa implicada, así como el grado de resistencia del hospedador (inmunidad). Es por ello que la relación huésped-patógeno va a determinar tanto la patogenia como el cuadro clínico de la infección.

4.1.1 Las herramientas de Salmonella para invadir al hospedador

Salmonella es un patógeno muy versátil, capaz de colonizar el tracto digestivo de animales de sangre caliente y sangre fría y adaptado a múltiples especies en las que produce diferentes enfermedades con cuadros clínicos variables. La principal clave de este éxito se debe a sus factores de virulencia, genes que permiten a la bacteria adaptarse, competir y colonizar diferentes ambientes y hospedadores. Algunos de estos factores de virulencia son específicos de serotipo; por ejemplo, *S.* Typhi y Paratyphi son serotipos adaptados al hombre, cuyo genoma, factores de virulencia y patogénesis varían de otros serotipos no tifoideos[81]. Otros factores son comunes a la mayoría de los serotipos de *Salmonella*, por ejemplo, las islas de patogenicidad (SPI, del inglés *Salmonella Pathogenicity Island*), que permiten a los serotipos no adaptados a un hospedador específico colonizar el intestino de animales de múltiples especies (Tabla 1).

Las islas de patogenicidad son regiones del genoma de *Salmonella*, también presentes en otras bacterias, en las cuales los genes de virulencia se agrupan y expresan de forma conjunta y coordinada[3]. Actualmente, se han descrito más de 10 SPI, no siempre presentes, de entre las cuales destacan las SPI-1 y SPI-2 por incluir los factores de virulencia responsables de la invasión y supervivencia de la bacteria en el hospedador, como veremos en el apartado 4.2[53].

Además de las características islas de patogenicidad, *Salmonella*, al igual que otras enterobacterias, dispone de otros factores que intervienen en la patogénesis. Así, *Salmonella* dispone de fimbrias y flagelos peritricos, implicados en la adherencia al epitelio intestinal y la evasión de la respuesta inmunitaria[61]. De menor relevancia es la cápsula de *Salmonella,* ya que únicamente un número limitado de serotipos (*S.* Dublin, *S.* Typhi y algún otro) dispone de la misma. Además de estos factores de virulencia, el lipopolisacárido, otras chaperonas, factores de elongación, enzimas como las de adaptación a ambientes ácidos, proteínas de elongación y otros muchos genes tienen actividad en la patogénesis de *Salmonella*, lo que demuestra su versatilidad para colonizar al hospedador[44].

Tabla 1

Principales funciones de las islas de patogenicidad de *Salmonella* (SPI)

SPIs	Funciones
SPI-1	Codifica un sistema de secreción tipo III (T3SS) que media la translocación de un complejo conjunto de proteínas efectoras en las células del hospedador. Un subconjunto de proteínas efectoras SPI-1 media la invasión de células no fagocíticas por *Salmonella*, proceso que implica la modificación del citoesqueleto de actina en dichas células (Galán y Zhou, 2000)[46].
SPI-2	Esta isla codifica otro T3SS en *Salmonella* que se activa por bacterias englobadas en un ambiente intracelular y evita la fusión del fagosoma y del lisosoma en el interior de los macrófagos. Al contrario que la SPI-1, la mayoría de efectores de estas SPI-2 tiene acción antiinflamatoria. Además, codifica la tetrationato reductasa (Ttr), la cual está involucrada en la respiración anaeróbica de la bacteria (Hensel *et al.*, 1997)[54].
SPI-3	La principal función de virulencia codificada por esta isla es el sistema de captación de Mg^{+2} de alta afinidad MgtCB que se requiere para la adaptación a las limitaciones nutricionales del ambiente generado en el interior del fagosoma (Amavisit *et al.*, 2003)[3].
SPI-4	Su activación está ligada a la activación de la SPI-1, parece que potenciando la virulencia de la bacteria.
SPI-5	Codifica proteínas efectoras para ambos sistemas de secreción, codificados por SPI-1 y SPI-2. Por ejemplo, SopB es translocado por el T3SS codificado por SPI-1 y su expresión está bajo el control de HilA, el regulador transcripcional central de SPI-1. Además, SopB es una fosfatasa de inositol involucrada en desencadenar la secreción de fluidos que resultan en síntomas relacionados con la diarrea. Otro ejemplo, en contraste, como PipB es un efector translocado por el T3SS codificado por SPI-2 bajo el control del sistema de dos componentes SsrAB (Knodler *et al.*, 2002)[63].
SPI-6	Esta isla contiene el grupo de genes «saf» relacionado con fimbrias, el gen *pagN* que codifica una invasina esencial en el proceso de infección y varios genes de función desconocida. Al eliminar esta isla se observó una invasión reducida en cultivos *in vitro* (Folkesson *et al.*, 2002)[44].
SPI-7	Un factor de virulencia importante codificado por esta isla es el antígeno Vi, definido como un exopolisacárido capsular. También, la proteína efectora SopE perteneciente al T3SS codificado por SPI-1 se ha visto que está presente en SPI-7 (Hensel, 2004)[53].

Fuente: Main-Hester KL *et al.*, 2008[68]

4.1.2 Colonización e invasión del intestino por Salmonella

Cronológicamente, la patogenia de la salmonelosis puede dividirse en dos fases: (I) una primera localizada en el intestino y en el tejido linfoide asociado al mismo y (II) una segunda sistémica, que no siempre tiene lugar, en la que *Salmonella* se disemina por el torrente circulatorio desde los nódulos linfáticos hacia otros órganos (Figura 1).

En la infección por vía oral, sin duda la más frecuente, *Salmonella* debe enfrentarse a una serie de condiciones adversas. El patógeno tiene tropismo por el íleon, que es el tramo diana en mamíferos, si bien puede observarse invasión de otros tramos de intestino como son el yeyuno, ciego o colon[14]. Para poder alcanzar el tramo final de intestino delgado, *Salmonella* debe adaptarse o evitar el efecto bactericida de factores como el pH ácido del estómago, las sales biliares secretadas en las porciones anteriores del intestino delgado, la elevada osmolaridad, el peristaltismo intestinal y el ambiente anaerobio que la microbiota crea en el intestino. *Salmonella* posee mecanismos como la respuesta de tolerancia a ácidos, la

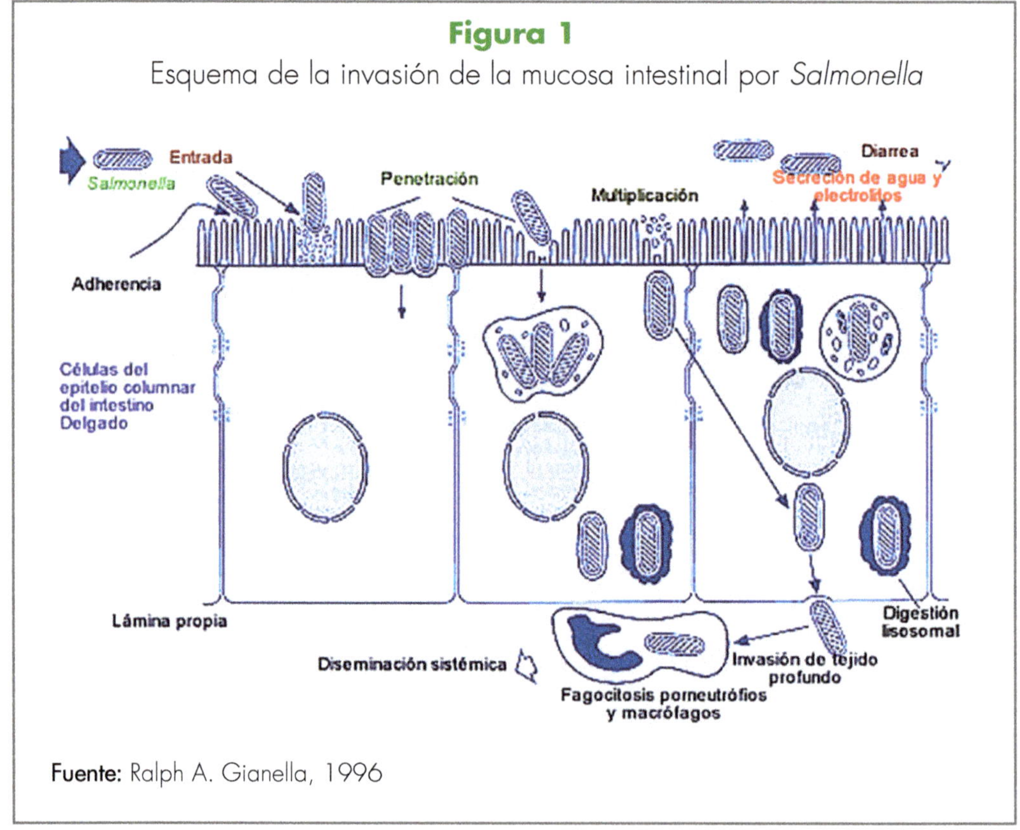

Figura 1

Esquema de la invasión de la mucosa intestinal por *Salmonella*

Fuente: Ralph A. Gianella, 1996

adaptación a ambientes anaerobios o una batería de componentes genéticos que le permiten sobrevivir en ambientes con elevadas concentraciones de sales biliares y osmolaridad[1,2]. Además, la microbiota comensal ejerce cierta resistencia a la colonización mediante la producción de bacteriocinas y péptidos antimicrobianos, así como la competencia por nutrientes, por lo que *Salmonella* necesita de estrategias que le permitan competir contra esa microbiota residente.

Una vez que alcanza la porción distal del intestino delgado, *Salmonella* es capaz de adherirse a las células epiteliales de la mucosa a través de sus fimbrias. *Salmonella* presenta especial tropismo por las células M de las placas de Peyer presentes en el íleon, aunque también puede invadir enterocitos o penetrar entre las células intestinales, alcanzando la lámina propia mediante tránsito para-celular[20]. Para invadir el epitelio intestinal, *Salmonella* utiliza una serie de genes de virulencia localizados en una región de su genoma, denominada isla de patogenicidad de *Salmonella* 1 (SPI-I). Los genes presentes en esta isla codifican un sistema de secreción tipo III, mediante el cual el patógeno es capaz de introducir en la célula hospedadora una serie de proteínas que inducen a la reorganización del citoesqueleto y la endocitosis del microbio, proceso que se conoce como macro-pinocitosis[107]. Como resultado, *Salmonella* se concentra en la mucosa intestinal en los primeros días postinfección. Esta invasión va a activar los mecanismos de respuesta inmunitaria innata, con liberación de citoquinas proinflamatorias y la consiguiente migración de células defensivas entre las que se encuentran monocitos y polimorfonucleares[54,63].

La reacción inflamatoria trae como consecuencia un aumento de la permeabilidad vascular, que provoca un edema de la mucosa, alteraciones en el transporte de cloro, así como una transmigración de células inflamatorias a la luz intestinal. Además, la respuesta inflamatoria, junto con la producción y liberación de toxinas como radicales libres de oxígeno, provoca daños en la superficie del epitelio intestinal, que pueden ir desde ulceración hasta destrucción de la mucosa, facilitando la salida de fluidos extravasculares y, consecuentemente, el cuadro clínico de diarrea frecuentemente observado en la fase aguda de la enfermedad[106].

4.1.3 Migración a órganos linfoides y diseminación sistémica

La fase sistémica se inicia cuando *Salmonella* alcanza la lámina propia y es fagocitada por los macrófagos. Numerosos estudios basados en infecciones experimentales han descrito la presencia de *Salmonella*, además de en el tracto gastrointestinal (intestino y nódulos linfáticos mesentéricos), en diversos órganos como el bazo, el riñón, el pulmón, el corazón o el hígado. Además, se puede detectar *Salmonella* con frecuencia en el tejido linfoide localizado en las tonsilas y diferentes nódulos linfáticos (traqueobronquiales, mediastínicos, inguinales, cervicales) (Figura 2)[19,36,65].

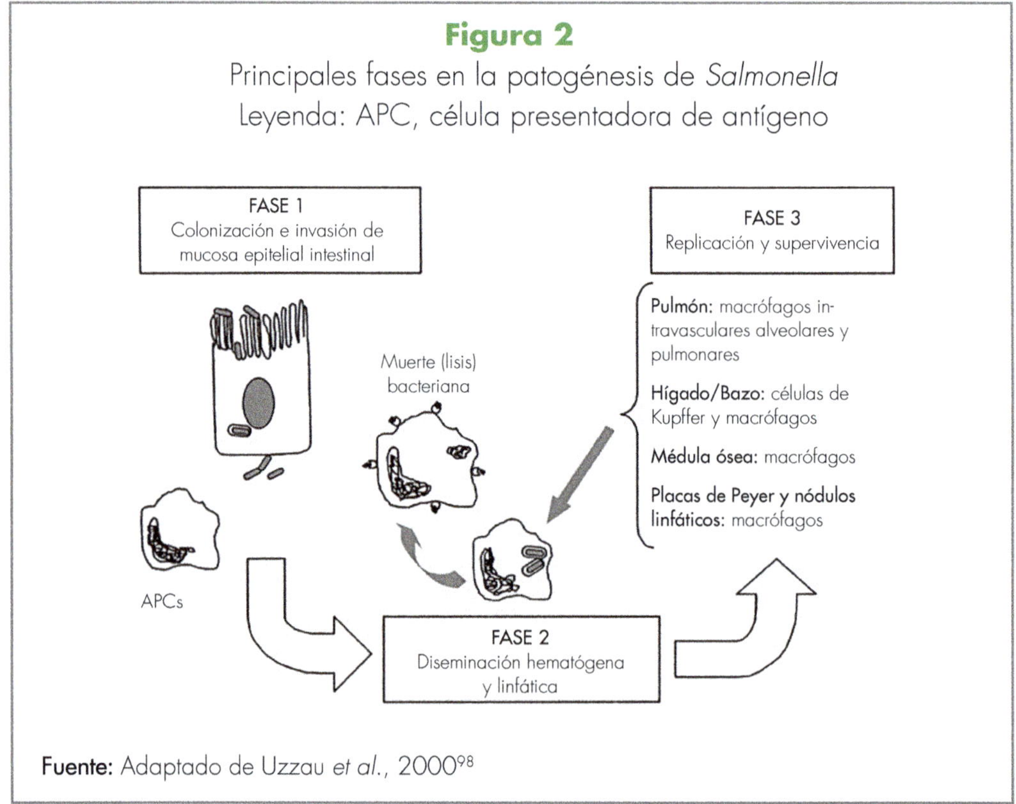

Figura 2

Principales fases en la patogénesis de *Salmonella*
Leyenda: APC, célula presentadora de antígeno

Fuente: Adaptado de Uzzau *et al.*, 2000[98]

¿Cómo llega la bacteria hasta ahí? Lejos de solucionar la infección, la fagocitosis por macrófagos facilita la diseminación de *Salmonella*, ya que esta célula defensiva actúa como «caballo de Troya» donde la bacteria sobrevive, se multiplica y escapa a la respuesta inmunitaria del hospedador. La supervivencia en macrófagos está mediada principalmente por la isla de patogenicidad de *Salmonella* 2 (SPI-2), que permite la traslocación de proteínas bacterianas a través de la membrana vacuolar y hacia el citoplasma de los macrófagos, evitando la formación del fagolisosoma[45]. Los macrófagos, como células presentadoras de antígeno que son, migran a zonas de acúmulo de células linfoides (placas de Peyer y nódulos linfáticos mesentéricos). Las infecciones por serotipos no adaptados al hospedador suelen detenerse en el nódulo linfático, donde la respuesta inmunitaria inespecífica

y adaptativa son capaces de evitar que la infección progrese[71]. Esta respuesta inmunitaria es capaz de reducir, aunque no eliminar, la carga de *Salmonella* presente en estos nódulos linfáticos[72]. En algunas ocasiones, cuando la infección la producen serotipos muy invasivos o cuando afecta a animales debilitados, *Salmonella* puede alcanzar la circulación sanguínea y, así, diferentes órganos internos.

Los primeros órganos que coloniza son el hígado y el bazo, donde la bacteria puede ser detectada en concentraciones relevantes en las primeras fases de la infección. Estos órganos pueden constituir una barrera o, por el contrario, un punto donde el microorganismo se multiplica, principalmente en macrófagos. Posteriormente, a través del torrente sanguíneo, puede colonizar otros órganos. En algunos de estos órganos *Salmonella* se acumula en concentraciones relevantes, siendo los órganos diana para su detección las tonsilas, el ciego, la porción caudal del íleon, el colon y los nódulos linfáticos mesentéricos, retrofaríngeos y mandibulares.

4.2 Respuesta inmunitaria del hospedador

La patogenia de *Salmonella* que acabamos de desglosar resumidamente va a condicionar la respuesta inmunitaria del hospedador. En el momento en que *Salmonella* alcanza el tracto gastrointestinal, se produce una respuesta del sistema inmunitario compleja y coordinada que varía entre las diferentes localizaciones intestinales[35] e incluye tanto una respuesta inmunitaria innata como adaptativa. Como se ha comentado anteriormente, las células M de las placas de Peyer son la principal diana para la entrada de *Salmonella*. Se ha comprobado que cuando el microorganismo penetra a través de estas células, estimula la producción de inmunoglobulinas del tipo IgA. Pero para que se produzcan esas IgA y otras inmunoglobulinas, antes tienen que desarrollarse una serie de acontecimientos en el intestino y tejido linfoide anexo.

El epitelio intestinal tiene receptores evolucionados, como los TLR (*Toll-Like Receptors*) extracelulares y los NLR (*Nod-Like Receptors*) intracelulares, que permiten identificar los patógenos que han pasado la barrera epitelial. Esto provoca la activación de cascadas de señalización que regulan la expresión de citoquinas y quimioquinas proinflamatorias que conducen al reclutamiento de macrófagos, linfocitos y leucocitos[104]. Los principales TLRs involucrados en la respuesta inmunitaria a *Salmonella* son el TLR-4, TLR-5 y en menor medida TLR-2. Esta activación va a desencadenar una respuesta inmune innata vía factor mieloide de activación

MyD88 con una fuerte respuesta proinflamatoria y en la que se pueden detectar el factor de necrosis tumoral alpha (TNF-α) y diferentes interleuquinas (IL) pro-inflamatorias como la IL-1β, IL-6, IL-8, IL-12, IL-17, IL-22 o la IL-23[49,88]. Esta fuerte respuesta proinflamatoria estimula la llegada de neutrófilos y monocitos, que se diferenciarán en células dendríticas o macrófagos. Estas células monocíticas estimulan la producción de linfocitos T y proporcionan la primera barrera celular frente a la invasión por *Salmonella* en la mucosa intestinal.

Gracias a la activación de citoquinas proinflamatorias se produce un reclutamiento de células linfoides, linfocitos T y linfocitos B, que van a activar la respuesta inmune adaptativa. Se ha descrito que la activación temprana de las células T-CD4+ ocurre en las placas de Peyer (PP). Esta activación ocurre en las primeras horas postinfección[72]. El desarrollo de la respuesta inmune de tipo CD4+ frente a *Salmonella*, descrita principalmente en el modelo de ratón[74], se debe a la señalización de citoquinas mediada por IFN-γ, IL-2 y TNF-α. Además, otros estudios han demostrado que las citoquinas IL-17 e IL-22, asociadas a las células Th17, son secretadas a la mucosa intestinal después de la infección por *Salmonella*[12,13], lo que sugiere una importante contribución adicional de la respuesta Th17 frente a la infección. De forma resumida, las células presentadoras de antígeno presentan a los linfocitos, mediante las moléculas del complejo mayor de histocompatibilidad de clase II (MHC-II), péptidos de la bacteria que son reconocidos por los receptores de antígeno de los linfocitos T y B para la producción de anticuerpos. La respuesta adaptativa de base humoral se puede evidenciar entre una y dos semanas postinfección, momento en el cual se puede comenzar a detectar inmunoglobulinas específicas frente a *Salmonella* spp. Primero por la producción de inmunoglobulinas de la clase IgM y posteriormente por la producción de inmunoglobulinas de las clases IgA e IgG. Mientras que los niveles de IgM e IgA decaen rápidamente, los valores de IgG son más estables y pueden ser detectados durante largos periodos de tiempo.

En resumen, a consecuencia del carácter intracelular del patógeno y de su capacidad para sobrevivir y multiplicarse en células del sistema fagocítico-mononuclear, la respuesta inmunitaria frente a *Salmonella* está mediada principalmente por linfocitos T CD4+ y CD8+. Las células de respuesta innata, neutrófilos y macrófagos, constituyen una primera barrera y participan en la presentación de este patógeno, por parte de las segundas, aunque no son capaces de controlar la infección. Por su parte, la respuesta humoral aparece de manera parcial y retardada al encontrarse *Salmonella* «protegida» en el interior de las células que infecta. Únicamente en fases extracelulares o en la luz intestinal, las inmunoglobulinas de la clase IgA son eficaces.

4.3 El impacto de la infección por *Salmonella* en el microbioma intestinal

Tradicionalmente, la patogenia se ha focalizado en el binomio huésped-patógeno, estudiando factores de virulencia del patógeno y la respuesta inmunitaria del hospedador durante el proceso de infección. En los últimos años, un tercer actor, la microbiota, ha ganado importancia e interés en el estudio de las infecciones intestinales. La composición de la microbiota intestinal podría influenciar procesos como la instauración de la enfermedad o su evolución.

Las infecciones intestinales producen daños en la estructura del epitelio intestinal, también cambios en la composición de las heces (materia seca, pH, etc.) como consecuencia de la extravasación de agua y electrolitos al lumen intestinal. Asimismo, estos patógenos inducen e incluso modulan la respuesta inmune y la inflamación que se produce en las primeras fases de la infección. Los estudios de metagenómica han ido un paso más allá y han caracterizado con exactitud cómo estas infecciones digestivas modifican la composición de la microbiota intestinal. Estos cambios dependen de varios factores (patógeno, animal, edad, virulencia de la cepa, etc.) pero pueden llegar a provocar una disbiosis intestinal (desequilibrio de la microbiota intestinal que afecta a su composición y actividad metabólica normales).

La infección por *Salmonella*, como hemos descrito, estimula la liberación de citoquinas proinflamatorias y otros compuestos con capacidad bactericida como los radicales libres de oxígeno (ROS) o proteínas antimicrobianas como catelicidinas. *Salmonella* es una bacteria anaerobia facultativa, lo que significa que puede sobrevivir en las condiciones anaerobias del intestino. Sin embargo, en condiciones fisiológicas, se encuentra en desventaja frente a otros microorganismos de la microbiota endógena que son capaces de metabolizar con más éxito los nutrientes disponibles en el intestino. Por ello, una vez que alcanza el intestino del hospedador necesita provocar un desequilibrio que le permita multiplicarse frente al resto de bacterias competidoras. Una de las claves está en esa respuesta inmunitaria que libera ROS. Estos compuestos transforman el tiosulfato en tetrationato, un compuesto que *Salmonella* puede emplear en su metabolismo de forma más eficiente que otras bacterias, incluidas enterobacterias. Esta ventaja competitiva favorece su multiplicación frente a la microbiota competidora. Al mismo tiempo, esa liberación de ROS, péptidos antimicrobianos, alteraciones en el metabolismo de la bilis y metabolismo de otros compuestos como aminoácidos y lípidos, puede afectar al equilibrio de la microbiota intestinal.

Estudios recientes han determinado mediante metagenómica los cambios que *Salmonella* produce en la microbiota intestinal en los primeros estadios de la infección[5,6]. Para ello, se realizó un desafío con *Salmonella* Typhimurium y se observaron los cambios en la microbiota en dos localizaciones: íleon y heces. El íleon es el segmento diana en la infección por *Salmonella* Typhimurium, mientras que las heces reflejan los cambios globales que ocurren en el intestino como consecuencia de la infección.

Tras la infección por *Salmonella*, se produce una clara reducción en la abundancia de géneros como *Lactobacillus* spp., *Bifidobacterium* spp. y géneros pertenecientes a la clase *Clostridiales* como *Megasphaera*, *Mitsuokella*, *Dialister* o *Clostridium* spp.[5]. Estas bacterias forman parte de la microbiota comensal del intestino y crean un ambiente anaerobio restrictivo con la producción de ácidos grasos volátiles de cadena corta (SCFA, del inglés *Short Chain Fatty Acids*) y la disminución del pH, principalmente por la producción de ácido láctico. La liberación de ROS y otras moléculas proinflamatorias afecta a estos grupos de bacterias, de forma que se reduce la producción de SCFAs que además de su actividad antimicrobiana frente a enteropatógenos como *Salmonella* cumplen una función muy importante: forman parte del metabolismo de los enterocitos. De forma que en su presencia el enterocito utiliza principalmente el ácido butírico, en su ciclo de los ácidos tricarboxílicos para producir energía. En ese proceso, se libera CO_2 al lumen intestinal, creando un ambiente anaerobio restrictivo. Si se descompensa ese equilibrio y se reduce la cantidad de bacterias anaerobias en el intestino productoras de SCFA, los enterocitos activan otras vías de metabolismo y no liberan CO_2, por lo que se pierde esa anaerobiosis estricta en el lumen intestinal y se favorece la proliferación de bacterias aerotolerantes, como *Salmonella*, en el intestino.

Estos cambios fisiológicos, metabólicos y patológicos favorecen el desarrollo de otras bacterias además de *Salmonella*. La inflamación y procesos de respuesta inmunitaria innata en los primeros estadios de la infección producen compuestos como especies de oxígeno reactivo, peróxidos, proteínas y otros compuestos antimicrobianos cuya finalidad es frenar el progreso del patógeno pero que pueden afectar también a otros microorganismos de la microbiota intestinal, reduciendo su abundancia o incluso como en el caso de *Akkermansia* favoreciendo su proliferación. En el caso particular de *Salmonella* parece que esa inflamación ayuda al patógeno a colonizar el intestino, reduciendo la abundancia de microbiota beneficiosa y favoreciendo la colonización por patógenos oportunistas como *Akkermansia*.

La infección por *Salmonella* daña las vellosidades del intestino delgado. El grado de afectación varía entre animales, pero puede llegar a erosionar por completo las vellosidades. Así en 48 horas, como consecuencia de la infección y de la invasión por *Salmonella,* el epitelio del intestino delgado puede perder completamente las vellosidades como se aprecia en la Figura 3. En un estudio reciente se ha comparado la microbiota de la mucosa de cerdos con diferentes grados de lesiones del epitelio intestinal, incluyendo animales sanos. El deterioro de las vello-

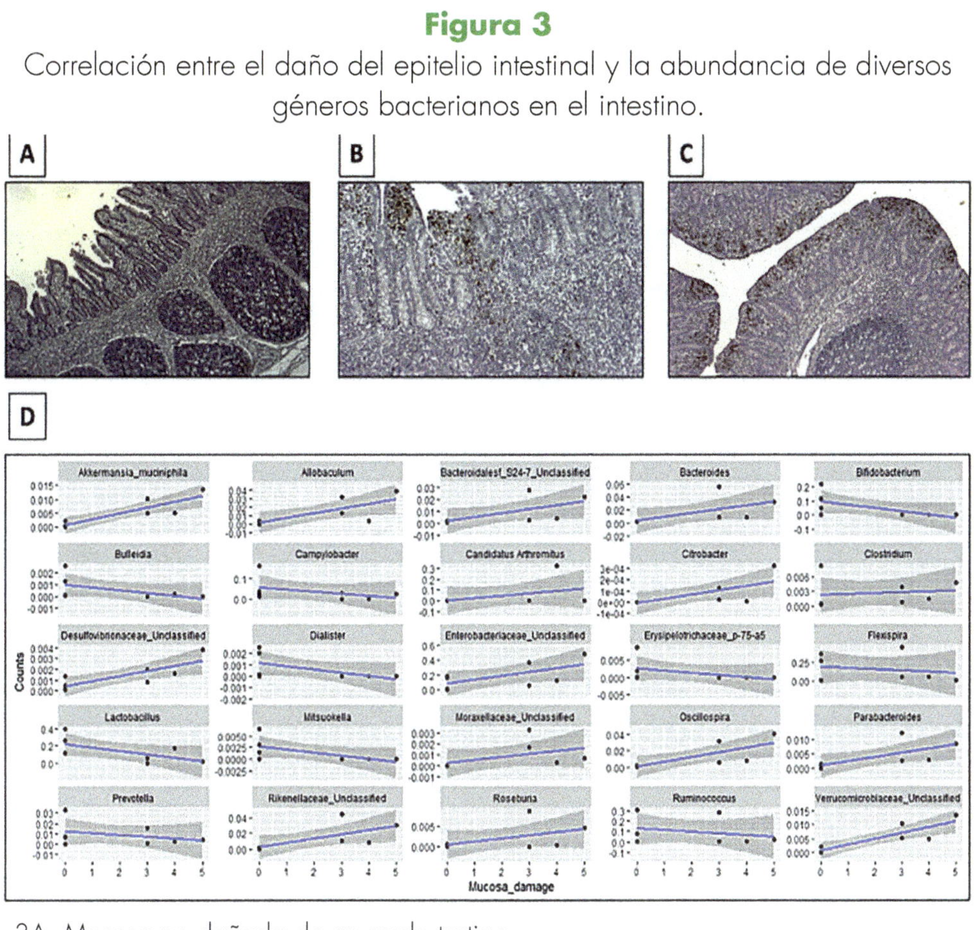

Figura 3

Correlación entre el daño del epitelio intestinal y la abundancia de diversos géneros bacterianos en el intestino.

3A. Mucosa no dañada de un cerdo testigo.

3B. Mucosa dañada con vellosidades acortadas e infiltración de *Salmonella* (punteado marrón) visible por marcaje de inmunohistoquímica.

3C. Mucosa lesionada con erosión completa de vellosidades y alta concentración de *Salmonella* en toda la mucosa.

3D. Microorganismos correlacionados con la integridad o daño del epitelio en mucosa del íleon.

Fuente: Argüello *et al.*, 2018[5]

sidades se correlacionó con un descenso de bacterias potencialmente beneficiosas como *Bifidobacterium*, *Bulleidia* o *Lactobacillus*. Por el contrario, la abundancia de patógenos secundarios como *Citrobacter* (una bacteria de la familia *Enterobacteriaceae* como *Salmonella* o *E. coli*) y *Akkermansia muciniphila* se asoció a epitelios muy dañados. *Akkermansia* es una bacteria que digiere la mucina del epitelio intestinal y su crecimiento se ve favorecido por procesos inflamatorios. Estos datos reflejan o parecen indicar que patógenos como *Salmonella* son capaces de producir de forma indirecta cambios en la microbiota intestinal, aprovechando algunos de los mecanismos defensivos del hospedador.

4.4 Formas clínicas

Las salmonelosis pueden cursar con numerosas formas clínicas, aunque las más frecuentes son: septicémica, gastroentérica y abortiva.

4.4.1 Septicémica

Es propia de animales jóvenes o inmunodeprimidos, siendo particularmente frecuente en terneros y cerdos en periodos de transición y cebo; en el resto de las especies animales, su presentación es más infrecuente. Según su curso, se divide a su vez en varias formas:

Sobreaguda

Casi exclusiva de animales recién nacidos de menos de 1 semana de edad (contagio intrauterino). Es una forma enormemente inexpresiva desde el punto de vista clínico, ya que la muerte ocurre de forma brusca y fulminante, a veces, precedida de un síndrome febril intenso. Es relativamente frecuente en pollitos (*S.* Pullorum-Gallinarum) y en terneros (*S.* Dublin).

Aguda

Es la forma más frecuente y cursa con un síndrome febril intenso, obnubilación sensorial, astenia, dolores costales en los rumiantes, alteraciones en las constantes vitales acompañadas de disnea y arritmia cardíaca; también son frecuentes las manifestaciones congestivas e incluso hemorrágicas en las mucosas y piel, siendo características en el cerdo doméstico y silvestre (jabalí) las áreas cianóticas en las orejas, extremidades y abdomen (por ejemplo, infección por *S. Choleraesuis*).

Normalmente, al comienzo existe estreñimiento intenso y respiración abdominal. En el caso de potros nacidos débiles procedentes de madres infectadas (por ejemplo, infección por *S. Abortusequi*), se puede presentar una forma septicémica con diarrea hemorrágica, dificultad respiratoria e incluso artritis.

Si esta forma aguda se trata de forma precoz y de manera idónea, la curación puede ser completa. Pero lo más frecuente es que evolucione, tras varios días febriles, hacia una forma gastroentérica.

Además de esta clasificación en función de su curso, la forma septicémica de salmonelosis puede evolucionar hacia otras formas clínicas menos frecuentes, que por sí solas no tienen entidad y que se consideran consecuencia en la mayoría de las ocasiones de una forma clínica de carácter septicémico: neumónica, nerviosa o meningoencefalítica y poliartrítica.

4.4.1.1 Neumónica

Se puede presentar bien asociada a la forma septicémica, afectando a animales más jóvenes durante la primera semana de vida, o bien asociada a un cuadro de complejo respiratorio tras la infección con los agentes considerados como primarios en cada especie, afectando en este caso a animales en crecimiento o cebo.

En cerdos y bovinos, esta forma de presentación es poco frecuente y por lo general aparece como una complicación del complejo respiratorio que se puede producir en ambas especies tras la infección por otros agentes considerados como primarios. No es una forma muy frecuente, aunque es particularmente grave si afecta a animales en las primeras semanas de vida, ya que puede implicar una mortalidad de casi el 75 %.

Clínicamente cursa con un síndrome febril, neumonía crupal y dolor costal, respiración abdominal, taquicardia y flujo nasal purulento y maloliente. Esta forma suele evolucionar indefectiblemente hacia la muerte en el transcurso de 3-4 días.

Salmonella enterica subsp. Diarizonae (específicamente, serovar 61:k:1,5,[7]) causa problemas en rebaños de ovejas que presentan secreción nasal mucoide, obstrucción nasal e hinchazón granular o formación de pólipos sésiles en la concha ventral. Histológicamente, se observa hiperplasia polipoide de la mucosa con bacterias intraepiteliales e infiltración de neutrófilos.

4.4.1.2 Nerviosa o meningoencefalítica

Es la forma de presentación clínica más grave, pero a su vez la más atípica. Es exclusiva de terneros en la primera semana de edad que sufren una forma septicémica. Cursa con un intenso síndrome febril acompañado de excitación y parálisis que en 24 conduce a la muerte.

4.4.1.3 Poliartritis

Suele ser una forma de secuela o la continuación de una forma septicémica que afecta a terneros y potros no muy jóvenes (>1 mes de vida), pero también frecuente en adultos. Aunque en teoría cualquier articulación puede estar implicada, la mayor frecuencia se centra en las articulaciones carpianas y tarsianas.

En una primera fase, el curso es agudo con inflamación, dolor, cojeras y, a veces, decúbitos; esta fase suele durar 3-4 días transcurridos los cuales la sintomatología revierte hacia la curación total. Aunque en algunas ocasiones, las artritis pueden hacerse crónicas con fibrosis y anquilosis de las articulaciones afectadas, lesiones de carácter definitivo e irreversibles.

4.4.2 Gastroentérica

Es la más típica y expresiva de las formas de presentación de salmonelosis y en ella remite la intensidad del síndrome febril y aparecen los fenómenos típicamente digestivos. Typhimurium, Enteritidis, Choleraesuis y Dublin son los principales serotipos implicados en esta forma clínica.

En ocasiones, se inicia con los signos clásicos de gastritis, siendo el vómito su manifestación más llamativa; no obstante, este signo es difícil de apreciar en los rumiantes.

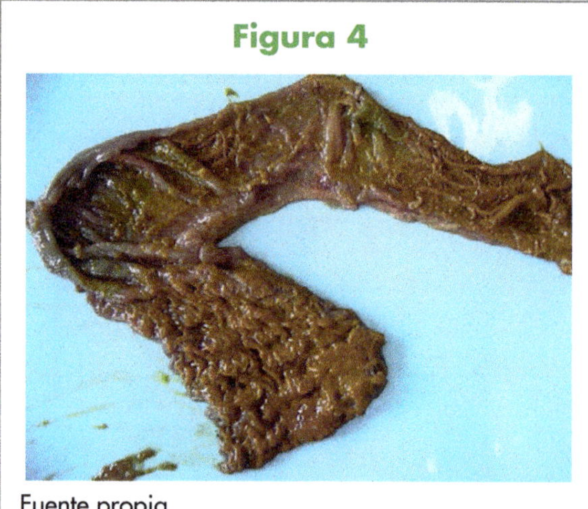

Fuente propia

Por ello, esta forma casi siempre se describe en su inicio por la diarrea, que suele ser amarillenta y maloliente y que puede evolucionar hacia hemorrágica y a veces con presencia de coágulos; en fases avanzadas, pueden detectarse en las heces fragmentos completos de mucosa intestinal, acentuándose aún más el olor nauseabundo. A nivel lesional, se observa enteritis fibrinosa (Figura 4).

El curso de la diarrea puede ser continuo (animales jóvenes) o intermitente (animales adultos). Esta diarrea va acompañada de la presentación de cólicos y procesos caquectizantes con pérdida de peso del animal y deshidratación como consecuencia de la intensa pérdida de electrólitos.

La forma gastroentérica puede evolucionar hacia la curación clínica del paciente o, lo que es más frecuente, convertirse en una enteritis recidivante. Los animales recuperados pueden quedar como portadores intermitentes de la infección.

4.4.3 Abortiva

Esta forma clínica se caracteriza por un síndrome de mortalidad perinatal en el que el aborto de la hembra gestante es la manifestación clínica más relevante, sin olvidar la mortalidad embrionaria o la mortalidad neonatal (Figura 5); se presenta asociada principalmente a dos eventos: (i) infección de una hembra gestante y aborto en cualquier momento de la gestación; o bien, (ii) a hembras portadoras de salmonelas (infección latente) que posteriormente quedan preñadas

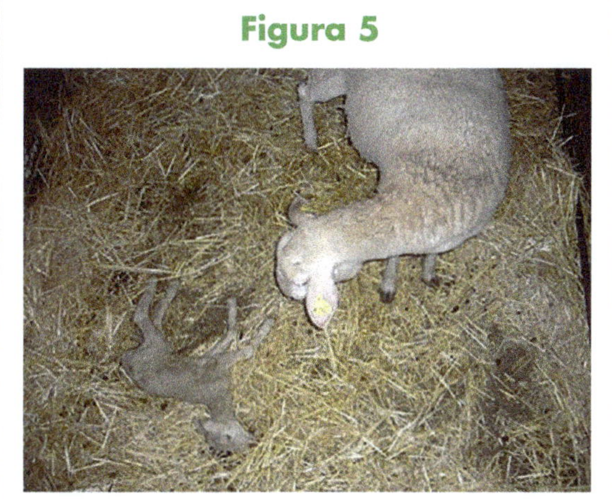

Figura 5

Fuente propia

y la gestación actúa como factor estresante predisponente para la reactivación de la infección y consecuentemente aparición del aborto clínico. Esta segunda forma es muy habitual y en ella se producen abortos a mitad de gestación y partos prematuros (por ejemplo, *S*. Dublin en vacas) así como mortalidad neonatal (por ejemplo, *S*. Abortusovis en ovejas/cabras). En pequeños rumiantes es frecuente la retención placentaria y las endometritis secundarias.

Además de estas formas clínicas principales no hay que perder de vista el papel central que juega la salmonelosis como segunda causa más frecuente de zoonosis alimentaria, solo por detrás de la infección por *Campylobacter* spp.[94] Clínicamente, se caracteriza por una **toxiinfección alimentaria** que desencadena en una forma gastroentérica. Esta forma clínica es propia de la **especie humana**, siendo también excepcional en los carnívoros domésticos. Patogénicamente, se corresponde con la fase de puerta de entrada y está determinada por la masiva producción y liberación de endotoxina en el estómago. Es muy importante desde el punto de vista de higiene alimentaria, ya que el origen de las toxiinfecciones en el hombre puede estar asociado al consumo de carnes contaminadas u otros alimentos de origen animal (ver capítulo 8).

4.5 Salmonelosis y especie animal

En esta sección se describen los principales cuadros clínicos y serotipos de *Salmonella* de mayor importancia en función de la especie animal en estudio. En la Tabla 2 se presenta un resumen a nivel esquemático.

Tabla 2

Resumen de cuadros clínicos asociados a serotipos de importancia

Hospedador	Serotipo	Enfermedad
Hombre	Typhi Paratyphi Enteritidis / Typhimurium / Otros	Fiebre tifoidea Fiebre paratifoidea Salmonelosis zoonósica
Cerdo	Typhimurium Choleraesuis	Enterocolitis ulcerativa Septicemia
Aves (gallinas)	Pullorum-Gallinarum Enteritidis / Typhimurium	Pullorosis, tifus aviar Enteritis, septicemia
Ovejas/cabras	Abortusovis Indiana / Montevideo	Aborto paratífico Aborto por salmonelas
Équidos	Abortusequi Typhimurium	Aborto por salmonelas Enterocolitis, septicemia
Bovinos	Dublin / Typhimurium	Gastroenteritis, septicemia, abortos, meningitis (terneros)
Carnívoros (perro/gato)	Typhimurium	Gastroenteritis
Especies exóticas: Aves Lagomorfos Roedores Reptiles, anfibios, peces	Typhimurium, Enteritidis, Bredeney Typhimurium Typhimurium, Pomona, Bongori	Cuadros digestivos, septicémicos, respiratorios o reproductivos

Fuente propia

4.5.1 Salmonelosis aviar

La especie aviar y sus productos derivados representan sin duda la principal fuente de toxiinfección alimentaria por *Salmonella* para el hombre[94]. Por ello, se han empleado muchos esfuerzos para controlar la salmonelosis en las explotaciones avícolas en los países desarrollados implementándose programas de control específicos. Estos programas de control han conseguido erradicar en la mayoría de los casos las infecciones causadas por el serotipo Pullorum-Gallinarum, que surge de la unión en un único serotipo de *S.* Pullorum y *S.* Gallinarum y que son considerados como específicos de la especie aviar y con una menor repercusión desde el punto de vista de la salud pública, si bien no es rara la infección a día de hoy asociada principalmente al serotipo Enteritidis y en menor medida al serotipo Typhimurium, serotipos que no son específicos de especie y que representan la principal amenaza para la salud pública[90].

La infección clásica en las gallinas domésticas por el serotipo Pullorum-Gallinarum, responsable de la diarrea blanca bacilar o pullorosis de los pollitos o del tifus de las gallinas, ha sido erradicada en la mayoría de los países con explotaciones avícolas industriales. Esta salmonela se transmite en el 90 % de los casos de forma vertical, de la gallina al huevo a través de la cáscara vía endógena ovárica, o bien vía exógena por contaminación ambiental; aunque también es factible el contagio directo vía aerógena en incubadoras e indirecto por consumo de pienso contaminado.

Las características clínicas de esta forma de salmonelosis se pueden resumir de la siguiente forma: el contagio vertical produce mortalidad embrionaria sobre el día 19° de incubación y mortalidad en pollitos de 2-3 semanas precedida de un cuadro septicémico que se acompaña de debilidad, aspecto abatido, plumaje revuelto, alas caídas y sed intensa; al poco tiempo, aparece la diarrea que al principio es verde y acuosa y más tarde blanca yesosa y que se acumula en la cloaca limitando o impidiendo la salida de las heces, lo que ocasiona en muchos casos el abdomen abultado. Ocasionalmente, la infección puede dar lugar adicionalmente a ceguera e inflamación articular. Si el contagio se ha producido de forma aerógena en salas de incubación, se presentarán procesos inflamatorios en pulmones, en forma de granulomas, así como aerosaculitis[90].

La sintomatología en las gallinas adultas y con capacidad de puesta se asemeja a la de los pollitos y está asociada normalmente a la infección por el serotipo Gallinarum. Además de pérdidas de peso y disminución de la puesta, aparecen trastornos de tipo nervioso. La inflamación del oviducto o salpingitis se traduce en la puesta de huevos deformes o en la total suspensión de esta. La mortalidad suele producirse entre los 5 y 10 días postinfección. Si el proceso clínico continúa hacia una fase crónica, aparecerán signos clínicos y lesiones de tipo respiratorio o articular[90].

En la actualidad, la presencia de aves domésticas portadoras del serotipo Enteritidis es el principal origen de infección para el hombre. La transmisión vía epigénica, a través del huevo, la contaminación del ambiente de cría, así como el transporte y cadena de sacrificio, pueden contribuir al mantenimiento y difusión de salmonelas de origen aviar. Según datos de la OMS, el incremento a nivel global de aislamientos de *S.* Enteritidis en la especie humana guarda relación directa con el consumo de aves, huevos y productos derivados.

En el caso de las salas de incubación, la importancia del serotipo Enteritidis se encuentra en su transmisión horizontal (contaminación cruzada) en el interior de las nacedoras. En este sentido, los pollitos procedentes de huevos contaminados pueden excretar millones de bacterias a través de sus primeras heces (meconio) y plumón, lo cual permitiría una infección masiva vía oral-digestiva de otros pollitos recién nacidos. Podemos concluir que a partir de una relativa infrecuente transmisión vertical ocurre una masiva transmisión horizontal (Figuras 6-6′). Tras la infección de los pollitos, se produce la colonización inicial del intestino que puede resultar en la eliminación persistente de salmonela. En una segunda fase, se produce la invasión del hígado y del bazo, así como la potencial diseminación a otros órganos internos, como el ovario o el oviducto. Por último, en función de la dosis infectiva y del estado inmune del animal, se produce una bacteriemia que puede dar lugar a una elevada mortalidad. Tanto la colonización intestinal como la bacteriemia van a venir marcadas por la dosis infectiva, siendo siempre mayor en pollitos jóvenes que en animales adultos[47].

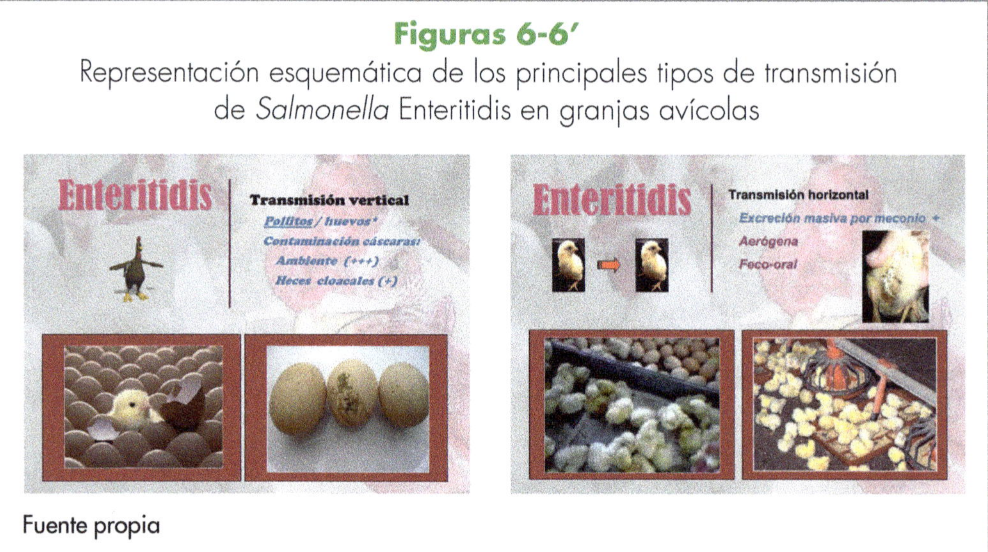

Figuras 6-6′

Representación esquemática de los principales tipos de transmisión de *Salmonella* Enteritidis en granjas avícolas

Fuente propia

Finalmente, debemos resaltar que otros serotipos como Typhimurium pueden producir cuadros digestivos con diarreas de aspecto blanquecino (blanquilla) en distintos tipos de aves. Tal y como muestra la Figura 7, en estos casos se desarrollan lesiones de tipo necrótico-ulcerativo características de la infección por *Salmonella* spp. El diagnóstico definitivo debe ser confirmado mediante cultivos e identificación fenotípica, para diferenciar estos procesos de las infestaciones asociadas a *Eimeria* spp. Por otro lado, infecciones mixtas con otros patógenos, como *Eimeria tenella*, da lugar a una mayor colonización intestinal por parte de *Salmonella* spp.[47].

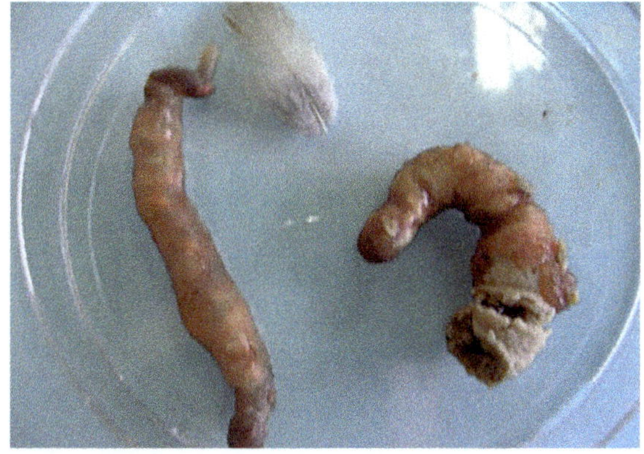

Figura 7

Tiflitis necrótica en perdices causada por *Salmonella* Typhimurium

Fuente propia

4.5.2 Salmonelosis porcina

El cerdo, junto con las aves y el ganado bovino, representa un importante reservorio de *Salmonella* spp. que puede encontrarse tanto a nivel intestinal como a nivel de los nódulos linfáticos mesentérico e ileocecal con una eliminación intermitente a través de las heces. Las formas clínicas que se pueden encontrar son principalmente dos, la forma entérica o enterocolítica y la forma septicémica.

La forma entérica o enterocolítica es la más común en el ganado porcino y suele cursar con diarrea profusa (Figura 8), fiebre elevada y deshidratación, llegándose a producir una septicemia e incluso la muerte del animal. Los animales afectados pierden peso y es necesario administrar dieta suplementaria para adquirir el peso ideal al sacrificio. Si el animal sobrevive, la salmonela puede quedar acantonada en varios órganos (nódulos linfáticos mesentéricos e ileocecales, tonsilas, pulmones, ciego y colon) y eliminarse intermitentemente por vía fecal durante un periodo largo (semanas a meses) sin que muestre signos de proceso clínico. Esta fase de portador asintomático, que también puede originarse por la exposición continua de los animales a dosis infectivas bajas, se ha convertido en la forma más común de la infección[82]. El portador asintomático cobra especial importancia tanto tras la exposición a factores de estrés, que pueden favorecer la multiplicación de la bacteria, como por su peligro de cara a la salud pública por la potencial contaminación de la cadena de sacrificio (faenado y despiece) así como de los productos derivados a consumo humano.

Figuras 8 y 9

La forma enterocolítica suele dar lugar a una diarrea acuosa amarillenta causada por *Salmonella* Typhimurium, afectando en especial a animales en edades de transición y engorde

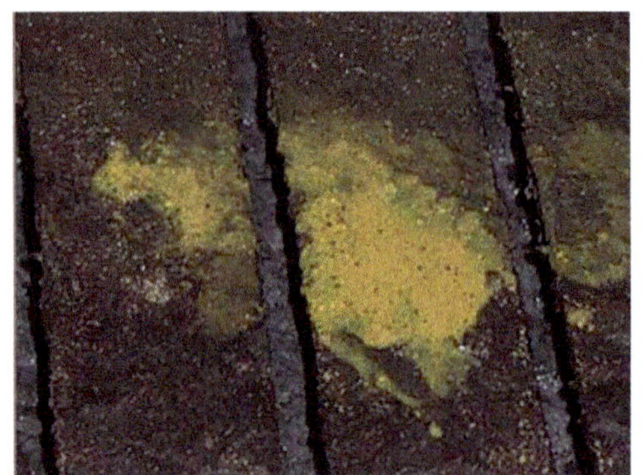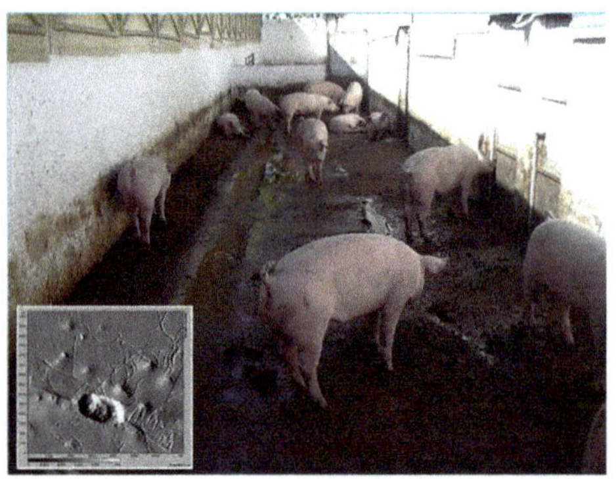

Fuente: Ramis *et al.*, 2011[82]

La forma entérica o enterocolítica de la salmonelosis se da principalmente en animales en la fase de crecimiento o cebo (Figura 9) y puede presentar a su vez dos formas lesionales: (i) una forma seudomembranosa, caracterizada por una enteritis fibrinosa con depósito de una membrana de fibrina sobre la superficie de la mucosa del intestino delgado (ileítis) o del intestino grueso (tiflitis/colitis) que se separa con facilidad de esta, pero que puede llegar a ocasionar estenosis a nivel del recto (Figuras 10 y 11); o (ii) una forma difteroide, caracterizada por una enterocolitis ulcerativa con la formación de botones ulcerativos en la mucosa del colon en los que la membrana de fibrina está fuertemente adherida (Figuras 12 y 13). En ambas presentaciones también es característica la fuerte reacción inflamatoria en nódulos linfáticos mesentéricos e ileocecales (tumefacción y edema). Mientras que la forma seudomembranosa suele asociarse a la infección por *S.* Typhmiurium, la forma difteroide se asocia con mayor frecuencia a *S.* Typhisuis[10,82,97].

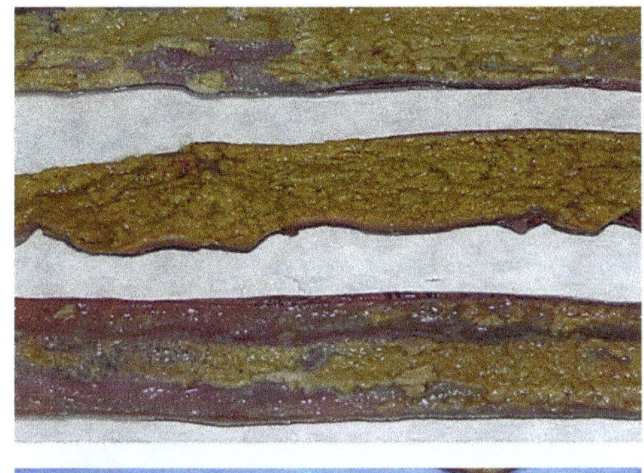
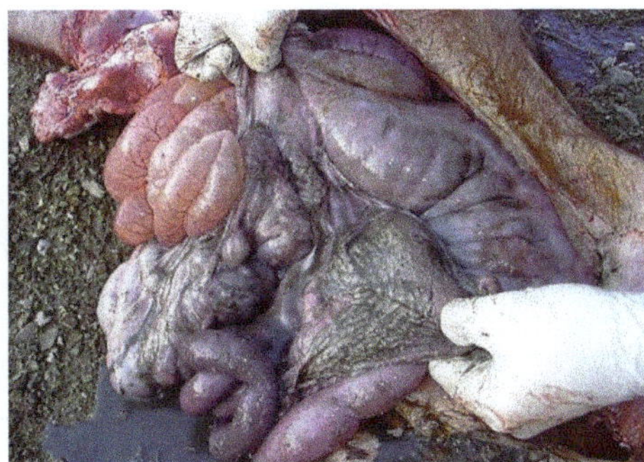
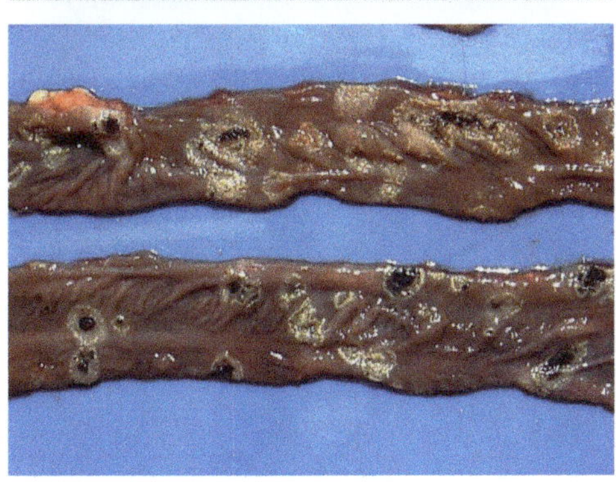
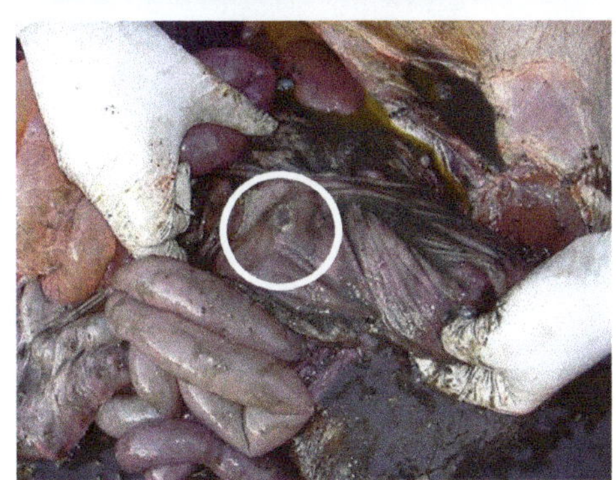

Fuente: Ramis *et al.*, 2011[82]

La forma de salmonelosis septicémica está originada por el serotipo Choleraesuis y ocurre tanto en animales jóvenes como adultos, diagnosticándose ocasionalmente en cerdos de matadero o en reproductores propiciando mortalidad súbita e incluso aborto esporádico.

El primer hallazgo clínico consiste en la aparición de varios animales muertos con presencia de cianosis en orejas, rabo, jeta, extremidades y abdomen. Los cerdos muestran fiebre, apatía y, frecuentemente, presentan disnea y tos húmeda, lo que puede conducir a un diagnóstico erróneo de un proceso neumónico primario. La diarrea, generalmente amarillenta y acuosa, aparece al tercer o cuarto día en el transcurso del proceso clínico. En muchos brotes, la mortalidad es alta[23,79].

Los animales recuperados se comportan como portadores/eliminadores fecales, pero la duración de este estatus es variable.

Los hallazgos postmorten en estos casos incluyen cianosis de orejas, extremidades, cola y abdomen. Las lesiones hemorrágicas son típicas, en especial en los nódulos linfáticos del tracto digestivo, así como a nivel de la laringe, normalmente acompañadas de tumefacción y edema (Figura 14). Los pulmones no colapsan y aparecen firmes, edematosos y difusamente congestivos. El epicardio puede presentar petequias y equimosis. El bazo presenta una marcada esplenomegalia, con petequias que pueden observarse a nivel de la cápsula. El hígado también presenta congestión difusa y petequias en la cápsula; en ocasiones, también puede observarse un punteado blanco-amarillento miliar asociado a focos de necrosis (nódulos paratifoideos). En el riñón son muy características las petequias en corteza renal (Figura 15). Lesiones de tipo hemorrágico pueden observarse también a nivel de las meninges, así como a nivel de las membranas sinoviales, especialmente en aquellos casos en los que se identifican las formas meningoencefalítica o poliartritis, respectivamente[79,97].

Debido a la presencia de estas lesiones de tipo hemorrágico observadas durante la forma septicémica de la salmonelosis porcina se hace necesario el diagnóstico diferencial con otras enfermedades de especial relevancia, como la peste porcina africana y la peste porcina clásica, así como el mal rojo (*Erysipelothrix rhusiopathiae*) y otros posibles procesos septicémicos.

Figuras 14 y 15

Hallazgos postmorten en salmonelosis septicémica.
Nódulos linfáticos mesentéricos tumefactos y edematosos; hemorragias en corteza renal

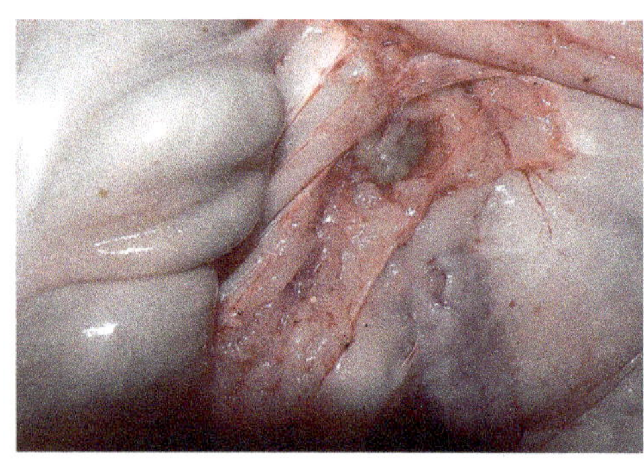
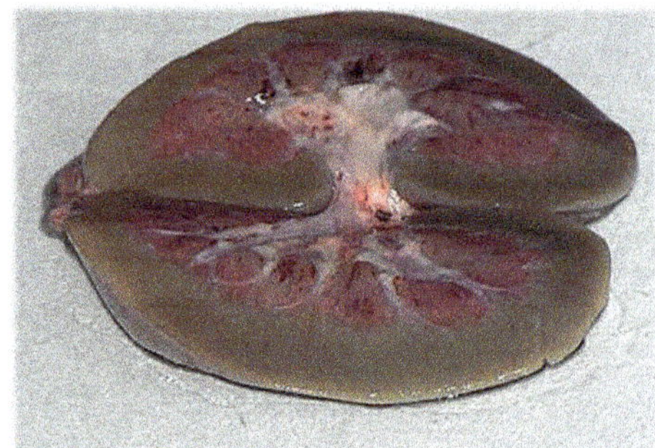

Fuente: propia y Pérez *et al.*, 1999[79]

4.5.3 Salmonelosis bovina

Los dos serotipos de mayor relevancia en la salmonelosis bovina son Dublin y Typhimurium, aunque ocasionalmente puedan detectarse otros a partir de estudios de vigilancia epidemiológica o en brotes de enfermedad. El serotipo Dublin es una salmonela adaptada a su hospedador, el ganado bovino ver Tabla 2, dando lugar a brotes epizoóticos. *S.* Newport ha sido identificado como un patógeno emergente en el ganado bovino[97].

La forma enterocolítica es la forma más importante de salmonelosis que se da en el ganado bovino, la cual puede evolucionar a una forma septicémica principalmente cuando afecta a terneros jóvenes. Asimismo, la infección, principalmente, por *S.* Dublin también puede dar lugar a la forma abortiva.

Los animales portadores son el principal reservorio de *S.* Dublin eliminando la bacteria por largos períodos de tiempo, incluso a lo largo de todo su ciclo productivo (Figura 16). La supervivencia de salmonela excretada a través de las heces y en el medio ambiente es extraordinariamente alta (4 meses-1 año). Las reproductoras adultas en circunstancias de estrés (gestación, parto) sirven de origen de infección para sus terneros; en estos animales jóvenes, y en función del estatus inmunológico, la infección puede desembocar o no en un proceso clínico. Según datos publicados, las infestaciones concurrentes (por ejemplo, *Fasciola hepática*) incrementan la susceptibilidad del ganado a esta infección y posterior generación de portadores.

Desde el punto de vista epidemiológico, la mayoría de las infecciones ocurren cuando los animales pastan cerca de cursos de agua (arroyos). Por otra parte, los sistemas de manejo basados en la adquisición de terneros de diferente origen, así como su mezcla y transporte prolongado, favorecen la aparición de brotes clínicos de enfermedad en esta especie animal.

La enfermedad clínica en terneros afecta a animales entre 3-6 semanas de edad. Los signos clínicos se caracterizan por depresión, anorexia, fiebre, debilidad, diarrea acuosa y maloliente y mortalidad sobreaguda-aguda en el curso de 1-2 días (tasas de hasta el 75 %). La diarrea puede contener restos de sangre y mucosa. Los hallazgos postmorten revelan petequias en peritoneo, intestino delgado y colon; los nódulos linfáticos mesentéricos se hallan hemorrágicos y edematosos; además, se observan nódulos paratifoideos de necrosis a nivel hepático y esplénico y, en menor medida, a nivel renal y en nódulos linfáticos. Los terneros que sobreviven la fase aguda de la enfermedad pueden manifestar signos articulares, generalmente asociados a la coinfección con *Trueperella pyogenes*. El tipo de enteritis que se da puede variar de catarral a hemorrágica, pero más frecuentemente se presenta junto con exudado y depósito de fibrina sobre la mucosa del intestino y puntuales áreas de necrosis sobre el tejido linfoide. El íleon es el tramo del intestino más comúnmente afectado en terneros, extendiéndose posteriormente a yeyuno y colon[97].

En los animales adultos, la enfermedad aguda puede ser grave con un comienzo súbito de fiebre acompañado de anorexia, fuerte depresión e hipoagalaxia o agalaxia total; en estos casos también es frecuente la diarrea con sangre y moco en heces. Los animales que se recuperan necesitan periodos de tiempo adicionales para mantener su condición corporal y recuperar su nivel productivo.

Figura 16

Las vacas portadoras son el principal reservorio de *S*. Dublin.
La presencia de otras especies animales y los déficits higiénico-sanitarios contribuyen a la diseminación de la infección

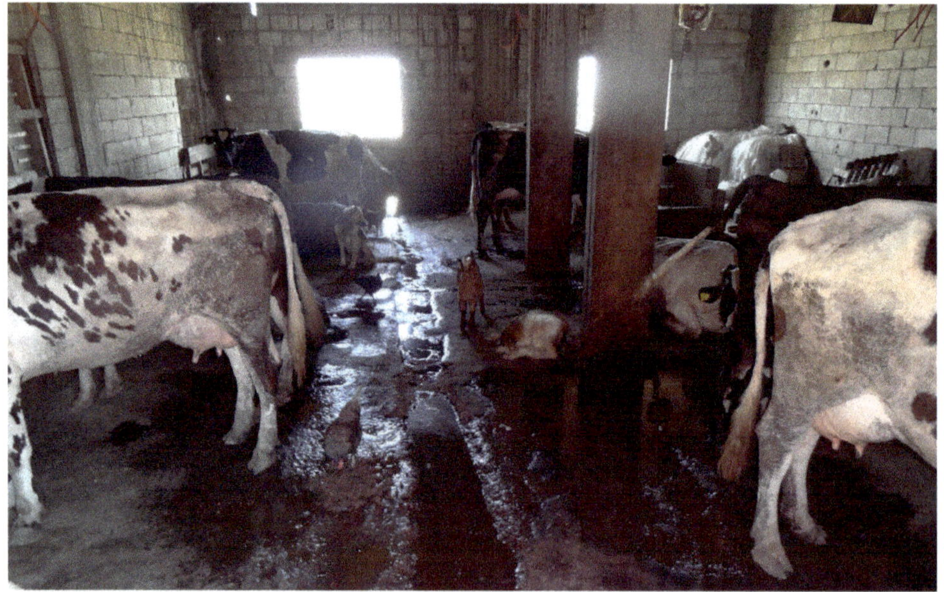

Fuente propia

En las formas subagudas y crónicas, los signos clínicos suelen ser menos graves persistiendo la diarrea y el descenso de la producción láctea. En estos casos, la secreción láctea puede ser fuente de infección de salmonelas al medio externo, representando asimismo un riesgo importante para la salud pública cuando se consume leche cruda sin tratar.

Las lesiones en ganado bovino adulto son similares a las descritas previamente para terneros, pero la enteritis tiende a ser más hemorrágica y fibrinosa y petequias sobre las superficies serosas, especialmente a nivel pleural. El aborto a término es otra secuela de la infección por *S.* Dublin y puede venir precedido o no de signos clínicos aparentes.

El serotipo Typhimurium está ampliamente distribuido por el mundo entre animales domésticos y silvestres, y por supuesto por el medioambiente. Por ello, no es raro aislar este serotipo en cuadros clínicos en terneros caracterizados por enteritis o septicemia de alta morbilidad y mortalidad. Los hallazgos postmorten suelen ser similares a los desglosados en el caso del serotipo Dublin, aunque raramente se producen abortos. De especial importancia es la emergencia tanto del fagotipo DT104 de *S.* Typhimurium, por su asociación a brotes de toxiinfección alimentaria, así como de cepas multirresistentes de *S.* Newport[97].

4.5.4 Salmonelosis en pequeños rumiantes. Aborto paratífico ovino

En los pequeños rumiantes, los brotes de salmonelosis están asociados a un cuadro conocido como aborto paratífico ovino, causado principalmente por la infección por *S.* Abortusovis[99,100]. La enfermedad aparece en el rebaño normalmente tras la introducción de un animal portador de la bacteria, presentando una manifestación epizoótica con tormentas de abortos que evolucionan a abortos esporádicos en animales jóvenes o recién introducidos en la explotación tras hacerse endémica en la misma. Las ovejas suelen desarrollar buena inmunidad tras la infección, pero pueden permanecer infectadas de manera asintomática, desencadenándose cuadros clínicos tras situaciones de estrés como falta de agua o alimento durante 2-3 días, ejercicio excesivo o transporte, entre otras. Clínicamente, se manifiesta por la interrupción de la gestación aproximadamente a partir del último mes y medio de gestación, a veces de forma brusca, a veces, precedida de un cuadro de abatimiento, marcha incierta, descarga vaginal y, en algunos casos, diarrea. Solo en raras ocasiones se observan retenciones placentarias. Las ovejas están aparentemente sanas o muestran fiebre transitoria. La mortalidad de las reproductoras ocurre tras complicaciones septicémicas, metritis aguda, enteritis y peritonitis resultantes de la retención placentaria (solo en el 5-7 % de los casos). En ocasiones, los fetos pueden expulsarse momificados o ya en estado de putrefacción en fases tempranas (Figura 17)[8,11,87].

Figuras 17 y 18

En el aborto paratífico ovino, los fetos pueden expulsarse en fases tempranas momificados o en estado de putrefacción.
Mortalidad neonatal y prolapso uterino

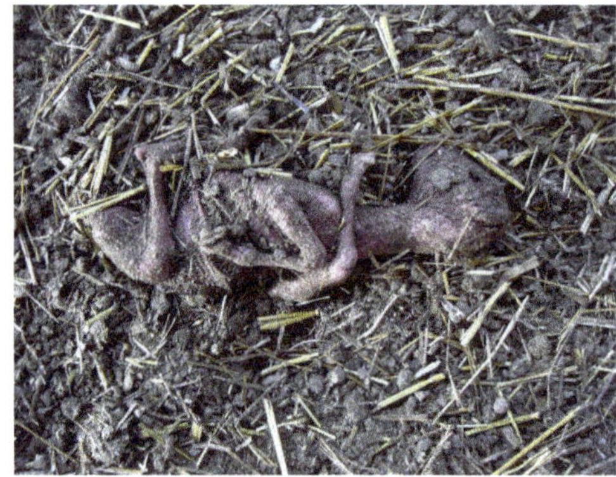
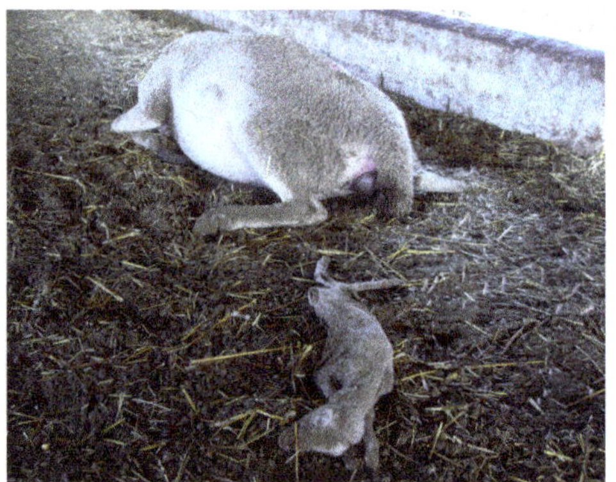

Fuente: Astorga *et al.*, 2019b[8]

La infección suele ser asintomática en ovejas no preñadas y en carneros.

La mortalidad neonatal se acompaña de nacimiento de corderos a término no viables o corderos que mueren en los primeros días de vida o en el transcurso de 1-2 semanas con signos de septicemia generalizada (Figura 18). Estos neonatos pueden mostrar signos de enteritis, así como complicaciones neumónicas y de poliartritis[8,11].

Otros serotipos (Indiana, Typhimurium, Dublin, Montevideo, Brandenburg), además de Abortusovis, pueden estar relacionados con casos de mortalidad perinatal en ganado ovino precedidos de signos de anorexia, síndrome febril intenso o diarreas profusas[66].

El ganado caprino también puede infectarse y desarrollar cuadros de mortalidad perinatal, siendo relativamente frecuente aislar el serotipo Abortusovis a partir de muestras de fetos abortados a término, debido a la cohabitación de rebaños mixtos (cabras/ovejas).

En lo que se refiere a la patogenia de esta forma abortiva, se ha propuesto que la principal vía de infección sería por vía oral a partir de pasto contaminado con descargas vaginales o membranas fetales tras un aborto. Una vez que la bacteria ha ingresado por vía oral, se localiza inicialmente en el intestino de la oveja y, a partir de aquí, se produce la diseminación a nódulos linfáticos seguida de una breve bacteriemia que permitirá la colonización de órganos como hígado, bazo y pulmón. A partir de estas localizaciones, la bacteria puede llegar a proliferar dando lugar a una segunda bacteriemia en la que el placentoma se infecta. A partir de aquí, el crecimiento excesivo de *Salmonella* conduce a la destrucción casi completa de las vellosidades fetales, que es seguida por el aborto pudiendo ocurrir incluso sin invasión del feto. Si la infección se produce en el último mes de la gestación, el feto puede llegar a nacer vivo, siendo portador de la bacteria[87].

La forma entérica es rara en el ganado ovino y puede darse asociada a la infección por *S.* Typhimurium, *S.* Enteritidis, *S.* Dublin o *S.* Arizonae, presentándose como una enteritis fibrinohemorrágica y septicemia con características clínicas y lesionales similares a las observadas en ganado bovino.

En referencia a los hallazgos postmorten, se observa el cuadro lesional propio de una salmonelosis septicémica: (i) petequias en las membranas serosas; (ii) exudado serofibrinoso en cavidades torácica y abdominal; e (iii) inflamación y necrosis de órganos parenquimatosos, como hígado, bazo y riñón. Particularmente, son llamativas las lesiones inflamatorias de naturaleza necrótica en membranas fetales y útero (metritis o endometritis), que pueden presentar una coloración de grisácea a rojiza con exudado amarillento de tipo fibrinoso, así como en testículos y, en ocasiones, la aparición de bronconeumonías. Sin embargo, a veces, tanto la manifestación clínica como lesional no nos permiten llegar a un diagnóstico preciso, siendo necesario establecer un diagnóstico diferencial (Tabla 3)[8].

Tabla 3

Diagnóstico diferencial de procesos infecciosos más relevantes relacionados con el síndrome de mortalidad perinatal

	Aborto Paratífico	Aborto enzoótico	Fiebre Q
Etiología	*Salmonella Abortusovis*	*Chlamydophila abortus*	*Coxiella burnetii*
Especie animal	Ovino / Caprino	Ovino / Caprino / Bovino	Bovino / Caprino / Ovino
Zoonosis (riesgo)	Sí (bajo)	Sí (moderado, gestantes)	Sí (alto)
Signos 'SMP'	Abortos (final gestación) Mortinatos Mortalidad neonatal	Abortos (mitad gestación) Mortalidad neonatal Orquitis / Epididimitis	Abortos
Presentación	Epizoótica	Enzoótica	Esporádica
Transmisión	Venérea / Placentaria Digestiva	Aerógena / Digestiva	Aerógena / Digestiva / Garrapatas (Ixodes)
Origen muestra	Materias fetales Placentas Descargas vaginales Heces Sueros maternos	Materias fetales Placentas Leche, orina, heces Sueros maternos	Materias fetales Placentas Leche, orina Sueros maternos
Técnicas de diagnóstico	Cultivos microbiológicos Serológicas (ELISA) Moleculares (PCR, PFGE)	Tinción STAMP tejidos Detección antígeno (IFI) Serológicas (FC)	Tinción Ziehl-Neelsen Detección antígeno (IFI) Serológicas (FC, ELISA) Moleculares (PCR)

Leyenda. SMP: Síndrome de Mortalidad Perinatal; **ELISA:** Ensayo de InmunoAbsorción Ligado a Enzimas; **PCR:** Reacción en Cadena de la Polimerasa; **PFGE:** Electroforesis en Gel de Campo Pulsado; **IFI:** InmunoFluorescencia Indirecta; **FC:** Fijación del Complemento.

Fuente: Astorga *et al.*, 2019b[8]

4.5.5 Salmonelosis equina

S. Typhimurium es el serotipo más frecuentemente aislado en caballos, siendo común su estatus de portadores, así como la aparición de diarrea tras la exposición a factores estresantes predisponentes que influyen decisivamente en el desarrollo de cuadros clínicos. De este modo, el estatus de portador de infecciones latentes puede ser reactivado por múltiples circunstancias:

- Transportes prolongados.

- Destetes precoces.

- Inclemencias climáticas (calor excesivo).

- Hospitalización, intervenciones quirúrgicas o postoperatorios.

- Administración de antimicrobianos y corticoides.

- Parasitosis concomitantes.

Además de la forma entérica o enterocolítica de salmonelosis equina asociada a *S.* Typhmurium, también se puede dar la forma septicémica, asociada a serotipos como *S.* Infantum o *S.* Typhimurium, y la forma abortiva, asociada a *S.* Abortusequi.

El serotipo Typhimurium, principal responsable de salmonelosis entérica en équidos, afecta principalmente a caballos adultos y produce un cuadro agudo con signos de fiebre, anorexia, depresión y diarrea con fuerte dolor abdominal. Los animales se deshidratan rápidamente y en pocos días mueren. En aquellos animales que sobreviven, esta forma entérica se presenta de forma crónica, las heces pierden consistencia y adquieren la apariencia de heces de vaca, y hay una pérdida progresiva de peso y condición corporal. El tipo de enteritis que se identifica en los casos agudos es de tipo fibrinohemorrágico con la formación de las características seudomembranas, afectando principalmente al ciego y al colon y en menor medida al intestino delgado (Figura 19). En la forma crónica, las lesiones son menos marcadas, pero pueden dar lugar a la formación de úlceras en la mucosa del intestino grueso que pueden llegar a formar botones ulcerosos (Figura 20)[9,80].

El tratamiento con antibióticos puede resultar especialmente delicado cuando se trata de cepas multirresistentes, como el fagotipo DT104, ya que *Salmonella* no responde al tratamiento y los antibióticos pueden afectar a la flora normal del intestino favoreciendo de este modo una mayor proliferación de este patógeno[97].

La forma septicémica se da principalmente en animales jóvenes (potros de 1 a 6 meses de edad) y se presenta de forma sobreaguda y con una evolución fatal. Los animales afectados presentan letargia, fiebre y diarrea intensa de color verdoso, que puede contener restos de sangre. Los animales que sobreviven a la fase aguda progresan hacia formas subagudas-crónicas caracterizadas por diarreas persistentes que duran meses. En el caso de los potros que son capaces de sobrevivir por una o más semanas pueden aparecer otros signos clínicos como neumonía, poliartritis o meningoencefalitis. Las lesiones que pueden observarse en la forma septicémica son similares a las descritas previamente para otras especies.

Figuras 19 y 20

Enteritis fibrinosa de carácter seudomembranoso en potros con salmonelosis entérica causada por *Salmonella* Typhimurium; tiflocolitis aguda asociada a *Salmonella* Enteritidis con la presentación de úlceras cubiertas de fibrina en la mucosa del intestino

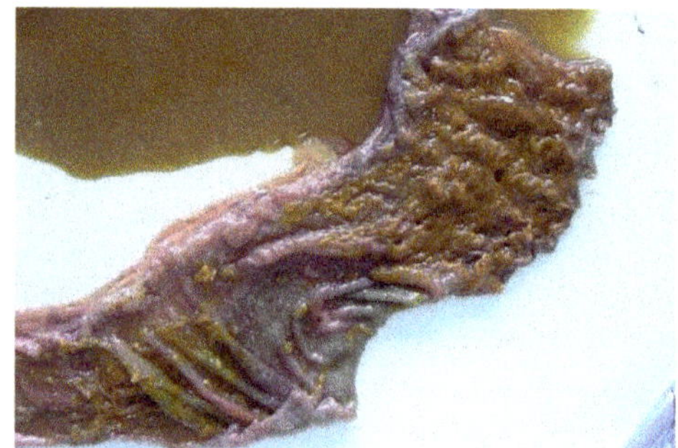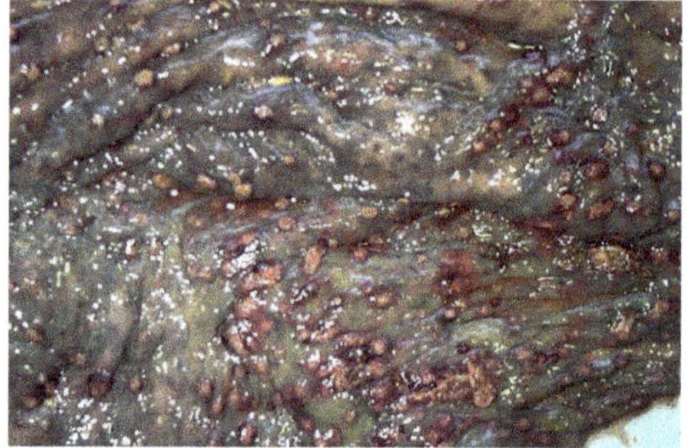

Fuente: Astorga *et al.*, 2019b[8]

El serotipo Abortusequi, responsable de la forma abortiva, induce el aborto clínico entre el 7°-10° mes de gestación, precedido en ocasiones de un síndrome febril y otros signos de tipo sistémico (bacteriemia); este microorganismo se excreta a través de flujos vaginales, placentas y anejos fetales, contaminando pastos, aguas y otros fómites, siendo la principal fuente de infección para otros animales.

4.5.6 Salmonelosis en carnívoros domésticos (perro y gato)

La infección por *Salmonella* en perros y gatos es frecuente, dando lugar a un estado de portador crónico asintomático, siendo rara, sin embargo, la aparición de formas clínicas. La forma clínica más común es la entérica y ocasionalmente la abortiva, y se presentan más frecuentemente en animales sometidos a estrés o compromiso inmune, ya sea bien en animales jóvenes o seniles, animales con infecciones inmunosupesoras (por ejemplo, parvovirus canino tipo 2, morbilivirus canino, virus de la leucemia felina, virus de la inmunodeficiencia felina) o bien animales sometidos a quimioterapia. Otras situaciones de estrés, como la privación de agua o alimentos, viajes, hospitalización o tratamientos antimicrobianos también pueden dar lugar a la reactivación de una infección latente. Estos animales pueden ser una fuente potencial de infección para el hombre (zoonosis)[7,50,97].

La principal vía de transmisión en perros y gatos es la feco-oral, que suele ocurrir mediante diferentes mecanismos:

(i) Coprofagia (otros perros, roedores, aves).

(ii) Consumo de alimentos y basuras contaminadas o insuficientemente cocinados.

(iii) Ingestión de aguas contaminadas por heces de animales portadores de origen doméstico o silvestre, efluentes humanos o de explotaciones ganaderas sin depurar.

(iv) Contacto estrecho con humanos portadores (zoonosis inversa o antropozoonosis).

Recientemente, el Centro para el Control y Prevención de Enfermedades de Estados Unidos (*Centers for Disease Control and Prevention*, CDC, Atlanta, USA) y la Administración de Alimentos y Medicamentos (*Food and Drug Administration*, FDA) han investigado un brote de salmonela resistente a antibióticos, relacionado con el consumo de orejas de cerdo como premio para perros*. Este brote dio lugar a la hospitalización de varias personas que habían estado previamente en contacto directo con las orejas de cerdo y/o con perros que las habían consumido. El serotipo de este brote que ha afectado a varios estados, *S.* Typhimurium 4,5,12:i:- (variante monofásica), resultó más difícil de tratar ya que mostró resistencia a una amplia variedad de antimicrobianos.

Por otro lado, los perros y gatos callejeros y los perros de caza son un grupo de especial riesgo epidemiológico, ya que se alimentan de animales que cazan, de carroña, basura y, en ocasiones, son coprófagos.

---

* https://www.animalshealth.es/mascotas/las-orejas-de-cerdo-para-perros-ponen-en-jaque-la-salud-publica-en-eeuu

Algunos de los factores principales que determinan la aparición de una salmonelosis clínica son: (i) dosis infectiva; (ii) virulencia del serotipo; (iii) sensibilidad del hospedador (edad, infecciones y tratamientos inmunosupresores, situaciones de estrés).

Como se ha comentado con anterioridad, la enfermedad clínica en los carnívoros domésticos es relativamente poco frecuente. En los casos esporádicos de salmonelosis digestiva o enterocolitis se producen signos de fiebre, anorexia, vómitos, dolor abdominal y diarrea profusa con restos de sangre y moco (enteritis de fibrinosa a necrótico-hemorrágica; Figuras 21 y 22). Los animales jóvenes pueden morir en pocos días mostrando una intensa pérdida de peso y deshidratación. Esta forma entérica puede evolucionar a una forma septicémica en la que aparece fiebre elevada, postración y decaimiento, con pronóstico grave, shock séptico y evolución mortal (sobre todo, en animales jóvenes) y precedida de cuadros de neumonía, artritis o meningitis[97].

Figuras 21 y 22

Enteritis fibrinosa de carácter seudomembranoso. Infección por *S.* Typhimurium

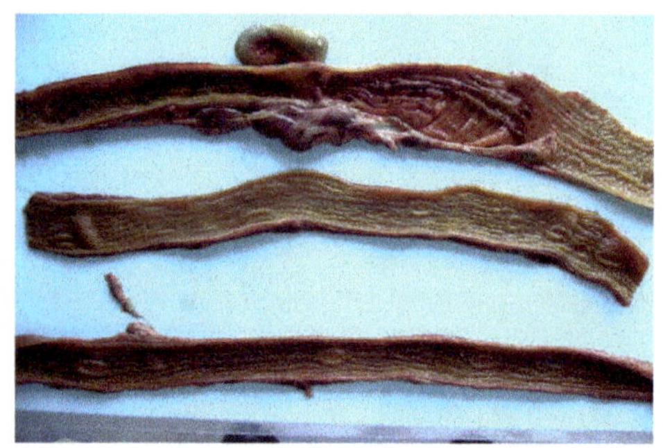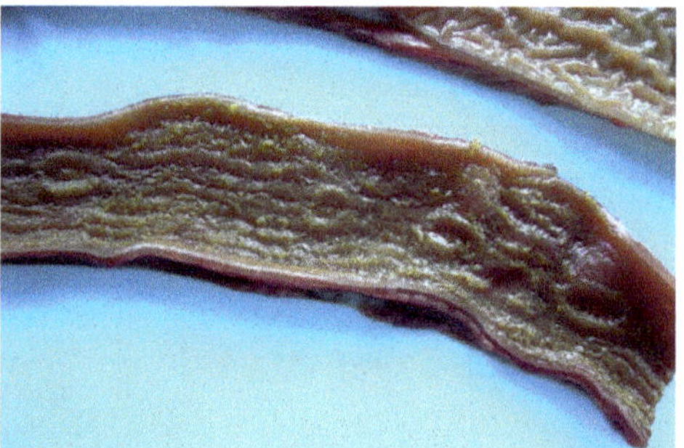

Fuente: Astorga *et al.*, 2019a[7]

4.5.7 Salmonelosis en animales exóticos

Los animales exóticos poiquilotermos, principalmente reptiles y anfibios, así como las aves están implicados con frecuencia en infecciones humanas por *Salmonella* spp. La prevalencia de infección en reptiles puede ser muy elevada, siendo mayor en animales en cautividad que en los de vida libre[101].

Reptiles y anfibios

Suelen ser asintomáticos. Factores asociados al estrés y a la inmunosupresión (transporte, hacinamiento, cambios bruscos de temperatura o alimentación, enfermedades concurrentes o administración de antibióticos), pueden desencadenar la enfermedad clínica. El periodo de incubación puede ser muy variable. Se han descrito casos de septicemia (apatía, anorexia y muerte), con lesiones dérmicas (abscesos), neumonía, osteoartritis y osteomielitis. El aislamiento de *Salmonella* spp. en algunos casos de enteritis puede ser un hecho secundario. En tortugas, se ha detectado emaciación, lesiones intestinales, hepáticas y respiratorias, así como lesiones del plastrón asociadas a infección por *Salmonella* spp. *Salmonella* spp. también está implicada en muertes esporádicas de tortugas terrestres en los zoológicos.

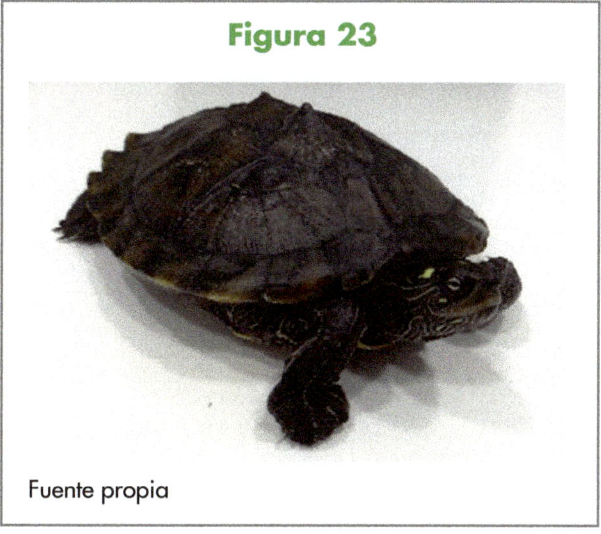

Figura 23

Fuente propia

Varios serotipos de *Salmonella* asociados a los reptiles, que incluyen *S. enterica* subesp. *enterica* serotipos Chameleon, Java, Marina, Poona, y Stanley; *S. bongori*; *S. enterica* subesp. *salamae*; *S. enterica* subesp. *arizonae*; *S. enterica* subesp. *diarizonae*; *S. enterica* subesp. *houtenae*; *S. enterica* subesp. *indica*, se encuentran generalmente en poiquilotermos (entre ellos, reptiles, anfibios y peces) y en el medioambiente[92]. En ocasiones, algunos de estos patógenos están asociados a enfermedades humanas[27-33].

Para prevenir las infecciones por *Salmonella* asociada a los reptiles, los Centros para el Control y la Prevención de Enfermedades (*Centers for Disease Control and Prevention*; CDC)[25] han publicado recomendaciones para su manejo. Las recomendaciones habituales que los propietarios de tiendas de mascotas deberían trasladar a los clientes que compran reptiles, sobre el riesgo de adquirir salmonelosis, incluyen:

1. Lavarse bien las manos con agua y jabón y con frecuencia después de manipular reptiles o sus jaulas.

2. Tras el contacto con los reptiles, es necesario cambiarse de ropa, especialmente antes de tener contacto con niños pequeños.

3. Se debe evitar comer, beber o fumar mientras se manipulan reptiles o sus entornos.

4. Las personas que tengan mayor riesgo de infección o de complicaciones graves de salmonelosis (por ejemplo, los niños menores de 5 años y las personas inmunodeprimidas) deben evitar el contacto con los reptiles.

5. No se deben mantener reptiles en guarderías para niños.

6. Los reptiles deben mantenerse fuera de hogares donde haya niños menores de un año y personas cuyos sistemas inmunológicos estén debilitados.

7. No se debe permitir que los reptiles recorran libremente por la casa o el área de estancia habitual.

8. Los reptiles y sus equipos deben mantenerse fuera de la cocina y otras áreas de preparación de alimentos.

9. El fregadero de la cocina no debe utilizarse para bañar a los reptiles ni para lavar sus platos, jaulas o acuarios

10. Si se utilizan las bañeras para estos fines, se deben limpiar y desinfectar por completo después de hacerlo. Es mejor tener una bañera plástica destinada especialmente para bañar a los reptiles o que estos naden.

11. No se debe besar a los reptiles.

12. No se debe compartir alimentos ni bebidas con los reptiles.

Aves

Palomas: la infección suele ser asintomática. Si desarrollan la enfermedad pueden mostrar signos de bacteriemia y sepsis, pérdida de apetito y peso, reducción de la producción y viabilidad de huevos. Algunas aves pueden desarrollar inflamación de las articulaciones por una artritis séptica o mostrar signos neurológicos.

Gallinaceas (gallinas, pavos, perdices, faisanes): la infección clínica está asociada a un proceso septicémico con una mortalidad elevada. En perdices, a la infección clínica por *Salmonella* spp. se la conoce coloquialmente como «blanquilla» por presentar diarreas de aspecto blanquecino.

Paserinos: la infección también suele ser asintomática. *S.* Typhimurium puede provocar procesos septicémicos. Son frecuentes los granulomas en hígado, bazo y ciego. Fringílidos pueden mostrar lesiones oculares y osteomielitis.

Aves acuáticas: como patos, gansos y cisnes. Cuando sufren la enfermedad presentan diarrea y conjuntivitis entre otros signos. Los animales jóvenes son más sensibles a la infección, sufriendo depresión, decaimiento, pérdida de equilibrio e incluso la muerte.

Mamíferos

Roedores: son las especies de mamíferos más implicados en el contagio a personas. Algunos individuos pueden mostrar diarrea, letargia y pelaje hirsuto.

Lagomorfos: los procesos reproductivos (abortos) y septicémicos (caquexia, postración y muerte aguda) son los más frecuentes. También pueden padecer trastornos respiratorios (coriza y neumonía) y digestivos (enteritis y diarrea).

4.5.8 Salmonelosis en especies silvestres

La existencia de reservorios de *Salmonella* spp. en la fauna silvestre ha sido considerado como un peligro potencial para la salud humana y la sanidad animal. Sin embargo, el número de especies silvestres que actúa como reservorios es desconocido[75]. Especies de *Salmonella* spp. se han descrito a partir de una amplia variedad de aves silvestres, aunque hay una gran variación entre los serotipos[18,48,57,64,73,83,84,105].

Salmonella spp. ha sido aislada de una amplia variedad de animales silvestres (mamíferos, rapaces, aves)[76,77,105]. Se reconoce como causa de muerte en algunas especies silvestres, principalmente pequeños paseriformes[37,52]. Sin embargo, la importancia de los animales silvestres en la epidemiología de la salmonelosis estriba en su papel como portadores asintomáticos de una amplia gama de serotipos de *Salmonella* spp.[56,84]. En muchos países europeos el serotipo Typhimurium se ha detectado en aves silvestres[48,60] y erizos (*Erinaceus europeus*)[52,59], que actúan como reservorio y pueden transmitir la infección a los seres humanos[52,93] o el ganado[58].

Se sabe muy poco sobre el papel de la vida silvestre como reservorio de *Salmonella* spp. en España. Algunos serotipos se han encontrado en rapaces en cautividad y reptiles[96], pero hay muy pocos datos disponibles comparado con la información disponible para especies ganaderas. Por ejemplo, en muestras de suero de jabalíes europeos (*Sus scrofa*) se ha detectado una baja seroprevalencia (3-4 %) de anticuerpos de *Salmonella* spp. en títulos significativos (a partir de 1:160)[103]. Por su parte, en otro estudio se describió un brote de salmonelosis asociado al serotipo Choleraesuis en granjas de jabalíes con fines de repoblación en Andalucía[79].

Los animales silvestres constituyen un importante reservorio de *Salmonella* spp. y un riesgo potencial para los seres humanos y la ganadería[73]. Por el contrario, en otros estudios, como el realizado por Girdwood *et al.*, en 1985 en Escocia con gaviotas, se observó una duración máxima de 4 días en la excreción de *Salmonella* spp. en 17 ejemplares de los 84 mantenidos en laboratorio, y el número de *Salmonella* spp. excretado nunca fue más de 170 microorganismos por gramo de heces, con un promedio de 22, lo que sugiere que no representan un peligro para la salud pública, dado el bajo número y la corta duración de la excreción de *Salmonella* spp.

Durante las últimas décadas, la influencia de los patógenos como agentes causantes de enfermedad y mortalidad en las poblaciones de animales silvestres y, por tanto, como elemento importante en su dinámica poblacional, ha cobrado un gran interés debido a la aparición de nuevas enfermedades, de nuevas variantes de estas o de enfermedades conocidas pero con efectos desconocidos en estas especies, que pueden causar importantes mortandades o graves alteraciones en su reproducción, y que se conocen como enfermedades emergentes o reemergentes asociadas, en muchas ocasiones, a actividades humanas, como la ganadería[4,38]. La globalización en el transporte de productos de consumo humano por todo el planeta ha contribuido a su dispersión generalizada[41,91] y al contacto entre estos productos y la fauna silvestre, que ha pasado así a ser reservorio y dispersante de muchos patógenos que pueden afectar de forma negativa la salud de sus poblaciones y de la población humana[55].

La ubicación de explotaciones ganaderas en los propios espacios naturales o en sus áreas de influencia provoca la posibilidad de que los patógenos lleguen a las especies de fauna silvestre, mucho más susceptibles a ellos debido a la ausencia de contacto previo[4]. De hecho, un agente infeccioso puede ser más agresivo con su hospedador cuanto menor es el tiempo evolutivo que ha estado en contacto con él[22,34,42]. Así, hay enfermedades emergentes en aves silvestres producidas por cepas atípicas o serotipos de las bacterias *Salmonella* spp. y *Escherichia coli* enterotoxigénica en milanos reales (*Milvus milvus*), buitres negros, (*Aegypius monachus*), alimoches (*Neophron percnopterus*) y quebrantahuesos (*Gypaetus barbatus*)[16,17].

En buitres silvestres, se ha evaluado la presencia de *Salmonella* spp.[69,73,75,102]. En este contexto, en España existe la población de buitre leonado más importante de Europa [21,40,51]. La protección de las colonias de cría, la limitación de la persecución directa (disparos) y una reducción en el uso de venenos han ayudado a la recuperación de la especie. Esto no habría sido posible sin la disponibilidad de canales de ganado, abundantes en España, y la legislación que no obligaba a que los cadáveres fueran enterrados o quemados[21].

Estudios recientes, especialmente tras la imposición de un plan de control y erradicación de *Salmonella* spp. en avicultura, regulado por el Reglamento (CE) 2160/2003 (CE, 2003)[26], demuestran la implicación de la carne de porcino como fuente de salmonelosis humana. Además, datos publicados por la Agencia Europea de Seguridad Alimentaria estiman que un 20 % de los brotes de salmonelosis en humanos tienen su origen en el consumo de carne de porcino[43]. En este sentido, la especie porcina es reservorio habitual de serotipos de *Salmonella* de importancia zoonósica (Typhimurium, Enterítidis, Dublín, y Cholerasuis)[62], así como de otras bacterias enteropatógenas como *Escherichia coli*, *Campylobacter* spp., *Pseudomonas* spp., Erisipelas (*Erysipelothrix rhusiopathiae*) y *Pasterella multocida*.

Sus efectos en aves carroñeras no suelen manifestarse como brotes epidémicos, sino más bien como casos puntuales que pueden ser destacables al afectar a individuos de especies o poblaciones muy amenazadas, como el alimoche canario (*Neophron percnopterus majorensis*) y el quebrantahuesos (*Gypaetus barbatus*)[16]. *Salmonella* spp. es normalmente asintomática en esta especie, por lo que es muy importante realizar muestreos de control a nivel de granja para poder diagnosticarla. Trabajos realizados en el buitre leonado han puesto en evidencia la especie porcina como una fuente de infección en estas especies[40,73,89]. Es importante destacar que *S.* Typhimurium es el segundo agente causal de salmonelosis humana[43] y ha sido aislado en el buitre leonado[70,73]. Por tanto, los buitres infectados y asintomáticos de salmonelosis desempeñan un papel relevante actuando como vector diseminador y amplificador de la bacteria, pudiendo infectar a otras especies silvestres y domésticas[83].

Por otra parte, la ubicación de los muladares, su diseño y la manera de depositar los subproductos ganaderos para la alimentación de aves necrófagas producen, en muchos casos, el hacinamiento de estas aves, especialmente buitres, durante largos periodos de tiempo mientras se alimentan, lo que puede suponer un importante factor de riesgo. Un solo buitre infectado puede provocar la propagación de un patógeno por múltiples vías, al coincidir con gran cantidad de congéneres y ejemplares de otras especies al mismo tiempo sobre las carroñas. Los subproductos administrados suelen concentrarse en muy poco espacio, incluso se disponen unos cadáveres encima de otros, lo que permite un contagio pasivo de patógenos entre ellos. Por otra parte, las formas de resistencia de los microorganismos pueden permanecer en el medioambiente durante mucho tiempo, pudiendo infectar directamente a los individuos por ingestión o indirectamente al quedar sobre los cadáveres[15].

La acumulación de restos no consumidos en descomposición puede producir la proliferación de enterobacterias y bacterias de la putrefacción, como *Serratia liquifaciens*, *Klebsiella oxytoca*, o *Staphilococcus* spp. Estas acumulaciones pueden también servir como reservorio de las formas de resistencia de otras especies patógenas primarias como diferentes *Clostridium* spp. (*Clostridium perfringens*, *botulinum*, *putrefaciens*) o *Escherichia coli enterotoxigénica*[67]. Por otra parte, *Campylobacter* spp., *Salmonella* spp. y *Erysipelothrix rhusiopathiae* patógenos comunes en las explotaciones intensivas de porcino y que se transmiten de unos individuos a otros, incluso entre canales en matadero[24,78,85] y que están presentes de manera constante en el muladar debido a su resistencia en el medioambiente, tanto por su persistencia en la materia orgánica o en aguas estancadas como por sus esporos de resistencia, pueden extenderse fuera de los límites de los muladares y afectar a comunidades enteras, así como contaminar acuíferos y suelos[86].

Este entorno en el que se dan las condiciones favorables descritas para el crecimiento de muchos patógenos es uno de los problemas más desconocidos producidos por el uso de muladares por las aves carroñeras y puede ser la causa de una parte importante de los brotes de mortalidad de los pollos en sus nidos, sobre todo en las especies más gregarias en sus hábitos de nidificación y alimentación. Los muladares como focos de concentración y fuente de la transmisión de patógenos han sido poco estudiados y no se han tenido en cuenta en la epidemiología de algunas zoonosis, a pesar de que los cadáveres aportados no pasan, por lo general, por los cauces generales de inspección veterinaria de los mataderos, aumentando el riesgo de una posible infección accidental. Esta vía de transmisión debería ser tenida en cuenta al estudiar la epidemiología de muchos patógenos, ya que en muchos casos las plumas se han descrito como vehiculadores y reservorios de patógenos, incluidos virus[39].

En 2017, C. Torres[95] estudió la presencia de *Salmonella* spp. en buitres de una población del este de España, capturados para anillar, en el muladar de Cinctorres (provincia de Castellón).

Se compararon los resultados microbiológicos con la edad de los ejemplares estudiados diferenciando entre juveniles, subadultos y adultos. Así, en 51 de los 97 buitres capturados se aisló *Salmonella* spp. No se observaron diferencias según la edad de los animales. Se identificaron dos subespecies: *S. enterica* subsp. *enterica* (n = 49; 96,1 %) y *S. enterica* subsp. *salamae* (n = 2; 3,9 %) y cuatro serotipos: Typhimurium (n = 42; 82,3 %), Rissen (n = 4; 7,8%), Senftenberg (n = 3; 5,9 %) y *S.* 4,12: i: - (2; 3,9 %).

En un segundo experimento, se compararon las características genéticas de *Salmonella* spp. aisladas a partir de los buitres en estudio y las procedentes de los alimentos proporcionados, ya que los serotipos detectados se encuentran con frecuencia en el ganado porcino, principal aporte de los comederos en la zona. Así, se tomaron muestras de las granjas de cerdos de donde procedían las canales (n=55), de los vehículos de transporte de esas canales (n=30), de los contenedores donde se almacenaron las canales antes de ser administradas en el muladar (n=30) y de las canales proporcionadas en el muladar (n=20); todas estas muestras fueron comparadas con las obtenidas a partir de los buitres (n=104). *Salmonella* spp. fue aislada en el 14,5 % de las muestras tomadas en las explotaciones porcinas, en el 32,3 % de las muestras tomadas en los contenedores de almacén de las canales, en el 83,3 % de las muestras tomadas en los vehículos de transporte y en el 40% de las muestras tomadas en las canales del muladar. Los análisis mostraron una relación genética entre las diferentes cepas y su origen: (i) contenedores de canales, buitres y el vehículo de transporte; (ii) buitres y cadáveres de cerdos; (iii) contenedores de canales, buitres y heces recogidas de las explotaciones de cerdos; (iv) contenedores de canales y cadáveres de cerdos; (v) vehículo de transporte y canales de cerdos.

Por todo ello, se deberían establecer protocolos eficaces para la limpieza y desinfección de vehículos y locales en los que se van a administrar las canales a los buitres o incluso establecer controles para detectar *Salmonella* spp.

Figura 24

Trampa utilizada para capturar los buitres silvestres (*Gyps fulvus*) en el muladar de Cinctorres (Castellón). (A) Jaula-trampa construida ad hoc para buitres con cierre activado por control remoto. (B) Detalle de las canales de cerdo colocadas en la trampa para atraer a los buitres (flechas blancas). (C) Detalles de los buitres capturados

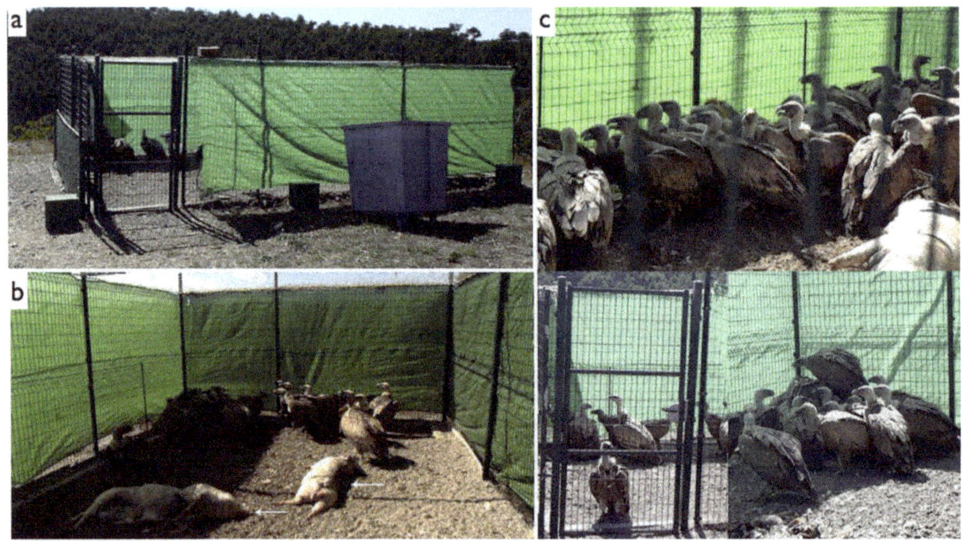

Fuente: Torres, 2018[95]

4.6 Bibliografía

1. Álvarez-Ordóñez A., Halisch J., Prieto M. (2011a). Changes in Fourier transform infrared spectra of *Salmonella enterica* serovars Typhimurium and Enteritidis after adaptation to stressful growth conditions. *Int J Food Microbiol*. 142: 97-105.

2. Álvarez-Ordóñez A., Begley M., Prieto M., Messens W., López M., Bernardo A., Hill C. (2011b). *Salmonella* spp. survival strategies within the host gastrointestinal tract. *Microbiology*. 157: 3268-3281.

3. Amavisit, P., Lightfoot, D., Browning, G.F., Markham, P.F. (2003). Variation between pathogenic serovars within *Salmonella* pathogenicity islands. *J Bacteriol* 185, 3624-3635.

4. Antia, R., Regoes, R. R., Koella, J. C. y Bergstrom, C. T. (2003) «The role of evolution in the emergence of infectious diseases», *Nature*. Nature Publishing Group, 426(6967), pp. 658-661. doi: 10.1038/nature02104.

5. Argüello H, Estellé J, Zaldívar-López S, Jiménez-Marín Á, Carvajal A, López-Bascón MA, Crispie F, O'Sullivan O, Cotter PD, Priego-Capote F, Morera L, Garrido JJ. (2018). Early *Salmonella* Typhimurium infection in pigs disrupts Microbiome composition and functionality principally at the ileum mucosa. *Sci Rep.* 2018 May 17;8(1):7788. doi: 10.1038/s41598-018-26083-3.

6. Argüello H, Estellé J, Leonard FC, Crispie F, Cotter PD, O'Sullivan O, Lynch H, Walia K, Duffy G, Lawlor PG, Gardiner GE. (2019). Influence of the Intestinal Microbiota on Colonization Resistance to *Salmonella* and the Shedding Pattern of Naturally Exposed Pigs. *mSystems.* 2019 Apr 23;4(2). pii: e00021-19. doi: 10.1128/mSystems.00021-19.

7. Astorga, R.J. (2019a) Salmonelosis (Capítulo 2.11. Zoonosis bacterianas). *En*: Zoonosis transmitidas por animales de compañía. Una guía de consulta para el profesional sanitario. Zaragoza (España). Editorial Amazing Books. ISBN: 978-84-17403-32-4. PP. 127-132.

8. Astorga Márquez, Rafael Jesús, Belén Barrero Domínguez, Lidia Gómez Gascón, Inmaculada Luque Moreno. (2019b). Aborto Paratífico Ovino. *En*: Enfermedades de los rumiantes. ELSEVIER.

9. Astorga, R.J., A. Arenas, C. Tarradas, E. Mozos, R. Zafra, J. Pérez. (2004). Outbreak of peracute septicaemic salmonellosis in horses associated with concurrent *Salmonella* enteritidis and *Mucor* species infection. *Veterinary Record.* 155: 240-242.

10. Astorga Márquez, Rafael Jesús, Jaime Gómez-Laguna, Pedro Moreno Moreno, Manuela Hernández García, Librado Carrasco Otero. (2010). Sanidad animal en el cerdo ibérico. *Especial 'Solo cerdo ibérico' Tomo II.* Aeceriber. ISBN 84-930710-0-5. 2010. Pág. 128-135.

11. Astorga Márquez, Rafael Jesús, Librado Carrasco Otero *(et al)*. (2001). Patología de los pequeños rumiantes. Vol. XXXI. Ciencias Veterinarias. Consejo General de Colegios Veterinarios de España. Edit. Publex Studio. 2001. 144 páginas.

12. Baumler, A.J., Tsolis, R.M., Ficht, T.A., Adams, L.G. (1998). Evolution of host adaptation in *Salmonella enterica. Infect Immun* 66, 4579-4587.

13. Behnsen, J., Perez-Lopez, A., Nuccio, S.P., Raffatellu, M. (2015). Exploiting host immunity: The *Salmonella* paradigm. *Trends Immunol* 36, 112-120.

14. Bellido-Carreras N, Argüello H, Zaldívar-López S, Jiménez-Marín Á, Martins RP, Arce C, Morera L, Carvajal A, Garrido JJ. (2019). *Salmonella Typhimu-*

rium Infection Along the Porcine Gastrointestinal Tract and Associated Lymphoid Tissues. *Vet Pathol.* 56(5): 681-690. doi: 10.1177/0300985819843682.

15. Blanco, G. (2014) «Can livestock carrion availability influence diet of wintering red kites? Implications of sanitary policies in ecosystem services and conservation», *Population Ecology*, 56, pp. 593-604. doi: 10.1007/s10144-014-0445-2.

16. Blanco, G., Lemus, J. A., Frías, O., Grande, J., Arroyo, B., Martinez, F. y Baniandrés, N. (2007a) «Contamination traps as trans-frontier management challenges: new research impact of refuse dumps on the conservation of avian scavengers», en *Environmental Research Trends*, pp. 153-203.

17. Blanco, G., Martinez, F. y Traverso, J. M. (2007b) «Pair bond and age distribution of breeding Griffon Vultures Gyps fulvus in relation to reproductive status and geographic area in Spain», Ibis. Blackwell Publishing Ltd, 139(1), pp. 180-183. doi: 10.1111/j.1474-919X.1997.tb 04522.x.

18. Botti, V., Navillod, F. V., Domenis, L., Orusa, R., Pepe, E., Robetto, S. y Guidetti, Cristina (2013) «*Salmonella* spp. and antibiotic-resistant strains in wild mammals and birds in north-western Italy from 2002 to 2010», *Veterinaria Italiana*, 49, pp. 195-202. doi: 10.12834/VetIt.2013.492.201.208.

19. Boyen F., Pasmans F., Van Immerseel F., Morgan E., Adriaensen C., Hernalsteens J.P., Decostere A., Ducatelle R., Haesebrouck F. (2006). *Salmonella* Typhimurium SPI-1 genes promote intestinal but not tonsillar colonization in pigs. *Microb Infect.* 8: 2899-2907.

20. Boyle E.C.; Bishop J.L., Grassl G.A., Finlay B.B. (2006). *Salmonella*: from pathogenesis to therapeutics. *J Bact.* 189: 1489-1495.

21. Camiña, A. (2004) «Griffon Vulture Gyps fulvus monitoring in Spain: current research and conservation projects», en Meyburg, B. U. y Chancellot, R. D. (eds.) Raptor worldwide. Proceedings of the 6th world conference on birds of prey and owls. Budapest: W.W.G.B.P. The World Working Group on Birds of Prey and Owl, pp. 45-66.

22. Carius, H. J., Little, T. J. y Ebert, D. (2001) «Genetic variation in a host-parasite association: potential for coevolution and frequency-dependent selection», *Evolution; international journal of organic evolution*, 55(6), pp. 1136-1145. doi: 10.1111/j.0014-3820.2001.Tb00633.x.

23. Carrasco, L., A.I. Raya, J. Pérez, A. Maldonado, C. Tarradas, I. Luque, A. Méndez, R. Astorga. (2005). Salmonelosis en jabalíes: estudio clínico y laboratorial. *X Simposio Anual de AVEDILA*. Palma de Mallorca, España.

24. Cason, J. A., Bailey, J. S., Stern, N. J., Whittemore, A. D. y Cox, N. A. (1997) «Relationship between aerobic bacteria, salmonellae and Campylobacter on broiler carcasses.», *Poultry science, 76*(7), pp. 1037-1041.

25. CDC Special Advice for People at Extra Risk for Zoonoses http://www.cdc.gov/healthypets/extra_risk.htm

26. CE (2003) «Reglamento (CE) No 2160/2003 del Parlamento Europeo y del Consejo de 17 de noviembre de 2003 sobre el control de la salmonela y otros agentes zoonóticos específicos transmitidos por los alimentos», Diario Oficial de la Union Europea, L 325, pp. 1-15. Disponible en: http://eur-lex.europa.eu/LexUriServ/LexUriServ.do?uri=OJ:L:2003:325:0001:0015:ES:PDF.

27. Centers for Disease Control and Prevention (CDC) http://www.cdc.gov/ncidod/diseases/submenus/sub_ salmonella.htm

28. Centers for Disease Control and Prevention [CDC]. Diseases from reptiles [online]. CDC;2004. Available at: http://www.cdc.gov/healthypets/animals/reptiles.htm.

29. Centers for Disease Control and Prevention [CDC]. Iguana-associated salmonellosis Indiana, 1990. MMWR Morb Mortal Wkly Rep. 1992 Jan 24;41(03):38-39.

30. Centers for Disease Control and Prevention [CDC]. Is a turtle the right pet for your family? [online]. CDC;29 Apr 2005. Available at: http://www.cdc.gov/healthypets/spotlight_an_turtles.htm.

31. Centers for Disease Control and Prevention [CDC]. Reptile associated salmonellosis selected states, 1998- 2002. Morb Mortal Wkly Rep. 2003; 52: 1206-9.

32. Centers for Disease Control and Prevention [CDC]. Salmonella infection (salmonellosis) and animals [on- line]. CDC; 2004 Sept. Available at: http://www.cdc. gov/healthypets/diseases/salmonellosis.htm.

33. Centers for Disease Control and Prevention [CDC]. Salmonellosis [online]. CDC; 2004 Sept. Available at: http://www.cdc.gov/ncidod/dbmd/diseaseinfo/salmonellosis_g.htm.

34. Clayton, D. H. y Moore, J. (eds.) (1997) Host-parasite evolution: general principles and avian models. Oxford: Oxford University Press (OUP).

35. Collado-Romero M., Arce C., Ramírez-Boo M., Carvajal A., Garrido J.J. (2010). Quantitative analysis of the immune response upon Salmonella typhimurium infection along the porcine intestinal gut. *Vet Res.* 41: 23.

36. Collazos J.A. (2008). Aportaciones al diagnóstico y control de la salmonelosis porcina. Tesis Doctoral. Universidad de León.

37. Cruchaga, S., Echeita, A., Aladueña, A., García-Peña, J., Frias, N. y Usera, M. a (2001) «Antimicrobial resistance in salmonellae from humans, food and animals in Spain in 1998», *The Journal of antimicrobial chemotherapy*, 47(3), pp. 315-21. doi: 10.1093/jac/47.3.315.

38. Daszak, P., Cunningham, A. A. y Hyatt, A. D. (2000) «Emerging infectious diseases of wildlife - threats to biodiversity and human health», *Science*, 287(January), pp. 443-449. doi: 10.1126/science.287.5452.443.

39. Davison, T., Kaspers, B. y Schat, K. A. (eds.) (2008) Avian immunology. 1.a ed. Elsevier Ltd. doi: 10.1016/B978-0-12-396965-1.00018-2.

40. Del Moral, J. y Marti, R. (eds.) (2001) EL Bruitre Leonado en la Península Ibérica III. SEO BirdLife.

41. Doyle, M. P. y Erickson, M. C. (2006) «Reducing the Carriage of Foodborne Pathogens in Livestock and Poultry», *Poultry Science*, 85(6), pp. 960-973. doi: 10.1093/ps/85.6.960.

42. Dybdahl, M. E. y Lively, C. M. (1998) «Host-parasite coevolution: evidence for rare advantage and time-lagged selection in a natural population», *Evolution*, 52(4), pp. 1057-1066. doi: 10.2307/2411236.

43. EFSA (2015) «The European Union summary report on trends and sources of zoonoses, zoonotic agents and food-borne outbreaks in 2014», EFSA Journal, 13(12), p. 20449. doi: 10.2903/j.efsa.2015.4329.

44. Folkesson, A., Lofdahl, S., Normark, S. (2002). The *Salmonella* enterica subspecies I specific centisome 7 genomic island encodes novel protein families present in bacteria living in close contact with eukaryotic cells. *Res Microbiol* 153, 537-545.

45. Gal-Mor O., Finlay B.B. (2006). Pathogenicity islands: a molecular toolbox for bacterial virulence. *Cell Microbiol.* 11: 1707-1719.

46. Galán, J.E., Zhou, D. (2000). Striking a balance: Modulation of the actin cytoskeleton by *Salmonella*, In: *Proc Natl Acad Sci* USA. 8754-8761.

47. Gast, R.K. (2020). Chapter 16. Salmonella Infections – Paratyphoid infections. En: Diseases of Poultry, 14th Edition. Editado por B.W. Calnek. Mosby International. Páginas 2271-2313. ISBN: 9781119371168

48. Girdwood, R. W., Fricker, C. R., Munro, D., Shedden, C. B. y Monaghan, P. (1985) «The incidence and significance of salmonella carriage by gulls (Larus spp.) in Scotland», *The Journal of hygiene*, 95(2), pp. 229-241. doi: 10.1017/S0022172400062665.

49. Godinez I, Raffatellu M, Chu H, Paixão TA, Haneda T, Santos RL, Bevins CL, Tsolis RM, Bäumler AJ. (2009). Interleukin-23 orchestrates mucosal responses to Salmonella enterica serotype Typhimurium in the intestine. *Infect Immun*. 77(1): 387-98. doi: 10.1128/IAI.00933-08.

50. Greene, C.E. 2012. Enteric bacterial infections (Chapter 37), *In*: Infectious Diseases of Dog and Cat. Fourth Edition. Elsevier. ISBN.: 978-1-4160-6130-4. PP. 370-397.

51. Hamemeijer, W. y Blair, M. (eds.) (1997) The EBCC Atlas of European Breeding Birds: their distribution and abundance. London: European Bird Census Council (EBCC). Disponible en: http://s1.sovon.nl/ebcc/eoa/?species1=&species2=18820&species3=&species4=.

52. Handeland, K., Refsum, T., Johansen, B. S. S., Holstad, G., Knutsen, G., Solberg, I., Schulze, J. y Kapperud, G. (2002) «Prevalence of *Salmonella* typhimurium infection in Norwegian hedgehog populations associated with two human disease outbreaks.», *Epidemiology and infection*, 128(3), pp. 523-7. doi: 10.1017/S0950268802007021.

53. Hensel, M. (2004). Evolution of pathogenicity islands of *Salmonella* enterica. *Int J Med Microbiol* 294, 95-102.

54. Hensel, M., Shea, J.E., Raupach, B., Monack, D., Falkow, S., Gleeson, C., Kubo, T., Holden, D.W. (1997). Functional analysis of ssaJ and the ssaK/U operon, 13 genes encoding components of the type III secretion apparatus of *Salmonella* Pathogenicity Island 2. *Mol Microbiol* 24, 155-167.

55. Hubálek, Z. (2004) «An annotated checklist of pathogenic microorganisms associated with migratory birds», *Journal of wildlife diseases*, 40(4), pp. 639-659. doi: 10.7589/0090-3558-40.4.639.

56. Hudson, C. R., Quist, C., Lee, M. D., Keyes, K., Dodson, S. V., Morales, C., Sanchez, S., White, D. G. y Maurer, J. J. (2000) «Genetic relatedness of *Salmonella* isolates from nondomestic birds in southeastern United States», *Journal of Clinical Microbiology*, 38(5), pp. 1860-1865.

57. Hughes, L. A., Shopland, S., Wigley, P., Bradon, H., Leatherbarrow, A. H., Williams, N. J., Bennett, M., de Pinna, E., Lawson, B., Cunningham, A. A. y Chantrey, J. (2008) «Characterisation of *Salmonella enterica* serotype Typhimurium isolates from wild birds in northern England from 2005 – 2006», *BMC Veterinary Research*, 4(1), p. 4. doi: 10.1186/1746-6148-4-4.

58. Humphrey, T. y Bygrave, A. (1988) «Abortion in a cow associated with *salmonella* infection in badgers», *Veterinary Record*. BMJ Publishing Group Limited, 123(6), pp. 160-160. doi: 10.1136/vr.123.6.160.

59. Jørgensen, J. C. (2001) «Salmonella in the wild fauna, fur animals and pets in Denmark», en Raes, M. y Henken, A. (eds.) Report on the sixth workshop organised by CRL-Salmonella. Bilthoven: Rijksinstituut voor Volksgezondheid en Milieu RIVM. Disponible en: http://hdl.handle.net/10029/9446.

60. Kapperud, G., Stenwig, H. y Lassen, J. (1998) «Epidemiology of *Salmonella* typhimurium O:4-12 infection in Norway: evidence of transmission from an avian wildlife reservoir», *American journal of epidemiology*, 147(8), pp. 774-782.

61. Kim HB, Isaacson RE. (2017). Salmonella in Swine: Microbiota Interactions. *Annu Rev Anim Biosci*. 8. 5: 43-63. doi: 10.1146/annurev-animal-022516-022834.

62. Kingsley, R. A. y Bäumler, A. J. (2000) «Host adaptation and the emergence of infectious disease: The *Salmonella* paradigm», *Molecular Microbiology*, pp. 1006-1014. doi: 10.1046/j.1365-2958.2000.01907.x.

63. Knodler, L.A., Celli, J., Hardt, W.D., Vallance, B.A., Yip, C., Finlay, B.B. (2002). *Salmonella* effectors within a single pathogenicity island are differentially expressed and translocated by separate type III secretion systems. *Mol Microbiol* 43, 1089-1103.

64. Kocabiyik, A. L., Cangul, I. T., Alasonyalilar, A., Dedicova, D. y Karpiskova, R. (2006) «Isolation of *Salmonella* Enteritidis phage type 21b from a Eurasian eagle-owl (Bubo bubo)» *Journal of wildlife diseases*, 42(3), pp. 696-8. doi: 10.7589/0090-3558-42.3.696.

65. Loynachan A.T., Nugent J.M., Erdman M.M., Harris D.L. (2004). Acute infection of swine by various Salmonella serovars. *J Food Prot*. 67: 1484-1488.

66. Luque, I., A. Echeita, J. León, S. Herrera-León, C. Tarradas, R. González-Sanz, B. Huerta, R.J. Astorga. (2009). *Salmonella Indiana* as a cause of abortion in ewes: genetic diversity and resistance patterns. *Veterinary Microbiology.* 134: 396-399.

67. Mackey, B. M. y Derrick, C. M. (1979) «Contamination of the Deep Tissues of Carcasses by Bacteria Present on the Slaughter Instruments or in the Gut», *Journal of Applied Bacteriology.* Blackwell Publishing Ltd, 46(2), pp. 355-366. doi: 10.1111/j.1365-2672.1979.tb00832.x.

68. Main-Hester KL, Colpitts KM, Thomas GA, Fang FC, Libby SJ. (2008). Coordinate regulation of Salmonella pathogenicity island 1 (SPI1) and SPI4 in *Salmonella enterica* serovar Typhimurium. *Infect Immun.* 76 (3): 1024-35. Epub 2007 Dec 26.

69. Marin C, Palomeque MD, Marco-Jiménez F, Vega S. (2014). Wild griffon vultures (*Gyps fulvus*) as a source of Salmonella and Campylobacter in Eastern Spain. *PLoS One.* 2014 Apr 7;9(4): e94191. doi: 10.1371/journal.pone.0094191. eCollection 2014. PMID: 24710464

70. Marin C, Torres C, Marco-Jiménez F, Cerdà-Cuéllar M, Sevilla S, Ayats T, Vega S. (2018). Supplementary feeding stations for conservation of vultures could be an important source of monophasic Salmonella typhimurium 1,4,[5],12:i:. Sci Total Environ. 2018 Sep 15; 636: 449-455. doi: 10.1016/j.scitotenv.2018.04.310. Epub 2018 Apr 27. Erratum in: *Sci Total Environ.* 2018 Nov 1;640-641:1286. PMID: 29709862

71. Martins R.P., Collado-Romero M., Martínez-Gomáriz M., Carvajal A., Gil C., Lucena C., Moreno A., Garrido J.J. (2012). Proteomic analysis of porcine mesenteric lymph-nodes after Salmonella Typhimurium infection. *J Proteomics.* 75: 4457-4470.

72. Martins R.P., Collado-Romero M., Arce C., Lucena C., Carvajal A., Garrido J.J. (2013). Exploring the immune response of porcine mesenteric lymph nodes to *Salmonella enterica* serovar Typhimurium: an analysis of transcriptional changes, morphological alterations and pathogen burden. *Comp Immunol Microbiol Infect Dis.* 36: 149-160.

73. Millan, J., Aduriz, G., Moreno, B., Juste, R. A. y Barral, M. (2004) «*Salmonella* isolates from wild birds and mammals in the Basque Country (Spain)», Revue scientifique et technique (International Office of Epizootics), 23(3), pp. 905-911. doi: 10.20506/rst.23.3.1529.

74. Mittrucker, H.W., Kohler, A., Kaufmann, S.H. (2002). Characterization of the murine T-lymphocyte response to *Salmonella* enterica serovar Typhimurium infection. *Infect Immun 70*, 199-203.

75. Molina-Lopez, R. A., Obon, E., Valverdú, N., Martin, M., Mateu, E., Darwich, L. y Cerdà-Cuéllar, M. (2011) «Wild raptors as carriers of antimicrobial- resistant *Salmonella* and Campylobacter strains», *Veterinary Record*, 168(21), p. 565. doi: 10.1136/vr.c7123.

76. Morishita, T. Y., Aye, P. P. y Brooks, D. L. (1997) «A Survey of Diseases of Raptorial Birds», *Journal of Avian Medicine and Surgery*, 11(2), pp. 77-92.

77. Mörner, T. (2001) «Salmonellosis», en Williams, E. S. y Barker, I. K. (eds.) Infectious diseases of wild mammals. 3a. Iowa State University Press / Ames, pp. 505-506.

78. Nou, X., Rivera-Betancourt, M., Bosilevac, J. M., Wheeler, T. L., Shackelford, S. D., Gwartney, B. L., Reagan, J. O. y Koohmaraie, M. (2003) «Effect of Chemical Dehairing on the Prevalence of *Escherichia coli* O157:H7 and the Levels of Aerobic Bacteria and Enterobacteriaceae on Carcasses in a Commercial Beef Processing Plant», *Journal of Food Protection*, 66(11), pp. 2005-2009.

79. Pérez, J., R. Astorga, L. Carrasco, A. Méndez, A. Perea, M.A. Sierra. (1999). Outbreak of salmonellosis in farmed European wild boars (*Sus scrofa ferus*). *Veterinary Record*. 145: 464-465.

80. Pérez, J., R. Zafra, E. Mozos, C. Tarradas, R. Astorga, A. Arenas. (2003). Tiflocolitis aguda en équidos: descripción de tres casos clínicos. *VIII Simposio Anual de AVEDILA*. León, España.

81. Raffatellu M, Wilson RP, Winter SE, Bäumler AJ. (2008). Clinical Pathogenesis of Typhoid fever. *J Infect Dev Ctries*. 30. 2(4): 260-6. Review.

82. Ramis Vidal, Guillermo, Librado Carrasco Otero, Francisco José Pallarés Martínez, Rafael Jesús Astorga Márquez, Antonio Muñoz Luna, Jaime Gómez Laguna. (2011). Patologías digestivas porcinas en imágenes. Edit. SERVET-Grupo Asis Biomedia S.L. ISBN 978-84-92569-64-9. 226 páginas.

83. Reche, M. P., Jiménez, P. A., Alvarez, F., García De Los Ríos, J. E., Rojas, A. M. y De Pedro, P. (2003) «Incidence of salmonellae in captive and wild free-living raptorial birds in Central Spain», *Journal of Veterinary Medicine*, Series B, 50(1), pp. 42-44. doi: 10.1046/j.1439-0450.2003.00623.x.

84. Refsum, T., Handeland, K., Baggesen, D. L., Holstad, G. y Kapperud, G. (2002) «Salmonellae in avian wildlife in Norway from 1969 to 2000», *Applied and Environmental Microbiology*, 68(11), pp. 5595-5599. doi: 10.1128/AEM.68.11.5595-5599.2002.

85. Russell, S. M. (1998) «Chemical Sanitizing Agents and Spoilage Bacteria on Fresh Broiler Carcasses», *The Journal of Applied Poultry Research*. Oxford University Press, 7(3), pp. 273-280. doi: 10.1093/japr/7.3.273.

86. Sarmah, A. K., Meyer, M. T. y Boxall, A. B. A. (2006) «A global perspective on the use, sales, exposure pathways, occurrence, fate and effects of veterinary antibiotics (VAs) in the environment», Chemosphere, 65(5), pp. 725-759. doi: 10.1016/j.chemosphere.2006.03.026.

87. Schlafer, D.H., R.A. Foster (2016). Volume 3. Chapter 4. Female Genital System. Abortion and stillbirth. *Salmonella* as a cause of abortion in sheep and cattle. En: Jubb, Kennedy, and Palmer's Pathology of Domestic Animals, Sixth Edition. Editado por M. Grant Maxie. Elsevier. Páginas 412-413. ISBN: 978-0-7020-5319-1.

88. Schulz SM, Köhler G, Holscher C, Iwakura Y, Alber G. (2008). IL-17A is produced by Th17, gammadelta T cells and other CD4- lymphocytes during infection with Salmonella enterica serovar Enteritidis and has a mild effect in bacterial clearance. *Int Immunol.* 20(9): 1129-38. doi: 10.1093/intimm/dxn069.

89. Sevilla E, Marín C, Delgado-Blas JF, González-Zorn B, Vega S, Kuijper E, Bolea R, Mainar-Jaime RC. (2020). Wild griffon vultures (*Gyps fulvus*) fed at supplementary feeding stations: Potential carriers of pig pathogens and pig-derived antimicrobial resistance? *Transbound Emerg Dis.* 2020 Jan 4. doi: 10.1111/tbed.13470. [Epub ahead of print]. PMID: 31901154

90. Shivaprasad, H.L., Barrow, P.A. (2020). Chapter 16. Salmonella Infections – Pullorum Disease and Fowl Typhoid. En: Diseases of Poultry, 14th Edition. Editado por B.W. Calnek. Mosby International. Páginas 2221-2271. ISBN: 9781119371168

91. Southern, K. J., Rasekh, J. G., Hemphill, F. E. y Thaler, A. M. (2006) «Conditions of transfer and quality of food», Revue scientifique et technique (International Office of Epizootics), 25(2), pp. 675-684.

92. Spickler, Anna Rovid. *Salmonella* (Reptile-associated). Last Updated: January 2013. At http://www.cfsph.iastate.edu/DiseaseInfo/factsheets.php

93. Tauni, M. A. y Osterlund, A. (2000) «Outbreak of Salmonella Typhimurium in cats and humans associated with infection in wild birds», *J Small Animal Practice*, 41(8), pp. 339-341. Disponible en: http://www.ncbi.nlm.nih.gov/entrez/query.fcgi?db=pubmed&cmd=Retrieve&dopt=AbstractPlus&list_uids=11002934.

94. The European Union summary report on trends and sources of zoonoses, zoonotic agents and food-borne outbreaks in 2018. EFSA Journal 2019; 17 (12): 5926.

95. Torres, C. (2018). Presencia de portadores de *salmonella* spp. *Campylobacter* spp. y *Mycoplasma* spp. en buitres leonados (*Gyps fulvus*) silvestres en la Comunidad Valenciana. Tesis doctoral. Universidad de Murcia.

96. Usera, M. A., Aladueña, A., Díez, R., De la Fuente, M., Cerdán, P., Gutiérrez, R. y Echeita, A. (2001) Análisis de las cepas de *Salmonella* spp. aisladas de muestras de origen no humano en España en el año 2000, Boletin Epidemiologico semanal.

97. Uzal, F., B.L. Plattner, J.M. Hostetter (2016). Volume 2. Chapter 1. Alimentary System. Infectious and parasitic diseases of the alimentary tract. Salmonellosis. En: Jubb, Kennedy, and Palmer's Pathology of Domestic Animals, Sixth Edition. Editado por M. Grant Maxie. Elsevier. Páginas 167-176. ISBN: 978-0-7020-5318-4.

98. Uzzau, S., D. J. Brown, T. Wallis, S. Rubino, G. Leori, S. Bernard, J. Casadesús, D. J. Platt, and J. E. Olsen. (2000). Review: host adapted serotypes of *Salmonella enterica. Epidemiology and Infection.* 125 (2): 229-255.

99. Valdezate, S., R.J. Astorga, S. Herrera-León, A. Perea, A. Echeita, M.A. Usera. (2004). Caracterización de cepas de *Salmonella enterica* subsp. *enterica* serotipo Abortusovis aisladas en diferentes áreas geográficas de España durante un periodo de cuatro años (1997 a 2000). *Laboratorio Veterinario Avedila.* 27: 2-6.

100. Valdezate, S., R.J. Astorga, S. Herrera-León, A. Perea, M.A. Usera, B. Huerta, A. Echeita. (2007). Epidemiological tracing of *Salmonella enterica* serotype Abortusovis from Spanish ovine flocks by PFGE fingerprinting. *Epidemiology and Infection.* 135: 695-702.

101. Vázquez Calero, David y García Bocanegra, Ignacio. (2019). Salmonelosis (Capítulo 6.5. Zoonosis transmitidas por animales exóticos). *En*: Zoonosis transmitidas por animales de compañía. Una guía de consulta para el profesional sanitario. Zaragoza (España). Editorial Amazing Books. ISBN: 978-84-17403-32-4. PP. 367-372.

102. Vela, A. I., Casas-Díaz, E., Fernández-Garayzábal, J. F., Serrano, E., Agustí, S., Porrero, M. C., Sánchez del Rey, V., Marco, I., Lavín, S. y Domínguez, L. (2015) «Estimation of Cultivable Bacterial Diversity in the Cloacae and Pharynx in Eurasian Griffon Vultures (Gyps fulvus)», *Microbial Ecology*, 69(3), pp. 597-607. doi: 10.1007/s00248-014-0513-3.

103. Vicente, J., León-Vizcaíno, L., Gortázar, C., Cubero, M. J., González-Candela, M. y Martín-Atance, P. (2002) «Antibodies to selected viral and bacterial pathogens in European wild boars from southcentral Spain», *Journal of wildlife diseases*, 38(3), pp. 649-652. doi: 10.7589/0090-3558-38.3.649.

104. Wells, J.M., Loonen, L.M., Karczewski, J.M. (2010). The role of innate signaling in the homeostasis of tolerance and immunity in the intestine. *Int J Med Microbiol* 300, 41-48.

105. Wilson, J. E. y MacDonald, J. W. (1967) «Salmonella infection in wild birds», British *Veterinary Journal*, 123(5), pp. 212-218.

106. Zhang S., Adams L.G., Nunes J., Khare S., Tsolis R.M., Bäumler A.J. (2003). Secreted effector proteins of Salmonella enterica serotype Typhimurium elicit host-specific chemokine profiles in animal models of typhoid fever and enterocolitis. *Infect Immun.* 71: 4795-4803.

107. Zhou D., Galan J. (2001). *Salmonella* entry into host cells: the work in concert of type III secreted effector proteins. *Microbes Infection.* 3: 1293-1298.

CAPÍTULO 5

DIAGNÓSTICO LABORATORIAL

CARACTERIZACIÓN FENOTÍPICA Y GENÉTICA DE *SALMONELLA* SPP.

DIAGNÓSTICO LABORATORIAL
CARACTERIZACIÓN FENOTÍPICA Y GENÉTICA DE *SALMONELLA* SPP.

Héctor Argüello Rodríguez, Ángela Galán Relaño, Rafael Jesús Astorga Márquez

El diagnóstico laboratorial de *Salmonella* spp. se basa en métodos indirectos (ELISA) y directos (aislamiento bacteriológico, identificación bioquímica y molecular). La caracterización completa de una cepa de *Salmonella* requiere métodos fenotípicos y genéticos. Entre los primeros se encuentran el serotipado, fagotipado y los ensayos de sensibilidad antimicrobiana (CMI); para la caracterización genética disponemos hoy día de métodos de alto poder de discriminación como el campo pulsado (PFGE), el análisis de variabilidad de secuencias multilocus (MLVA) y la secuenciación genómica (WGS). Finalmente, son de máxima actualidad las técnicas de detección de integrones (por ejemplo, clase I y II) sobre genes de resistencia (cepas MDR).

5.1 INTRODUCCIÓN

5.1.1 ¿Qué tipo de muestras deben analizarse? Serología vs. bacteriología

Antes de decidir qué tipo de diagnóstico utilizaremos (serológico o bacteriológico), es importante comprender que no existe un método mejor que otro, sino que ambos son distintos y los resultados obtenidos no son equiparables. Ambos sistemas valoran procesos diferentes y presentan una serie de ventajas e inconvenientes que deben ser valorados (Figuras 1-4).

Podemos señalar varias ventajas del diagnóstico indirecto o serológico en comparación con la bacteriología, pero, sin lugar a duda, la principal es la solución que plantea a la eliminación intermitente o en muy bajas concentraciones de *Salmonella* por los portadores crónicos de esta bacteria. Asimismo, el diagnóstico serológico no

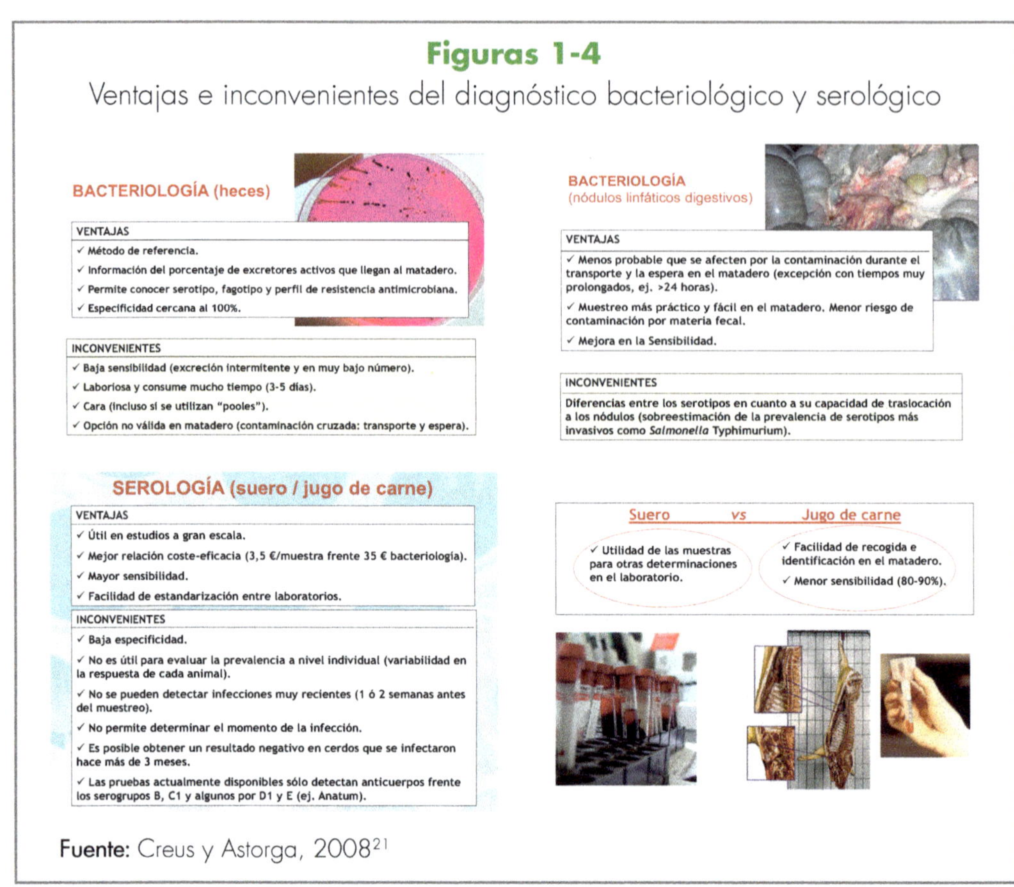

Fuente: Creus y Astorga, 2008[21]

presenta problemas de contaminación cruzada y además la relación coste-eficacia es mucho mejor que la de los bacteriológicos, de ahí que sea el método de elección en el marco de los programas de vigilancia y control a gran escala.

Por otra parte, las desventajas de esta metodología derivan de su propio fundamento: no permiten discriminar individuos excretores que se han recuperado y tampoco detectar infecciones muy recientes.

Los métodos serológicos de diagnóstico persiguen la detección de anticuerpos anti- *Salmonella*, bien en suero o en jugo de carne (Figura 5). La técnica más comúnmente utilizada es un ELISA indirecto, habitualmente usando como antígeno el lipopolisacárido (LPS) de la bacteria, pudiéndose utilizar el LPS de un solo serogrupo o mezclar el de varios. Los anticuerpos anti-*Salmonella* pueden estar presentes hasta un período aproximado de unos tres meses después de iniciarse la infección y son una prueba de que el animal ha estado en contacto con la bacteria. Actualmente, el Mix-LPS-ELISA es sin duda la opción más comúnmente empleada para el diagnóstico serológico de salmonelosis, siendo además la técnica estándar en todos los programas de control puestos en marcha en la UE para el ganado porcino. Tal y como señaló Carvajal (2003)[17], la combinación más frecuente e idónea es la de los serogrupos B, C1 y D1, pues entre el 90 % y el 95 % de las infecciones por *Salmonella* en cerdos son producidas por alguno de estos serogrupos. Finalmente, a determinados ELISAs se les agregan antígenos de LPS-*Salmonella* pertenecientes a otros serogrupos para ampliar el espectro de serotipos detectables (por ejemplo, Anatum), tal y como describió Collazos en 2008[18].

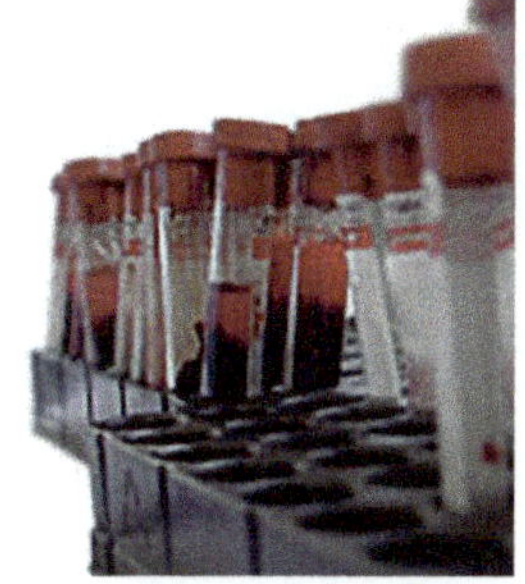
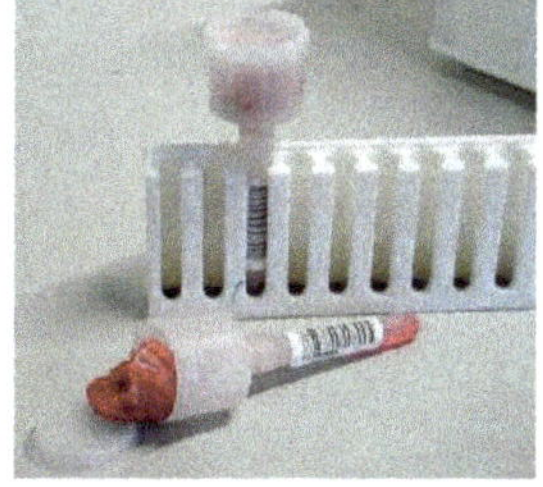
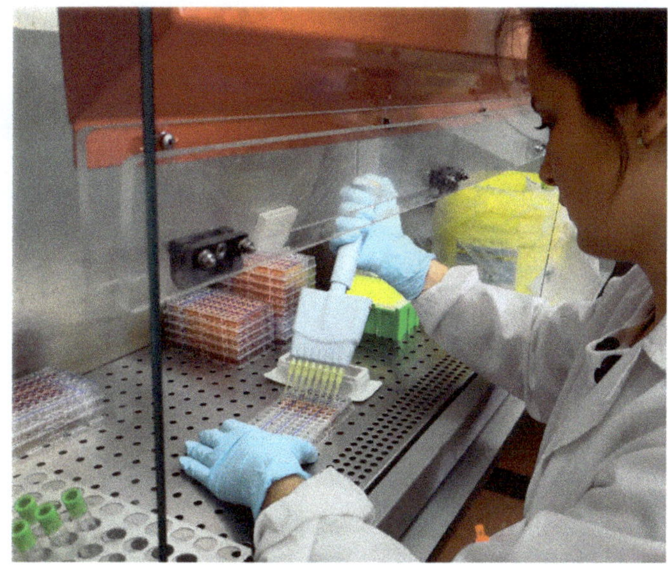

Figura 5

Los ELISAs comerciales se pueden realizar a partir de suero o jugo de carne

Fuente propia

Asimismo, hay que resaltar que la aplicación principal de la serología es el diagnóstico a *nivel de explotación*. Sin embargo, debemos tener en cuenta que este diagnóstico serológico requiere del apoyo constante de la *bacteriología convencional* que permite conocer la situación inicial, así como la evolución de los serotipos más predominantes y en una determinada área geográfica. Por este motivo, la mejor opción es aquella que combina ambas técnicas de diagnóstico[21]. La serología nos será de gran utilidad para evaluar de forma más rápida y económica el curso de la infección en un grupo de granjas y la bacteriología constituye una herramienta indispensable para poder estudiar las fuentes y la dinámica de la infección en una granja concreta.

5.1.2 ¿Dónde obtener las muestras?

Si se opta por el muestreo de las heces, es mejor que estas se recojan en la misma explotación, ya que los resultados bacteriológicos de las muestras obtenidas en el matadero podrían estar sobreestimando la prevalencia en granja. Durante el transporte y la espera al matadero, los animales pueden infectarse debido al contacto con otros animales y el ambiente contaminado de los camiones y los corrales (contaminación cruzada)[21]. En solo dos horas una

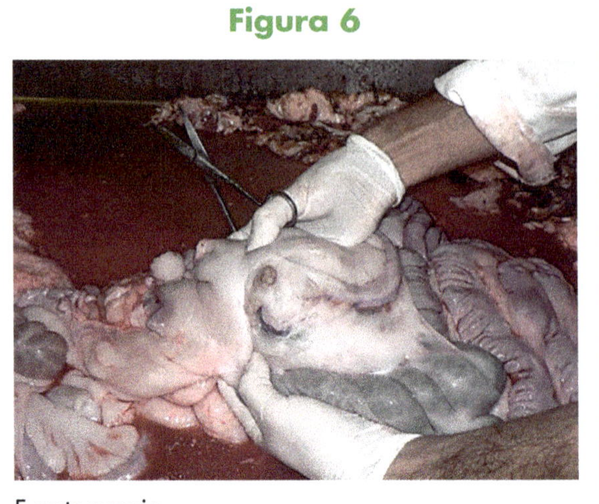

Figura 6

Fuente propia

infección inicial en tonsilas puede localizarse ya en heces[38]. Si por logística es más fácil la recogida de muestras en el matadero, la mejor opción es la obtención de nódulos linfáticos ileocólicos, solucionando el problema de la no detección de animales en granja que, siendo portadores, no eliminan la bacteria por heces (Figura 6). Además, es menos probable que se afecten por la contaminación durante el transporte y la espera en el matadero; siempre y cuando ese período no exceda las 24 horas. En el caso de las muestras de sangre, estas pueden obtenerse tanto en la misma explotación como en el matadero, ya que el resultado serológico no se ve afectado por las infecciones recientes que pueden tener lugar durante las etapas presacrificio.

5.1.3 Frecuencia en la toma de muestras

Como hemos comentado anteriormente, la infección por *Salmonella* puede variar a lo largo del tiempo, por lo tanto, la toma de muestras para monitorizar la infección debería abarcar diferentes periodos del año. Un estudio serológico realizado en granjas de engorde de Cataluña reveló una mayor prevalencia en las explotaciones monitorizadas en los meses de verano en comparación con las monitorizadas en invierno[55]. Además de la variabilidad temporal, debido a las diferencias que también pueden existir entre grupos de animales de una misma granja, se aconseja que el muestreo en las explotaciones sea lo más representativo posible, incluyendo animales de diferentes naves o salas y corrales y si este se realiza en el matadero, incluyendo diferentes lotes de sacrificio[21].

5.2 Diagnóstico indirecto

El diagnóstico indirecto de la infección por *Salmonella* se realiza mediante técnicas serológicas cuyo objetivo es la detección de anticuerpos desarrollados por el sistema inmunitario del hospedador al ser infectado. Las técnicas indirectas de detección de *Salmonella* surgieron como alternativa a los métodos bacteriológicos para tratar de solventar los problemas que planteaba el empleo de estos últimos en programas de vigilancia y control del patógeno en animales de producción[58]: elevado coste y tiempo de aislamiento, baja sensibilidad o la excreción intermitente de *Salmonella* en las heces. El diagnóstico serológico se basa en la detección de las inmunoglobulinas de la clase IgG producidas por los animales infectados que se mantienen en niveles detectables durante largos periodos de tiempo.

La principal técnica indirecta empleada en el diagnóstico de *Salmonella* es el ELISA[59], aunque también se han descrito otras más simples como la aglutinación rápida en placa o sistemas más novedosos como los sistemas de análisis mediante esferas[14].

5.2.1 Técnica ELISA (Enzime Linked Immunosorbent Assay)

Es una técnica de diagnóstico basada en la detección de antígenos o anticuerpos mediante un ensayo inmunoenzimático realizado sobre un soporte sólido, y una microplaca de plástico tratado en cuyos pocillos se producen las diferentes reacciones del ensayo. Existen varios tipos de ELISA en función de su diseño, pero los empleados en el diagnóstico de *Salmonella* son ELISA indirectos basados en el empleo para el tapizado de las placas de antígenos somáticos (cadena O del lipopolisacarido o LPS), antígenos flagelares o lisados completos de la bacteria.

El análisis serológico mediante ELISA ha tenido una gran aceptación en el diagnóstico de *Salmonella*, enfocado principalmente a programas de control[60,84], aunque también en estudios de campo sobre prevalencia[33,69], factores de riesgo[50,63], monitorización de la infección[74] o estrategias de control[20], ya que su empleo permite determinar el estatus de un rebaño en un momento determinado[49] y seguir el proceso de infección en estudios longitudinales[56].

Nielsen y colaboradores[59] desarrollaron un ELISA indirecto para el diagnóstico de *Salmonella* que fue incorporado al programa de control en ganado porcino de

Dinamarca con el fin de monitorizar las granjas de cerdos de engorde[58]. Dicho ELISA, denominado Mix-LPS-ELISA, se basa en el empleo, para el tapizado de las placas, de una combinación de antígenos de la cadena O del LPS de los serotipos *S.* Typhimurium y *S.* Cholerasuis, antígenos somáticos 1, 4, 5, 6, 7 y 12, y detecta teóricamente los anticuerpos generados tras la infección por *Salmonella* de los serogrupos B, C1 y D1 (este último, por reacción cruzada con el antígeno somático 12). La inclusión de estos tres serogrupos permitía detectar las infecciones causadas por el 93 % de los serotipos presentes en el ganado porcino de Dinamarca en el momento de su instauración[12]. EL LPS fue seleccionado por su capacidad inmunógena e inductora de anticuerpos específicos así como por su capacidad de adhesión a las placas de inmunoensayo gracias a los polímeros hidrófobos que estas presentan y por la facilidad de la purificación a gran escala[59].

Posteriormente y basados en el mismo sistema de detección, se han ido desarrollando otros Mix-LPS-ELISA en Holanda[82], Francia[67] o España[18], con variaciones en los serotipos seleccionados para la obtención del LPS y de los serogrupos incluidos. En la actualidad existen varios Mix-LPS-ELISA comerciales que han sido valorados en diferentes estudios para determinar su sensibilidad, especificidad, concordancia, etc., aspectos que serán comentados en el punto que trata sobre los factores que modifican los resultados de las técnicas de diagnóstico indirecto.

Además de los LPS-ELISA se han desarrollado otros ELISA para la detección de anticuerpos frente a *Salmonella*. En algunos estudios se han utilizado ELISA basados en el empleo de un lisado completo de la bacteria o de otras estructuras inmunógenas como los flagelos[72]. La técnica ELISA basada en la utilización de antígenos flagelares se empleó para la diferenciación de las infecciones causadas por los serotipos *S.* Enteritidis y *S.* Gallinarum[13]. Su desarrollo estaba dirigido al control de *Salmonella* en avicultura, donde a consecuencia del corto ciclo productivo de las aves de engorde es necesario detectar los anticuerpos lo antes posible tras la instauración de la infección. Los flagelos, al encontrarse muy expuestos al medio externo, dan lugar a una respuesta inmunitaria humoral temprana[86]. Además, los anticuerpos frente a las flagelinas tienen una elevada especificidad, disminuyendo las reacciones cruzadas con otras enterobacterias[23]. Van Zijderveld y colaboradores[86] desarrollaron un ELISA de competición para la detección de anticuerpos frente a flagelinas del serotipo *S.* Enteritidis que ha sido empleado en el programa de control holandés de *Salmonella* en avicultura[26]. Mediante el tapizado con proteínas flagelares recombinantes de *S.* Enteritidis y *S.* Typhimurium se desarrolló un ELISA similar[23]. Sin embargo, el empleo de este tipo de ELISA no se ha extendido a otras especies porque los resultados no han sido satisfactorios.

5.2.2 Pasos de la técnica LPS-ELISA e interpretación de resultados

Los Mix-LPS-ELISA son ELISA indirectos que se basan en la unión de los anticuerpos, habitualmente de la clase IgG, a los antígenos, cadena O del LPS, que tapizan los pocillos de la placa. Aunque las diluciones de los sueros problema, los conjugados, las incubaciones (tiempo y temperatura) y los substratos empleados para el revelado varían, las fases esenciales de un LPS-ELISA aparecen indicadas en la Figura 7. Cada una de las etapas se separa de la siguiente por lavados con una solución tampón con un detergente, por ejemplo, tampón fosfato (PBS 1X) suplementado con Tween 20 (0,05 %).

I. Tapizado de la placa (solo para home-made ELISAs)

Tapizado de los pocillos de las microplacas con una dilución de los antígenos LPS en una solución tampón (por ejemplo, tampón carbonato-bicarbonato pH 9,6).

II. Bloqueo (solo para home-made ELISAs)

Postapizado de los pocillos de las microplacas con una solución de albúmina sérica bovina para que aquellas zonas de la superficie del pocillo donde el LPS no ha conseguido adherirse queden cubiertas y en ellas no se puedan fijar los anticuerpos.

III. Adición de muestras

Adición de muestras de suero o jugo de carne, en la dilución indicada, junto con los controles positivos y negativos correspondientes. Los anticuerpos frente al LPS se fijarán de forma específica en el caso de los sueros positivos.

IV. Adición del conjugado

Tras la incubación de los sueros, se añade un conjugado antiinmunoglobulinas de cerdo (normalmente anti-IgG, aunque también puede ser específico frente a inmunoglobulinas de la clase IgM o IgA para estudios particulares, en desafíos o estudios de inmunidad). Estos conjugados están marcados con una enzima (peroxidasa generalmente). En aquellos pocillos con presencia de anticuerpos frente al LPS se fijará el conjugado, mientras que en el resto será arrastrado durante el lavado posterior.

V. Revelado

En la etapa de revelado se produce una reacción entre el sustrato adicionado y la enzima que se encuentra unida al conjugado de forma que se produce una reacción colorimétrica.

VI. Frenado y lectura de la densidad óptica

Después de la incubación de la fase anterior se debe proceder al frenado de la reacción enzimática mediante una solución (por ejemplo, H_2S al 5 %), que detenga los cambios colorimétricos y mantenga estable, durante la medida, la coloración. En función del color de la reacción, la lectura se realizará a una determinada longitud de onda obteniéndose un valor bruto de absorbancia.

VII. Interpretación de los resultados

Los valores absolutos de absorbancia son generalmente expresados como porcentaje de densidad óptica (% DO) mediante correcciones establecidas a partir de los valores obtenidos con los controles positivos y negativos. Finalmente, se establece un punto de corte sobre este % DO. Aunque este punto de corte es arbitrario, la mayoría de los estudios serológicos y programas de control emplean valores similares. El punto de corte más bajo empleado es 10 % DO. Este fue el punto de corte establecido en el desarrollo del Mix-LPS-ELISA danés y se emplea en el análisis individual de muestras o en estudios experimentales[59]. Presenta como ventaja una elevada sensibilidad (90 %), pero es poco específico (30 %)[49]. Por este motivo, para los programas de control emplean puntos de corte más altos que mejoran la especificidad de la técnica, mientras que la sensibilidad disminuye, pudiendo reducirse hasta valores del 50 % en función del serotipo[49].

Los puntos de corte más utilizados en el análisis a nivel de rebaño son el 40 % DO[73] y el 20 % DO[3].

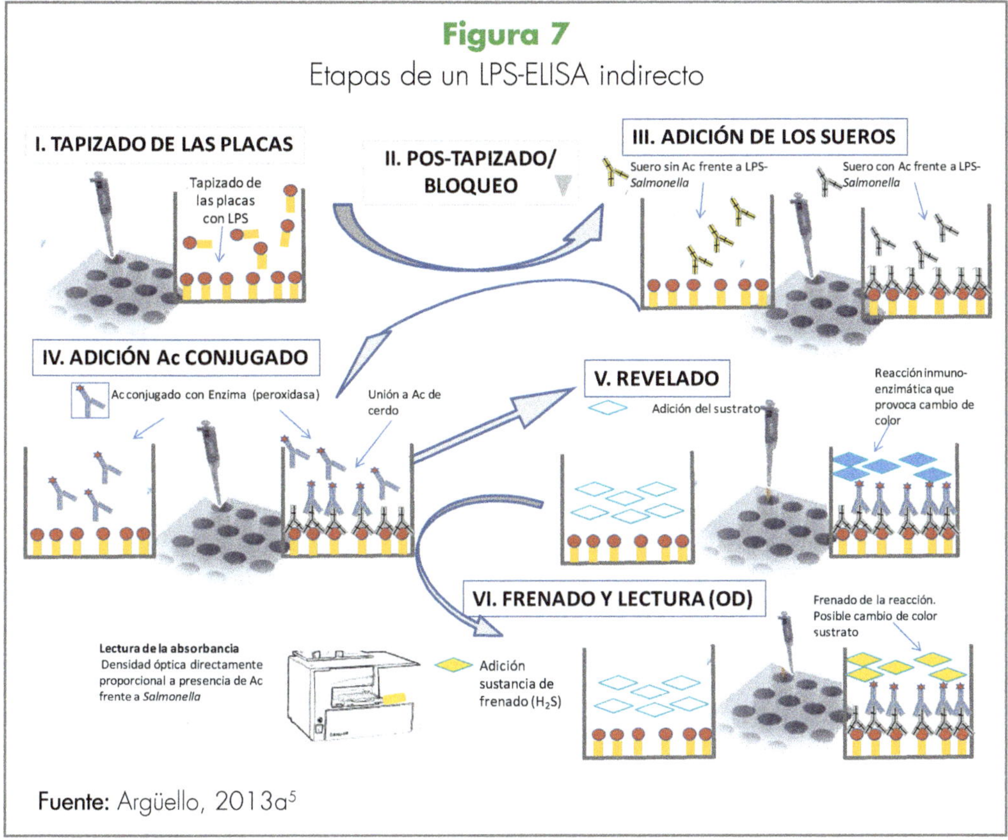

Fuente: Argüello, 2013a[5]

5.2.3 Factores que afectan a los resultados de las técnicas indirectas

Diferentes factores pueden afectar a la sensibilidad o a la especificidad de las técnicas indirectas. Dichos factores deben ser tenidos en cuenta si estas técnicas se emplean en el diagnóstico de *Salmonella*, tanto en planes de control como en estudios científicos.

Punto de corte

El punto de corte seleccionado para realizar el ELISA es el factor que más influye en los parámetros de la técnica y, por consiguiente, en los resultados obtenidos. El punto de corte determina la sensibilidad y la especificidad de la técnica. Basándonos en esta premisa, se pueden establecer variaciones en función de si deseamos tener una mayor sensibilidad (punto de corte establecido a bajos valores de % DO) o una mayor especificidad (punto de corte a elevados valores de % DO).

Momento de la infección

Como se ha explicado al inicio del apartado de diagnóstico indirecto, estas técnicas se basan en la detección de los anticuerpos producidos en respuesta a la infección por *Salmonella*. Es por lo que, existe una ventana temporal desde que el animal es infectado y hasta que los anticuerpos se producen en niveles suficientes para ser detectados, dando lugar a un resultado falso negativo. Se estima que el tiempo requerido varía entre las dos semanas en infecciones experimentales[85] hasta los dos meses en infecciones naturales[42]. Además, existen factores inherentes al individuo, a la cepa y al ambiente que pueden provocar variaciones en el desarrollo de la respuesta inmunitaria y, por tanto, modificar los tiempos de aparición de los anticuerpos.

Serotipo

Diversos estudios han demostrado que no todos los serotipos presentan la misma capacidad para infectar cerdos[85]. Como consecuencia, la respuesta inmunitaria también varía y con ella los títulos de anticuerpos producidos. *S.* Typhimurium y *S.* Cholerasuis inducen una fuerte respuesta humoral en cerdos, fácilmente detectable mediante la técnica LPS-ELISA. Sin embargo, otros serotipos como *S.* Panama, *S.* Goldcoast, *S.* Infantis o *S.* Rissen inducen respuestas de menor intensidad[18,72]. Por otra parte, no todos los anticuerpos anti-*Salmonella* son detectables por los antígenos incluidos en las placas de ELISA. Así, si por ejemplo se emplean los antígenos descritos por Nielsen y colaboradores[59] para el tapizado de las placas, las infecciones por serotipos como S. Anatum, perteneciente al serogrupo E1, no pueden ser detectadas.

Inmunidad pasiva

Los anticuerpos maternos transferidos durante la lactancia pueden persistir entre 8 y 10 semanas, de modo que pueden ser detectados en animales que no han sido infectados por *Salmonella*.

Fallo en la seroconversión

Algunos animales, con independencia del serotipo implicado, no desarrollan respuesta inmunitaria tras la infección[85]. Se estima que este fallo de respuesta ocurre en el 1-2 % de los cerdos, aunque este valor no es fácil de cuantificar [59].

Tipo de muestra

Para la detección de anticuerpos anti-*Salmonella* se emplean dos tipos de muestras principalmente, jugo de carne o suero. Los valores de absorbancia obtenidos mediante el análisis de jugo de carne son ligeramente inferiores a los obtenidos en suero, por lo que para obtener valores comparables hay que realizar diferentes diluciones[61]. Dichos ajustes suelen estar especificados en los tests comerciales. Además, respecto a las muestras de jugo de carne, que son las muestras de elección en los programas de control por la facilidad en su recogida, se ha demostrado que existen variaciones en el resultado en función del músculo seleccionado[61]. Así, los títulos de inmunoglobulinas de la clase IgG en el jugo de carne de músculo diafragmático eran mayores que los proporcionados por el jugo de músculo de cuello y de abdomen. Por lo tanto, también la elección del músculo a analizar puede ser relevante.

Correlación de resultados (diferentes ELISAs)

Finalmente, hay que subrayar que diversos trabajos han demostrado la existencia de diferencias entre los resultados ofrecidos por diferentes ELISAs (ya sean comerciales o *home-made*) en el análisis de los mismos sueros[18,76]. Mediante estos estudios se ha demostrado que la eficiencia de análisis es variable entre distintos tests. Por lo tanto y como indicaron Van der Stede y colaboradores[83], en un estudio realizado en Bélgica con sueros recogidos de 661 cerdos procedentes de 20 granjas, los resultados no solo variaron en función del punto de corte empleado, sino también en base al ensayo seleccionado. Este hecho debe ser tenido en cuenta a la hora de comparar resultados de muestras procesadas con diferentes ELISAs.

5.3 Diagnóstico directo

5.3.1 Aislamiento bacteriológico

Existe una gran cantidad de información científica acerca del aislamiento de *Salmonella*, con una gran variedad de medios de cultivo, algunos diseñados exclusivamente para este fin. Así mismo, existe un sinfín de procedimientos de aislamiento, con un número variable de pasos, diferentes medios y temperaturas de incubación[87]. El hecho de que exista una gama tan amplia de protocolos es consecuencia de la complejidad de este aislamiento ya que, por lo general, las concentraciones de *Salmonella* tanto en alimentos como en las heces de animales portadores o con infecciones subclínicas suele ser baja. Por ello, el aislamiento en un único paso, sin fase de enriquecimiento, a partir de muestras de heces u otros órganos de animales es en muchas ocasiones inviable, por no ser lo suficientemente sensible.

Con el fin de armonizar y regularizar el aislamiento bacteriológico de *Salmonella* se han diseñado protocolos estandarizados, entre los cuales son de interés en nuestro ámbito los recogidos en la norma ISO 6579-2002 referente al aislamiento de *Salmonella* en muestras de alimentos y piensos (Figura 8) y la modificación de esta misma norma introducida en el año 2007 para su adecuación al aislamiento de *Salmonella* en heces de animales (EN/ISO 6579-2002/Amd1:2007)[40]. También es de interés la norma ISO 6579-2:2012, referente al aislamiento de *Salmonella*, identificación y enumeración mediante la técnica del número más probable miniaturizada[39]. Aunque la metodología empleada y sobre todo los medios seleccionados varían de unos estudios a otros, el aislamiento e identificación de *Salmonella* por lo general incluye los siguientes pasos: (I) preenriquecimiento no selectivo; (II) enriquecimiento selectivo; (III) cultivo en medio selectivo y diferencial, y (IV) confirmación mediante pruebas bioquímicas, moleculares o serotipificación.

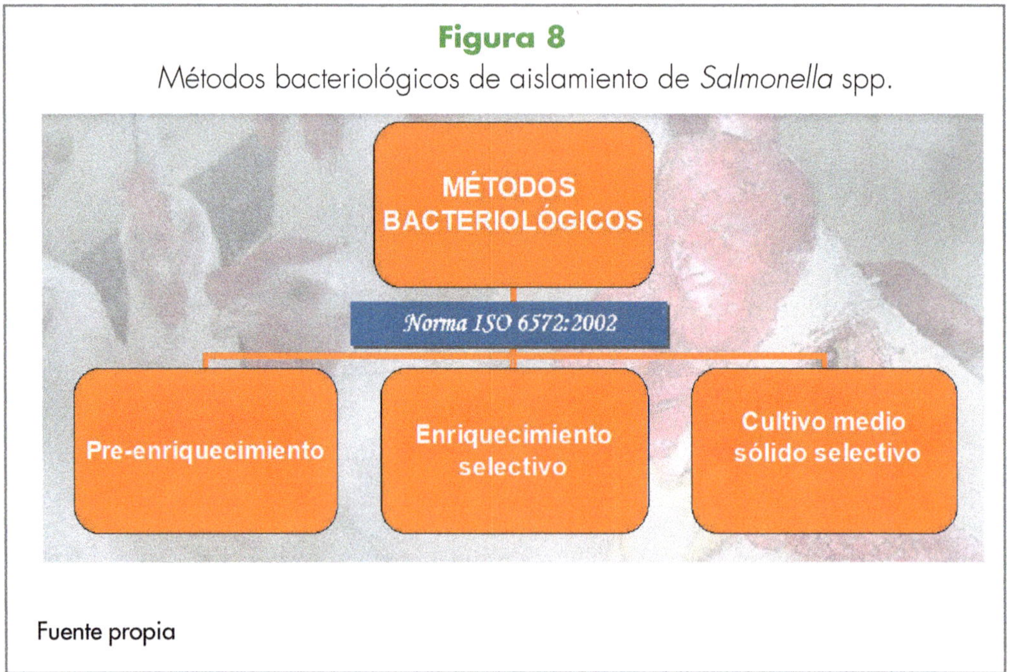

Figura 8

Métodos bacteriológicos de aislamiento de *Salmonella* spp.

Fuente propia

5.3.1.1 Preenriquecimiento no selectivo

El objetivo del preenriquecimiento de las muestras es permitir la recuperación de la viabilidad de aquellas salmonelas que puedan encontrarse dañadas a consecuencia de la a_w, el pH, la temperatura, la radiación u otros factores del ambiente. Estas bacterias dañadas, aunque son viables e incluso capaces de provocar enfermedad en condiciones adecuadas, no son capaces de sobrevivir y multiplicarse en medios selectivos, sobre todo cuando son incubadas a temperaturas superiores a 37,5 °C. El empleo de un paso previo de preenriquecimiento permite la recuperación de las bacterias dañadas antes de iniciar el cultivo en medios selectivos mejorando, por tanto, la sensibilidad de las técnicas de aislamiento.

Para esta fase del aislamiento se han propuesto varios medios de cultivo entre los que se encuentran el agua de peptona tamponada (BPW), el medio M9 o el medio de preenriquecimiento universal, siendo el primero el más comúnmente empleado (Figura 9). Los medios de pre-enriquecimiento se caracterizan por no ser ricos en nutrientes, puesto que estos no son necesarios para la recuperación de *Salmonella*, por no incluir azúcares fermentables y por su gran capacidad tampón, ya que la acidificación excesiva del medio durante la incubación puede disminuir la viabilidad o incluso provocar la muerte de las bacterias presentes, manteniendo el pH al final de la incubación en valores comprendidos entre 5,8-6,4 en el caso del BPW.

El tiempo de incubación se establece entre 18 y 24 horas a 37 °C (± 2 °C). No es conveniente prolongar las incubaciones por encima de este tiempo, ya que se favorece la proliferación de otras bacterias competidoras que pueden disminuir la viabilidad de *Salmonella,* aunque tampoco se recomiendan incubaciones inferiores a las 16 horas, ya que se reduce la sensibilidad del diagnóstico.

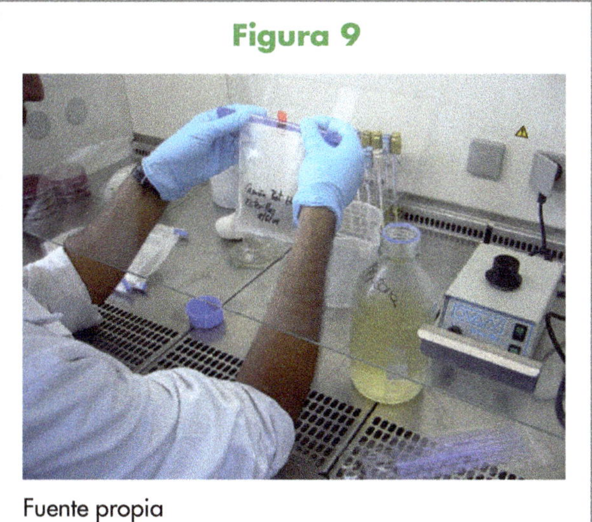

Figura 9

Fuente propia

5.3.1.2 Enriquecimiento selectivo

El enriquecimiento selectivo es una etapa crucial en el aislamiento de *Salmonella*. En esta fase, los medios selectivos inhiben el crecimiento de otras posibles bacterias presentes en el medio de preenriquecimiento, al tiempo que favorecen su multiplicación hasta concentraciones que permiten su aislamiento e identificación en la siguiente etapa del protocolo de aislamiento. En la actualidad, se emplean tres medios para el

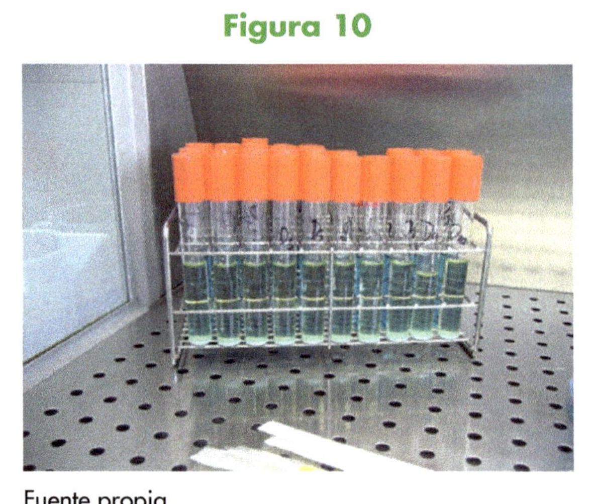

Fuente propia

enriquecimiento selectivo: caldo tetrationato (MKTT), caldo Rappaport-Vassiliadis (RV) y el medio modificado Rappaport-Vassiliadis (MSRV). En el pasado se incluía también para este fin el caldo selenito, pero debido a su menor sensibilidad, su mayor toxicidad y menor estabilidad ha caído en desuso[87].

El caldo tetrationato es un medio selectivo basado en la combinación de iodina y tiosulfato sódico, al que posteriormente se adicionaron sales biliares y verde brillante (MKTT). En la actualidad, se suplementa con novobiocina para limitar el crecimiento de flora competidora. La ratio empleada para la inoculación de este medio de cultivo es 1:10, incubándose a 41 °C durante 24 y 48 horas. Solo las muestras negativas en la siguiente etapa del protocolo de aislamiento son resembradas tras la incubación durante 48 horas en MKTT.

El caldo RV es un medio de enriquecimiento que hace referencia a sus creadores (Figura 10) Inicialmente Rappaport y sus colaboradores elaboraron un medio de cultivo para *Salmonella* basado en su capacidad para sobrevivir y multiplicarse en medios de alta osmolaridad (conseguida mediante la incorporación de MgCl), en presencia de verde malaquita, a pH relativamente bajo (pH = 5,2) y con escaso aporte de nutrientes (5 g de peptona por litro). Posteriormente, Vassiliadis realizó una modificación del medio reduciendo la cantidad de verde malaquita, lo que permitió su incubación a temperaturas de hasta 43 °C. La ratio empleada para la inoculación de este medio de cultivo es de 1:100 y al igual que el MKTT se incuba a 41 °C durante 24 h, con resiembra tras 48 horas de incubación para las muestras negativas en la siguiente etapa. Diversos estudios han demostrado que el caldo RV es más sensible que el MKTT en el aislamiento de *Salmonella*[10]. De hecho, el caldo RV fue el medio de cultivo recomendado para el análisis de muestras de heces en la ISO 6579/2002 hasta la inclusión del medio MSRV en la modificación realizada en el año 2007 (Anexo D, ISO 6579/2002) (Figura 11).

El medio MSRV es un medio semisólido desarrollado a partir del caldo RV. En comparación con el RV se caracteriza por ser más rico en nutrientes, poseer una mayor capacidad tampón, una menor concentración de MgCl y por incorporar novobiocina. Su presentación en forma de agar semisólido permite el crecimiento y migración de *Salmonella* (ya que la mayoría de serotipos poseen flagelos) y la diferenciación con microorganismos no flagelados que puedan multiplicarse en este medio (Figuras 12 y 13). La ratio de inoculación, al igual que en el caldo RV, es de 1:100, la temperatura de incubación de 41,5 °C y los tiempos de incubación de 24 y 48 horas.

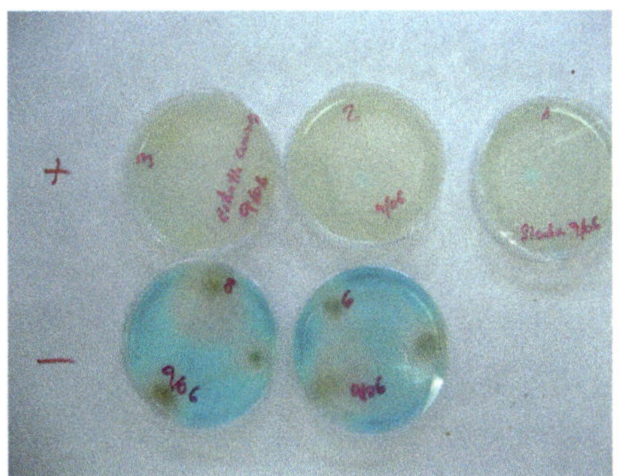

Figura 11

Fuente propia

Figuras 12 y 13

Medio semisólido Rappaport-Vassiliadis; crecimiento positivo y negativo

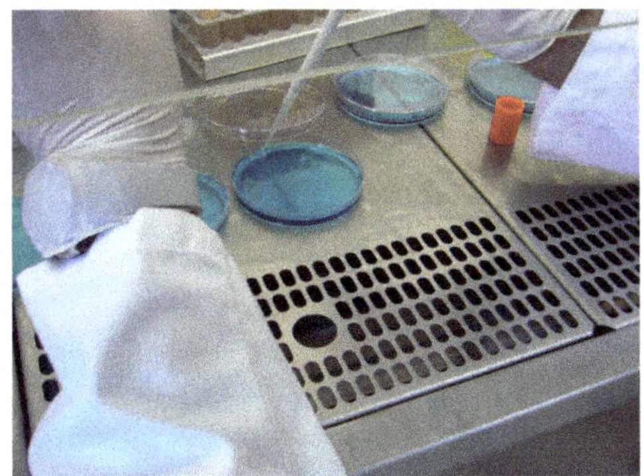

Fuente propia

5.3.1.3 Aislamiento en medios selectivos

El paso de enriquecimiento tiene por objetivo la multiplicación de *Salmonella* hasta concentraciones más fácilmente detectables en medios sólidos. Existe una gran variedad de medios de cultivo diseñados para esta etapa del proceso de aislamiento y que se basan en los principios de ser selectivos y diferenciales. Su carácter selectivo, al igual que en la fase anterior, se basa en la incorporación de sustancias inhibidoras del crecimiento de otras bacterias. Por su parte, el carácter diferencial se apoya en la capacidad de *Salmone-*

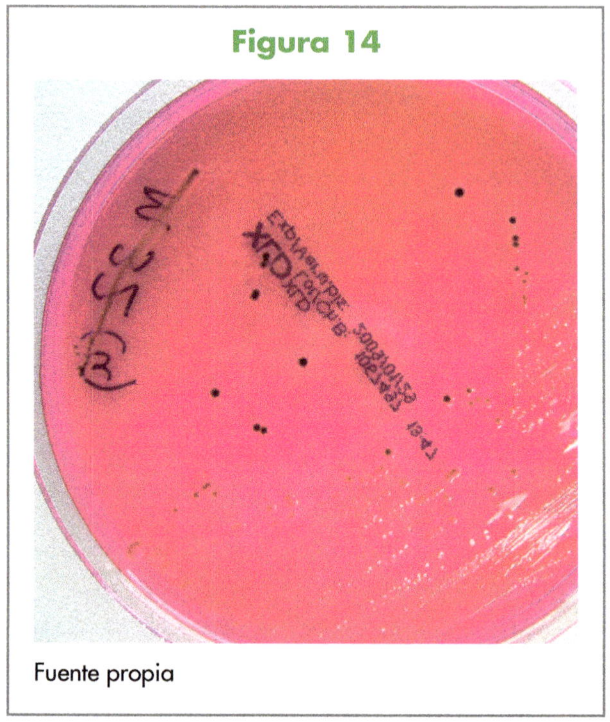

Figura 14

Fuente propia

lla para realizar determinadas reacciones bioquímicas que conllevan la producción de metabolitos que pueden ser identificados mediante cambios de color en el medio de cultivo, como por ejemplo la producción de H$_2$S (Figura 14).

Estas reacciones permiten diferenciar las colonias de *Salmonella* de las de otros microorganismos capaces de crecer en estos mismos medios, principalmente otras enterobacterias. Entre los medios más empleados en esta etapa se encuentran el agar Rambach, el agar de identificación de *Salmonella* (SM-ID), el agar Hektoen-Enteric, el agar xilosa-lisina-deoxicolato (XLD), el agar xilosa-lisina-tergitol 4 (XLT4), el agar verde brillante o nuevos medios cromogénicos como el agar «brilliance». En este paso del proceso, se recomienda el uso de dos medios diferenciales con propiedades selectivas diferentes que permitan la identificación de *Salmonella* por mecanismos diferentes (Figuras 15 y 16). En la Tabla 1 aparecen algunos de los principales medios empleados en esta fase con su mecanismo de diferenciación e identificación de colonias de *Salmonella* y los principales microorganismos capaces de multiplicarse en dichos medios.

Principales medios diferenciales empleados en la identificación de *Salmonella*

Medio de cultivo	*Salmonella spp.*	*Proteus spp.*	Coliformes	*Pseudomonas spp.*
Agar Hektoen	Colonias verde azuladas con centro negro (H_2S)	Verde azulado	Rosa	-
BGA	Colonias de color rosa (no fermentan lactosa)	Rojo	Verde	Rojo
Agar Rambach	Rojo carmesí (fermentación de propilenglicol)	Sin color	Violeta	Naranja
SM-ID	Colonia rosa (no fermentan la lactosa ni la sacarosa)	Sin color	Violeta	Naranja
XLD	Colonia negra (H_2S) fondo rojo (lisina)	Amarillo punto negro	Amarillo	-
XLT4	Colonia negra (H_2S) fondo rojo (lisina)	Amarillo punto negro	Amarillo	-
Brilliance agar	Colonias azules (caprilato esterasa y β-glucosidasa)	-	Rosa	-

Fuente: Argüello, 2013[5]

Figuras 15 y 16

Medios de cultivo XLD y Cromógeno; agar TSA para tipificación serológica

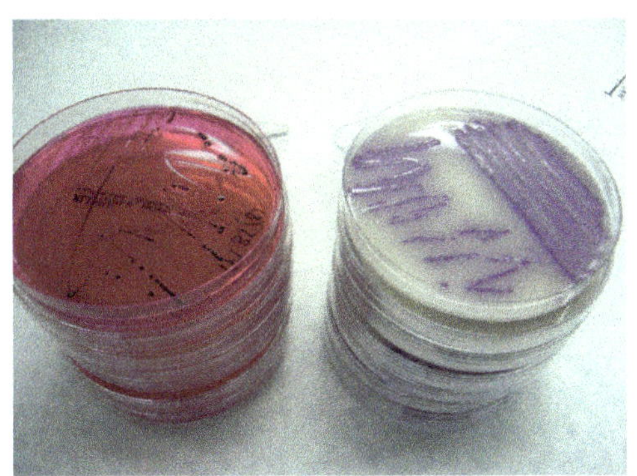
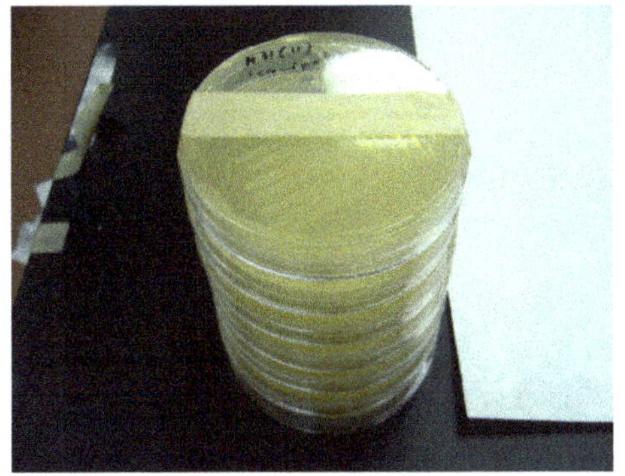

Fuente propia

5.3.2 Identificación bioquímica

Las colonias sospechosas en los medios selectivos y diferenciales deben ser aisladas, cultivadas en medios no selectivos y sometidas a pruebas bioquímicas para su identificación.

Existen multitud de pruebas bioquímicas para la identificación de *Salmonella*. Algunos medios de cultivo complejos permiten conocer características bioquímicas como la fermentación de azúcares (lactosa, glucosa etc.), la utilización de urea, la formación de H_2S, la producción de gas o modificaciones del pH, entre otras. Entre los más utilizados se encuentran el agar hierro triple azúcar (agar TSI), el agar

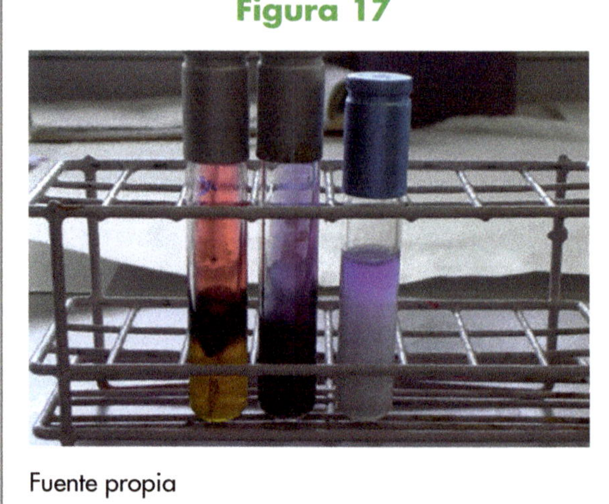

Fuente propia

hierro lisina (agar LIA) o el agar motilidad indol ornitina (MIO) (Figura 17) . Otras pruebas empleadas incluyen la prueba del indol, o la prueba de fluorescencia del metil-lumbiferil-caprilato que permite la detección de *Salmonella* por la emisión de una fuerte fluorescencia azul cuando se observa bajo luz ultravioleta a 366 nm por una reacción enzimática con una esterasa. De forma alternativa se pueden emplear test de baterías bioquímicas, como las galerías API (Biomerieux), el Micro-ID Enterotube II (BBL) o sistemas automáticos o semiautomáticos como el VITEK (Biomerieux), AutoMicrobic System (AMS), etcétera.

5.3.3 Identificación molecular

Debido a que los métodos tradicionales de aislamiento bacteriológico de *Salmonella* son largos, tediosos e incluso costosos, se han buscado alternativas que permitan acortar los tiempos de diagnóstico, simplifiquen el análisis, sean económicas y, al mismo tiempo, sensibles y específicas[51]. Entre estos nuevos métodos se encuentran los basados en la detección de proteínas y de ácidos nucleicos.

Entre los métodos moleculares de detección directa, el más empleado es, sin duda, la reacción en cadena de la polimerasa (PCR), tanto la PCR convencional como, en la última década, la PCR en tiempo real (*real-time* PCR), que disminuye el riesgo de contaminación cruzada y el tiempo de análisis además de simplificar los protocolos, al unir las etapas de amplificación y detección en una única. Existen dos sistemas de detección en *real-time* PCR[16]: (I) mediante marcadores fluorescentes que se unen específicamente a la doble cadena de ADN y (II) mediante sondas específicas marcadas con un fluoróforo. La principal ventaja de los marcadores fluorescentes es que son sencillos de diseñar y más económicos. Sin embargo, son menos específicos que las sondas específicas de secuencia, por lo que es más complicado demostrar que el producto de PCR deseado es el que realmente se detecta. Por ello, su uso para el diagnóstico es limitado. Por el contrario, el empleo de sondas específicas marcadas elimina la necesidad de confirmación del producto obtenido en la PCR e incrementa la especificidad[51]. Independientemente del sistema empleado, diversos estudios han demostrado la utilidad de la *real-time* PCR para la detección y la cuantificación de *Salmonella* a partir de la fase de preenriquecimiento en agua de peptona en muestras de heces y canales de cerdo[41,52].

Por otra parte, y sobre la técnica de PCR, existen novedosos sistemas «multiplex-PCR» que permiten diferenciar entre diferentes serotipos procedentes de distintas especies animales (por ejemplo, *Salmonella* Typhimurium y *S.* Typhimurium monofásicas)[62,65].

Otro método de detección molecular es la técnica de hibridación directa. Se basa en la detección de una secuencia concreta mediante un oligonucleótido marcado en 3' con ácido polideoxiadenílico y otro oligonucleótido específico de una secuencia de ARN ribosómico de *Salmonella* marcado en 5' con la enzima peroxidasa. Ambas sondas hibridarán con la secuencia complementaria en la molécula diana y podrán ser detectadas mediante un revelado.

A pesar de la gran evolución de las técnicas moleculares en los últimos años, su mayor desventaja frente a los métodos bacteriológicos es que no permiten el aislamiento de la cepa. Actualmente, sigue siendo indispensable el trabajo con los aislados para poder llevar a cabo estudios de tipificación o determinación de resistencias.

5.4 Tipificación de Salmonella

El tipado de los aislados obtenidos en el diagnóstico de *Salmonella* permite resolver múltiples cuestiones relevantes tanto desde un punto de vista microbiológico como epidemiológico. Actualmente, la clasificación de *Salmonella* por debajo del nivel de subespecie se realiza mediante el serotipado, como se ha indicado anteriormente. Aparte de este serotipado, existen muchas técnicas fenotípicas o moleculares que permiten clasificar y estudiar la relación filogenética entre las bacterias incluidas en el género *Salmonella*. Estas técnicas varían en su poder discriminativo, desde muy bajo a muy alto, y su empleo está condicionado por el objetivo del estudio.

5.4.1 Métodos fenotípicos

Los métodos fenotípicos de tipificación suelen ser empleados en una primera etapa de caracterización de las cepas de *Salmonella*. Son técnicas que tienen una capacidad de discriminación inferior a la de las técnicas moleculares, pero que, en algunos casos, han sido empleadas desde hace décadas y ofrecen una información muy valiosa desde un punto de vista epidemiológico[79]. Permiten agrupar las cepas en tipos epidemiológicos que pueden estar asociados a determinados patrones de resistencia o de virulencia[9].

5.4.1.1 Serotipado

El serotipado es la técnica de caracterización más empleada. Este sistema de tipificación fenotípica, como se ha indicado en el apartado de taxonomía, ha permitido organizar la clasificación de *Salmonella* por debajo del nivel de subespecie[31], mediante la caracterización del dominio polisacárido del LPS (antígeno O) y de las flagelinas que forman los flagelos de fase 1 y fase 2 (antígenos H1 y H2). Actualmente, se han descrito 67 antígenos-O que conforman 46 serogrupos con los que se combinan 144 antígenos H1 y H2 para constituir los más de 2500 serotipos de *Salmonella* descritos hasta el momento.

Los antígenos somáticos están codificados por el clúster cromosómico *rfb*, aunque algunos se pueden formar por conversiones lisogénicas mediadas por fagos[15]. De acuerdo con el esquema Kauffmann-White, los 46 serogrupos del género *Salmonella* son designados inicialmente con letras (de la A a la Z) y posteriormente con números (por ejemplo, O:2; O:4; O:67). En la actualidad, se considera más correcto designar cada serogrupo en función de su antígeno somático mayor, manteniéndose las letras de forma ocasional y entre paréntesis, por ejemplo, O:4 (B)[31]. Algunas cepas de *Salmonella* carecen del polisacárido O por un defecto en su síntesis. A estas cepas se las conoce como «rugosas» y no son serotipables.

En cuanto a los antígenos flagelares o antígenos H, la mayor parte de las cepas de *Salmonella* son capaces de expresar, alternativamente, dos flagelinas antigénicamente diferentes codificadas por los genes *fliC* y *fljB*. La flagelina de fase 1 es característica del serotipo y se denomina «específica» mientras que la flagelina de fase 2 o «inespecífica» puede ser común a otros serotipos. La flagelina H1 se nombra con letras minúsculas que van de la A a la Z, mientras que las flagelinas H2 se pueden indicar con números, letras minúsculas o con la letra Z seguida de un subíndice numérico. Algunos serotipos son aflagelados (*S.* Typhi o

S. Gallinarum) mientras que otros han perdido la capacidad para expresar alguna de las flagelinas y son denominados monofásicos, como por ejemplo la variante monofásica del serotipo *S.* Typhimurium (*S.* 4,5,12:i:-) que ha perdido la capacidad para expresar el gen *fljB*[32].

El serotipado se realiza tradicionalmente por el método clásico de aglutinación con anticuerpos mono o policlonales, mediante la observación directa de las reacciones de aglutinación que se producen al enfrentar la bacteria al antisuero correcto (Figuras 18 y 19).

Figuras 18 y 19

Aglutinación específica; colección de antisueros para detectar antígenos somáticos y flagelares

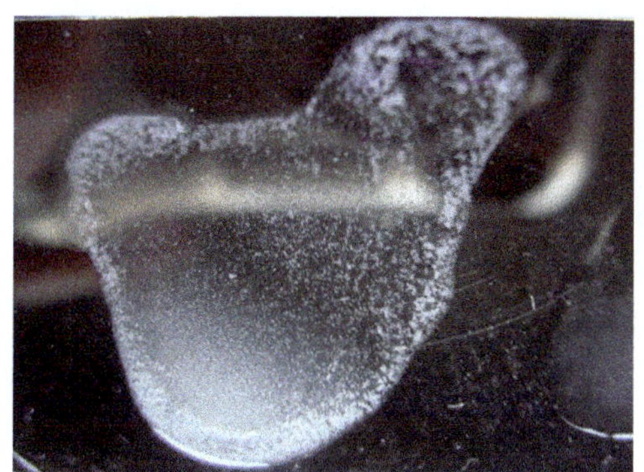 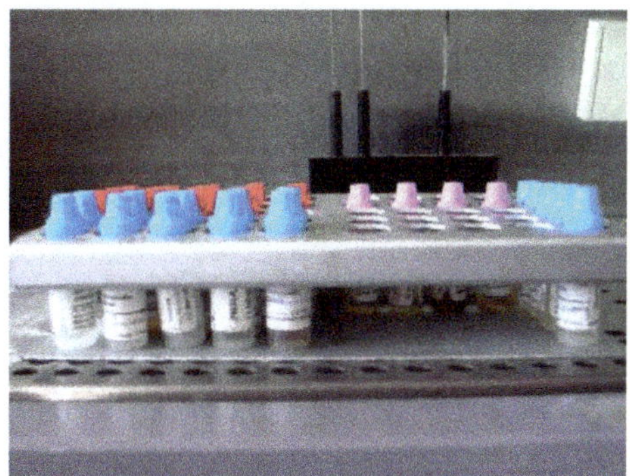

Fuente propia

Además, desde los años noventa se han desarrollado técnicas de PCR para la realización de un serotipado molecular que se basan en la detección de polimorfismos en los genes responsables de la expresión de los antígenos. Así, mantienen los fundamentos de las técnicas serológicas y algunas de sus características (repetitividad, reproducibilidad y concordancia epidemiológica) presentando algunas ventajas adicionales como son la rapidez, la automatización o la reducción de costes[53]. Se evita el cultivo de *Salmonella* en medios de cultivos especiales, necesarios para la expresión de los flagelos así como para la reversión de fase, y permite la caracterización de cepas «rugosas», que no son capaces de expresar las fases flagelares y que por consiguiente no se pueden serotipar por métodos.

Entre los genes seleccionados para la realización del tipado molecular empleando técnicas de PCR se encuentran los genes implicados en la expresión de los diferentes antígenos incluidos en el serotipado, genes *rfb*[34], *fliC*[54] y *fljB*[25]. Además del serotipado basado en PCR existen nuevos métodos, como la hibridación genómica comparativa, basados en técnicas de *real-time* PCR[66]. Por el momento, es una técnica en desarrollo y no todos los genes empleados han sido validados como específicos de serotipo, siendo necesario profundizar al respecto. También hay avances en nuevas plataformas, por ejemplo, Yoshida y colaboradores han desarrollado un chip de ADN o microarray para el serotipado de aislados de *Salmonella*[90].

5.4.1.2 Fagotipado

Los fagos son virus que infectan a bacterias, provocando, en la mayor parte de los casos, su destrucción y, consecuentemente, zonas de lisis visibles a simple vista en placas de agar previamente inoculadas con la bacteria.

Debido a su alta especificidad, cada fago solo es capaz de infectar a una determinada cepa o a un conjunto de cepas muy similares, que se incluyen en un mismo grupo llamado fagotipo. Esta especificidad de fagos se ha aprovechado en *Salmonella* para tipificar cepas dentro de un mismo serotipo, ya que se ha comprobado que dentro de un serotipo las cepas se agrupan en fagotipos en función de sus reacciones frente a una batería de fagos.

El fagotipado ha sido una herramienta de tipificación muy empleada en estudios epidemiológicos de *Salmonella*[68]. Se han desarrollado esquemas para los serotipos S. Typhi, S. Paratyphi A y B, S. Enteritidis o S. Typhimurium. Además, se han desarrollado esquemas de fagotipos para otros serotipos de importancia clínica y epidemiológica como S. Newport, S. Hadar o S. Virchow. El fagotipado se utiliza en laboratorios de referencia como complemento al serotipado, ya que aporta información sobre determinadas características de la cepa como son el perfil de resistencia o la virulencia (Figuras 20 y 21). Un claro ejemplo lo constituye el fagotipado de aislados de S. Typhimurium, con fagotipos como el DT193 o el DT104 de gran relevancia desde el punto de vista epidemiológico y clínico[35].

Sin embargo, es importante conocer que el fagotipado es una técnica compleja, que requiere de personal experto y muy entrenado, lo que puede provocar discrepancias entre laboratorios en la determinación del fagotipo de una misma cepa[11]. Además, la cesión de los fagos se hace a través del laboratorio de referencia encargado de su producción en Europa (Colindale, UK), y por ello es una técnica que está cayendo en desuso y que está siendo progresivamente reemplazada por técnicas moleculares.

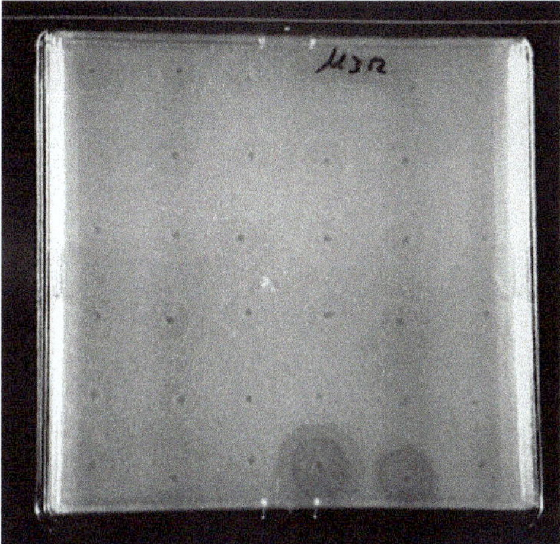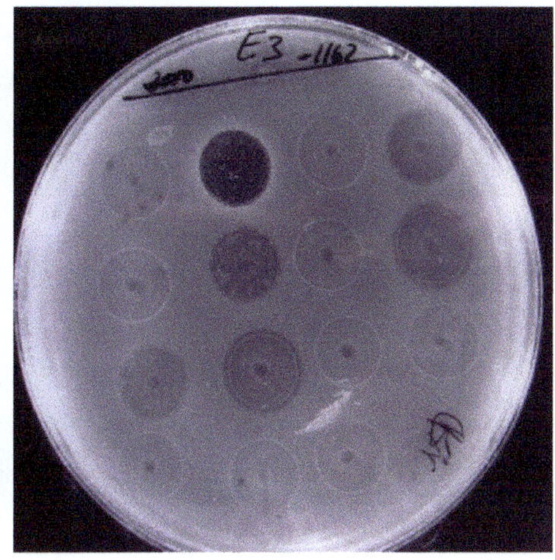

Fuente propia

5.4.1.3 Otros métodos fenotípicos

Recientemente, se han desarrollado nuevas técnicas de tipificación basadas en el análisis de la bacteria completa, con las que se busca establecer métodos que permitan la identificación rápida de patógenos[53]. Estas técnicas se basan en la medición de un amplio abanico de caracteres espectrales que, en conjunto, reflejan la composición química de la bacteria.

Entre estas técnicas fenotípicas se incluyen técnicas de espectrometría de masas como el MALDI-TOF[24] que se basan en el análisis de proteínas de bajo peso molecular o la espectrometría de masas por pirolisis (PyrMS) basada en la degradación térmica de la bacteria. También se han desarrollado técnicas espectroscópicas de libre vibración como la espectroscopía infrarroja transformada de Fourier (FT-IR) que analiza las bacterias mediante la absorción de distintos espectros infrarrojos en función de sus constituyentes celulares, polisacáridos, lípidos y proteínas[4].

Todas estas técnicas se caracterizan por la fácil y rápida preparación de las muestras, siempre a partir de un cultivo puro, sin necesidad de tinciones, marcajes o amplificaciones. Aunque relativamente sencillas, su capacidad para tipificar *Salmonella* y sobre todo para sustituir a las técnicas fenotípicas clásicas no está todavía determinada.

5.4.2 Métodos genotípicos

Los métodos fenotípicos poseen un poder de discriminación reducido que limita su utilidad en estudios de filogenia o de epidemiología para el seguimiento de brotes o de la propagación de clones. Por ello, se han desarrollado técnicas moleculares cuyo poder discriminativo es mayor y que permiten el estudio evolutivo de *Salmonella* y el establecimiento de relaciones entre cepas con un origen común[6].

5.4.2.1 PFGE

La electroforesis en campo pulsado (PFGE) fue descrita en 1983 y su fundamento reside en el estudio de la variación de la secuencia de nucleótidos del ADN revelada por el polimorfismo en los fragmentos de restricción generados por tratamientos con endonucleasas específicas de baja frecuencia de corte[29]. Estas enzimas realizan restricciones en puntos muy específicos del genoma de modo que, en lugar de obtenerse varios cientos de fragmentos de ADN, como sucedería empleando una endonucleasa convencional, se produce un número limitado de fragmentos que pueden ser resueltos en un gel de agarosa. La corriente electroforética mediante pulsos, en la que la orientación del campo eléctrico se alterna periódicamente, permite la separación de los fragmentos de gran tamaño que se forman tras la acción de estas endonucleasas. Así, mientras que la electroforesis convencional no permite separar moléculas mayores de 40-50 Kb, la electroforesis de campo pulsado permite resolver patrones desde tamaños de 20-30 Kb hasta 1 Mb, aproximadamente. De esta forma, se pueden obtener patrones de restricción claros y fácilmente distinguibles. El análisis de estos patrones mediante un software apropiado permite construir árboles filogenéticos en los que se ve claramente la mayor o menor proximidad genética entre los aislados analizados (Figura 22).

La PFGE ha sido la técnica de tipificación genotípica de elección para *Salmonella*[1,80]. Un estudio llevado a cabo por la EFSA con el fin de determinar los principales métodos de caracterización empleados en Europa destacó que esta técnica es utilizada por 19 de los 20 laboratorios nacionales de referencia[27]. El CDC (Centers for Disease Control and Prevention, Atlanta, USA) estandarizó la técnica para varios géneros bacterianos, entre ellos *Salmonella*. Dicho protocolo se emplea dentro del programa de vigilancia conocido como PulseNet iniciado en el año 1996, destacando por su elevada especificidad y reproducibilidad y permitiendo caracterizar la práctica totalidad de los aislados con gran poder de discriminación[71]. Pese a ser una técnica laboriosa y costosa en tiempo, que requiere de una correcta puesta a punto y que solo puede ser llevada a cabo en laboratorios que dispongan del equipamiento necesario, el PFGE sigue siendo la técnica de referencia o *gold standard* en la tipificación genotípica de *Salmonella*[8,30,81].

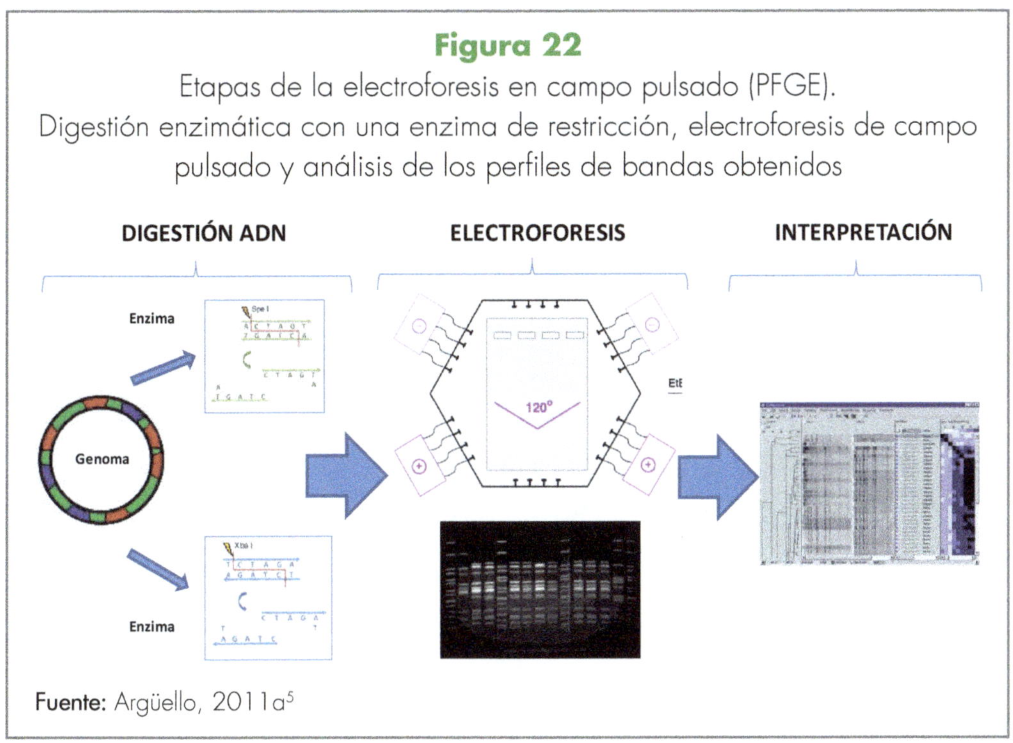

Figura 22

Etapas de la electroforesis en campo pulsado (PFGE).
Digestión enzimática con una enzima de restricción, electroforesis de campo pulsado y análisis de los perfiles de bandas obtenidos

Fuente: Argüello, 2011a[5]

5.4.2.2 MLST

La caracterización mediante el análisis de secuencias multilocus (MLST) surgió a partir de los fundamentos del análisis mediante electroforesis enzimática de secuencias multilocus (MLEE), desarrollado hace más de veinte años. El MLST se basa en el análisis comparativo de secuencias de fragmentos de genes altamente conservados (genes *housekeeping*). Las mutaciones en la secuencia de estos genes son infrecuentes y dan lugar a diferencias con respecto a la cepa original. Desde comienzos de la pasada década, varios trabajos se han centrado en el desarrollo de esta técnica para su aplicación en la tipificación de *Salmonella*[75]. Actualmente, existe un protocolo estandarizado para el análisis por MLST de *Salmonella* mediante la secuenciación de fragmentos de los genes *thrA, purE, sucA, hisD, aroC, hemD y dnaN* (University College, Cork, Irlanda). Dicho protocolo está apoyado por una base de datos (http://mlst.ucc.ie/mlst/dbs/Senterica) donde se pueden cotejar las secuencias y obtener el tipo epidemiológico o ST correspondiente a los resultados obtenidos. En el año 2011 ya se disponía de información sobre más de 4000 aislados procedentes de 554 serotipos con 1092 STs y es probable que en un periodo breve de tiempo ese número aumente progresivamente[2]. Se han publicado varios estudios siguiendo el esquema de genes anteriormente propuesto[88].

Además, este no es el único esquema de MLST; existe otro más reciente que emplea cuatro genes *atpD, gyrB, fliC, fljB* y cuyo objetivo ha sido desarrollar un sistema más equiparable al serotipado[77]. La técnica de MLST permite observar cambios genéticos a largo plazo por lo que su uso está dirigido hacia estudios de evolución y filogenia. En *Salmonella* también ha adquirido importancia su empleo taxonómico, habiendo sido propuesto como alternativa al serotipado, ya que se ha comprobado que existen serotipos en los que se engloban cepas no emparentadas filogenéticamente. Así, por ejemplo, se ha comprobado que las cepas del serotipo *S.* Newport, pese a expresar los mismos antígenos somáticos y flagelares, no muestran relación alguna, presentando diferencias notables en sus propiedades y virulencia[2]. Con la reducción de los costes de secuenciación en los últimos años, el MLST ha pasado a ser una técnica más asequible, lo que ha permitido que un mayor número de investigadores puedan emplearla en sus estudios.

5.4.2.3 MLVA

La técnica de análisis de variabilidad de secuencias multilocus (MLVA) es una de las técnicas de tipificación más recientemente aplicadas para la caracterización de *Salmonella*[47]. El análisis del genoma de *Salmonella* reveló la existencia de regiones variables de repeticiones en tándem (TRs) o VNTR en múltiples loci. Cada una de estas regiones posee un cierto número de unidades de repetición limitado por las regiones flanqueantes (Figura 23). Variaciones o mutaciones en dichas regiones darán lugar a cambios en el número de nucleótidos de la secuencia del VNTR en cuestión. La técnica de MLVA amplifica, mediante PCR, fragmentos de ADN de regiones que contienen VNTR y el producto obtenido se analiza empleando geles de agarosa o electroforesis capilar, siendo este segundo sistema mucho más preciso, para determinar el tamaño del fragmento amplificado[48].

La primera técnica de MLVA en *Salmonella* se desarrolló con el objetivo de tipificar *Salmonella* Typhimurium DT104, ya que es un fagotipo muy homogéneo en el perfil de PFGE[47]. Los resultados fueron prometedores y dieron lugar a nuevos estudios con variaciones y mejoras en la técnica[78], así como a la descripción de nuevos loci VNTR tanto para la caracterización de *S.* Typhimurium[89] como para otros serotipos[52]. El MLVA se ha revelado como una técnica de tipificación muy potente, incluso más sensible que el PFGE[2]. Pese a que el PFGE todavía se considera la técnica de referencia en la tipificación genotípica de *Salmonella*, la mayor rapidez y sencillez unido al menor coste del MLVA hacen que diversos estudios, sobre todo aquellos relacionados con el serotipo *S.* Typhimurium, se hayan decantado por el uso del MLVA, junto con o en substitución

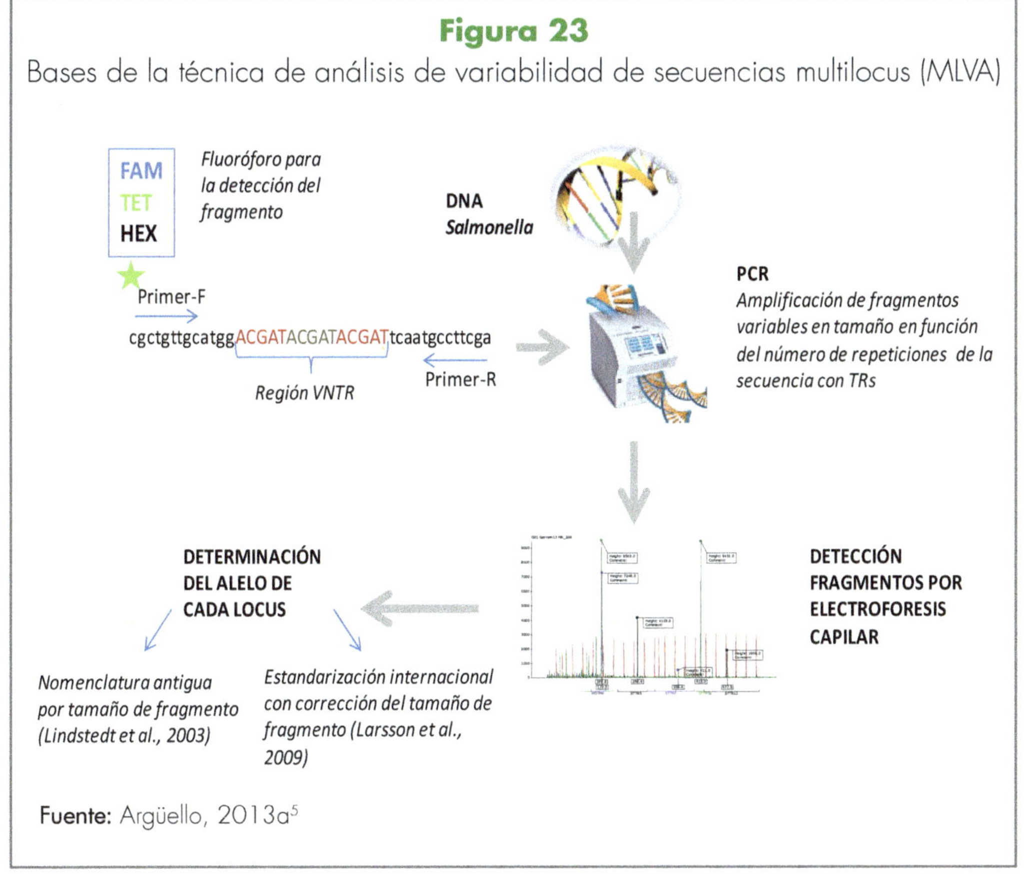

Figura 23

Bases de la técnica de análisis de variabilidad de secuencias multilocus (MLVA)

Fuente: Argüello, 2013a[5]

del PFGE. El problema que encierra el uso de MLVA es que gran parte de los loci VNTR diana son específicos de serotipo[45] y muchos serotipos no pueden ser analizados por esta técnica al no estar su genoma secuenciado y, por lo tanto, no ser posible identificar estas regiones VNTR.

La técnica permite la amplificación de regiones con repeticiones en tándem que varían de unas cepas a otras en el número de repeticiones y, por lo tanto, en el tamaño de los fragmentos detectados mediante electroforesis capilar e identificados por el rango de tamaño de fragmento y el color de marcaje del fluoróforo. Los tamaños de fragmento amplificados se transforman en alelos para la caracterización de los aislados.

Para *S.* Typhimurium existe un protocolo que podría ser definido como estándar, ya que es empleado por la mayoría de los laboratorios de referencia, en el que se evalúa las variaciones de tamaño de 5 loci[48]. Otras investigaciones han evaluado la utilidad de esta técnica en el sistema de vigilancia y detección de brotes danés y concluyeron que el MLVA es la técnica más eficaz para la tipificación de *Salmonella* Typhimurium, siendo su poder de discriminación superior al del PFGE[78]. En el año 2009, se fijó la nomenclatura del MLVA con un nuevo sistema que normalizaba los resultados entre laboratorios para evitar las pequeñas diferencias que se producen por secuenciadores, los polímeros empleados o los fluoróforos y que pueden dar lugar a errores en la designación del número de alelo[44]. Para ello, se seleccionaron 31 cepas que han sido empleadas, posteriormente, para estandarizar la técnica entre los diferentes laboratorios.

En ocasiones, en la caracterización genética de cepas es frecuente la combinación de diferentes técnicas de diagnóstico añadidas al MLVA con el fin de tipificar cepas procedentes de estudios epidemiológicos en la cadena alimentaria de diferentes especies animales: por ejemplo, (i) MLVA + fagotipificación + sensibilidad *in vitro*[65]; (ii) MLVA + fagotipificación + secuenciación genómica[64]. En las Figuras 24, 25 y 26 se presentan las técnicas comentadas en este apartado según su poder de discriminación, un ejemplo gráfico de tipificación fenotípica y molecular y un perfil MLVA de cepas mST.

Figuras 24 y 25

Técnicas de tipificación molecular de *Salmonella* spp. (izda.); ejemplo de dendograma de cepas mST basado en PFGE, fagotipo, perfil de resistencia antimicrobiana, MLVA y presencia/ausencia de gen *fljB* (dcha.)

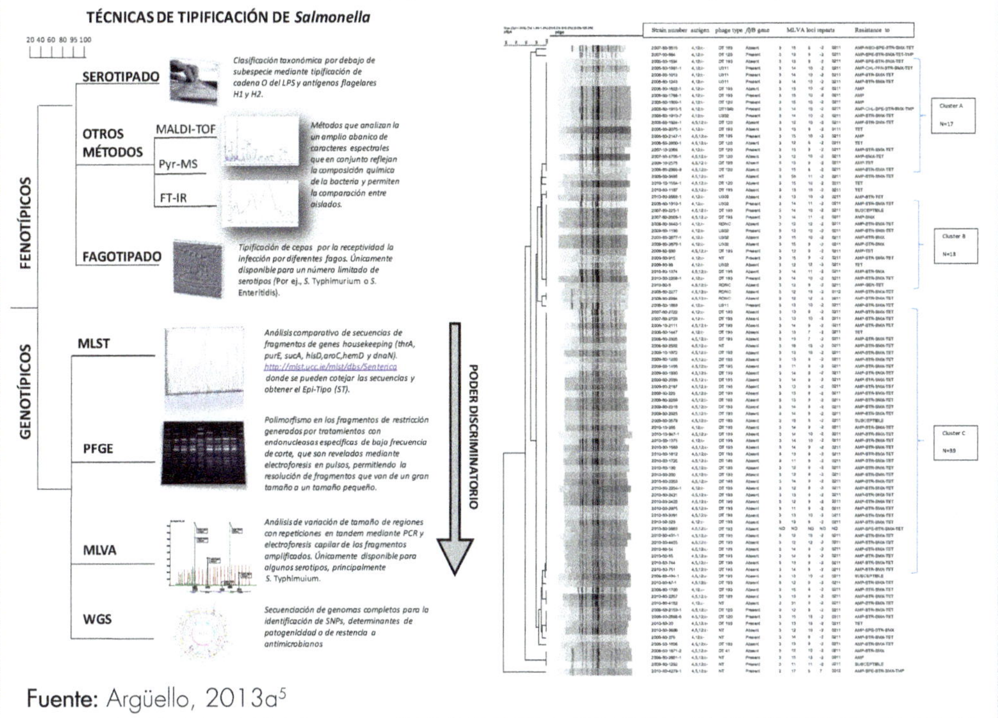

Fuente: Argüello, 2013a[5]

Figura 26

Árbol filogenético y perfil MLVA de cepas mST de origen animal y humano

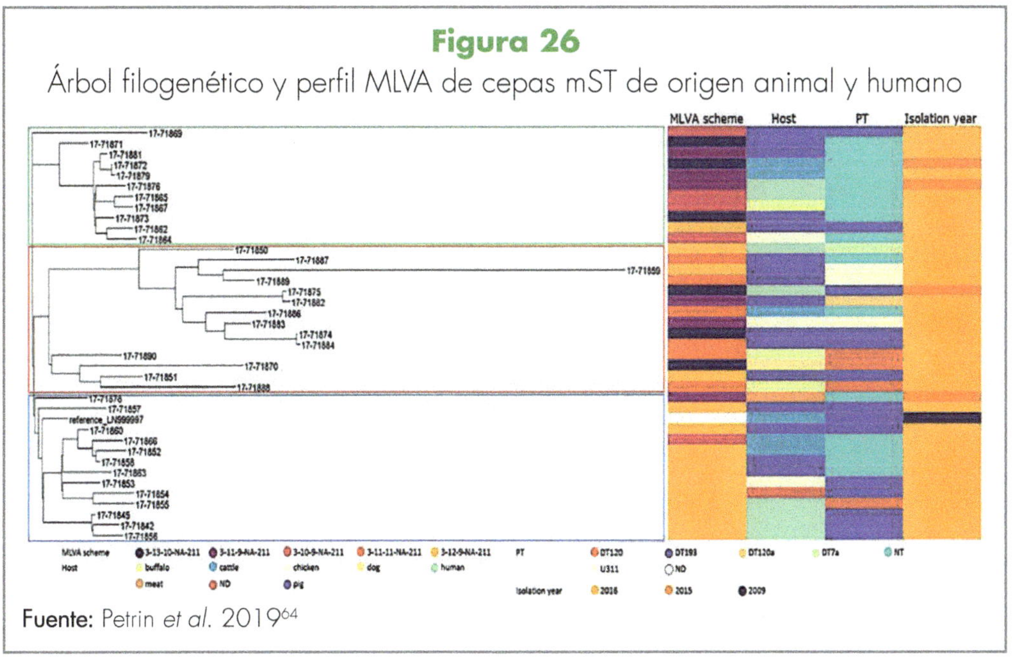

Fuente: Petrin *et al.* 2019[64]

5.4.2.4 Otras técnicas genotípicas

Aparte de las técnicas anteriormente descritas, existen otras entre las que destacan la validación a tiempo real del ADN-ARN, el RAPD (análisis de polimorfismos aleatorios de ADN) y nuevas técnicas como el CRISPR (Clustered Regularly Interspaced Short Palindromic Repeats) o el WGS (Whole-Genome Sequencing) (Figura 27, Tabla 2). El CRISPR es una técnica recientemente descrita en *Salmonella*, basada en variaciones de tamaño en palíndromos intergénicos. Esta técnica ha demostrado una elevada concordancia con serotipado y MLST permitiendo la tipificacion y subtipificación de cepas a un mismo tiempo. La tipificación por genomas completos (WGS) es en la actualidad la técnica más novedosa y sin duda con más potencial[45,64]. Se basa en la obtención de la secuencia del genoma com-

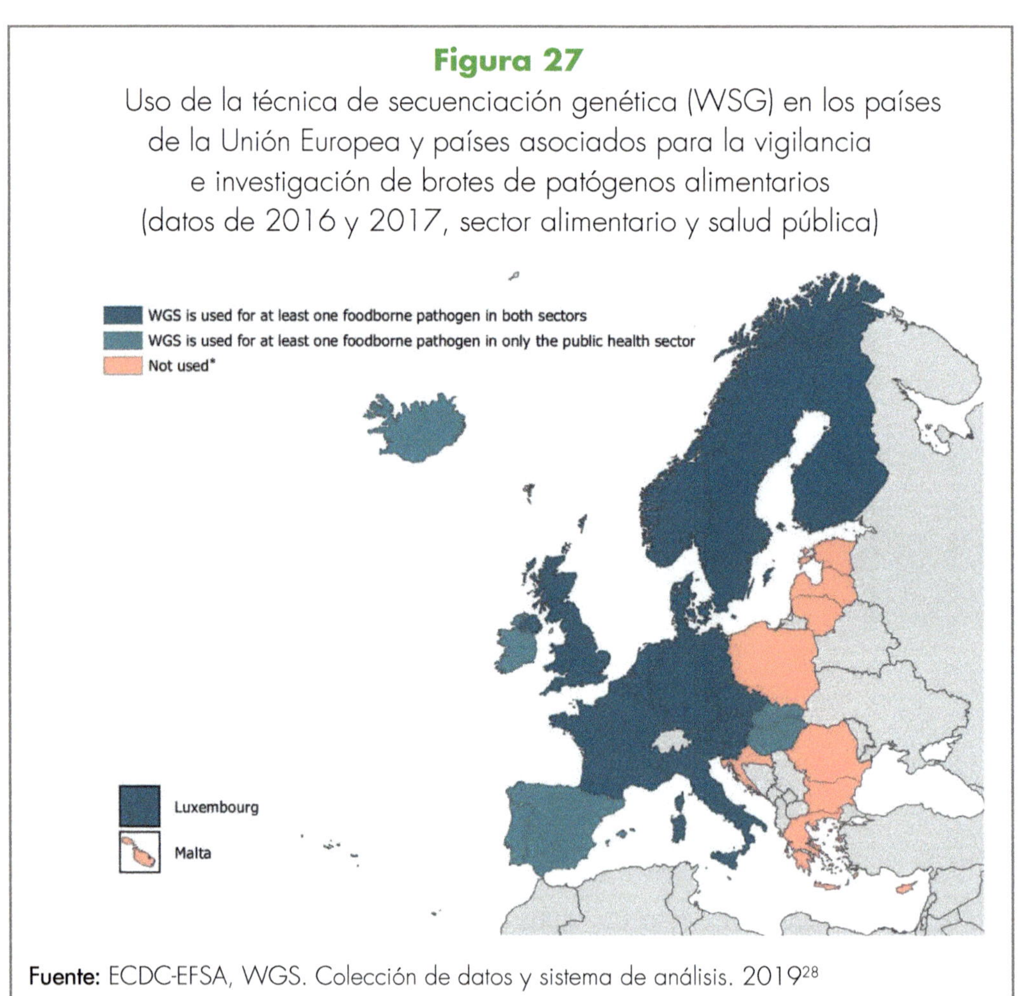

Figura 27

Uso de la técnica de secuenciación genética (WSG) en los países
de la Unión Europea y países asociados para la vigilancia
e investigación de brotes de patógenos alimentarios
(datos de 2016 y 2017, sector alimentario y salud pública)

Fuente: ECDC-EFSA, WGS. Colección de datos y sistema de análisis. 2019[28]

Tabla 2

Número de países UE y asociados que utilizan la técnica WSG para la
vigilancia e investigación de brotes de origen alimentario
(datos 2016 y 2017)

Aplicaciones: A. Vigilancia e investigación de brotes	Sector Salud Pública			Sector alimentario y veterinario		
	L. monocytogenes (n=15)	*S. enterica* (n=7)	STEC (n=10)	*L. monocytogenes* (n=7)	*S. enterica* (n=5)	STEC (n=5)
cgMLST	12	6	5	3	2	2
SNP	7	5	5	5	4	3
Resistome prediction	4	5	7	1	4	5
wgMLST	5	3	3	3	-	
Virulome/mobilome prediction	4	2	9	1	-	4
MLST prediction	12	6	8	4	3	3
Serogroup/serotype prediction	7	6	9	2	3	3
Other(s)	1	2	3	1	2	3
B. Investigación de brotes	*L. monocytogenes* (n=3)	*S. enterica* (n=9)	STEC (n=5)	*L. monocytogenes* (n=6)	*S. enterica* (n=4)	STEC (n=4)
cgMLST	2	6	2	3	-	1
SNP	1	2	3	1	1	2
Resistome prediction	-	2	1	1	2	3
wgMLST	-	1	1	2	2	1
Virulome/mobilome prediction	-	2	2	-	-	4
MLST prediction	1	5	2	1	1	3
Serogroup/serotype prediction	1	2	4	1	3	4
Other(s)	1	2	1	1	-	-

MLST: multilocus sequence typing; cgMLST: core genome MLST; wgMLST: whole genome MLST; SNP: single nucleotide polymorphism.

Fuente: Adaptada de ECDC-EFSA, WGS. Colección de datos y sistema de análisis. 2019[28]

pleto con la que por ejemplo se pueden caracterizar cepas con la identificación de SNPs (Single-Nucleotid Polimorfisms), detección de genes de virulencia o de resistencia[43,57].

Finalmente, queremos destacar las técnicas moleculares dirigidas a detectar integrones de clase I y II sobre genes de resistencia antimicrobiana en serotipos tan representativos como *Salmonella* Typhimurium[7]; entre ellas, destaca el DAF (DNA amplification fingerprinting), con el fin de amplificar nucleótidos de secuencias de nucleótidos específicas[22].

Como resumen podemos destacar que existe una amplia diversidad de técnicas de tipificación de *Salmonella*. El rápido desarrollo y abaratamiento de técnicas moleculares nos hace pensar que en un futuro próximo sustituirán a las técnicas clásicas. Actualmente, la elección de las técnicas a emplear dependerá de las posibilidades, pero sobre todo de los objetivos del estudio[64].

5.5 Pruebas de sensibilidad in vitro

5.5.1 Concentración mínima inhibitoria (CMI)

Para determinar el perfil de resistencia se analizan las concentraciones mínimas inhibitorias (CMIs) de los antimicrobianos (CLSI, 2019) frente a las cepas de *Salmonella* spp[19].

Siempre merecen especial consideración la posible detección de resistencias frente a fluoroquinolonas o betalactámicos, por ser estos los fármacos de elección en la actualidad para el tratamiento de la infección por *Salmonella* en medicina humana[36,37]. Asimismo, son interesantes los hallazgos de perfiles de resistencia frente a 3 o más grupos diferentes de antimicrobianos (cepas MDR, Multiple Drug Resistance).

La preparación de los antimicrobianos se realiza siguiendo las normas del documento CLSI (2019), donde se establecen los medios en los que se diluyen los principios activos (agua, búfer fosfato o alcohol) (Tabla 3).

Tabla 3

Solventes y diluyentes para la preparación de la solución de stock de agentes antimicrobianos en estudio (CLSI, 2019).

< Ejemplo para 8 antimicrobianos de elección >

ANTIMICROBIANO	SOLVENTE	DILUYENTE
Ampicilina	Búfer fosfato, pH 8,0, 0,1 mol/L	Búfer fosfato, pH 6,0, 0,1 mol/l
Cefalotin	Búfer fosfato, pH 6,0, 0,1 mol/l	Agua
Imipenem	Búfer fosfato, pH 7,2, 0,01 mol/l	Búfer fosfato, pH 7,2, 0,01 mol/l
Ciprofloxacino	Agua	Agua
Estreptomicina	Agua	Agua
Tetraciclina	Agua	Agua
Sulfametoxazol[1]	½ volumen de agua caliente, luego, añadir la cantidad mínima de 2,5 mol/L de NaOH hasta disolver	Agua
Trimetoprim[1]	10 % del volumen final de ác. láctico o ác. hidroclórico 0,05 mol/l	Agua

Fuente: Rama-Lara *et al.*, 2019[70]

[1]Una vez preparados el sulfametoxazol y el trimetoprim, se realiza una dilución de 19 partes de sulfametoxazol por cada parte de trimetoprim (Sxt). Se preparan diluciones madre a una concentración de 1024 µg/ml que se congela en tubos Eppendorf de 1,5 ml a -80 °C, hasta su uso.

Protocolo MIC en placa de Elisa

Día 1°. Cultivo de cepas seleccionadas

Sembrar las cepas a testar, que se conservaron a -20 °C en Skim Milk Medium, en agar Tripticasa Soja (TSA) a 37 °C durante 24-48 horas. Al mismo tiempo, sembrar la cepa *Escherichia coli.* ATCC 25922, que será utilizada a modo de referencia como control de calidad. Para poder aceptar los resultados como válidos, el crecimiento de nuestra cepa de referencia debe estar entre los rangos de control.

Tabla 4

Rangos de control de calidad aceptables de concentraciones inhibitorias mínimas para la microdilución en caldo (μg/ml) para cepa de referencia

Antimicrobiano	*Escherichia coli.* ATCC 25922
Estreptomicina*	-
SXT	≤ 0,5 / 9,5
Ampicilina	2 - 8
Cefalotín	4 - 16
Imipenem	0,06 - 0,25
Ciprofloxacino*	-
Tetraciclina	0,5 - 2

Fuente: Rama-Lara *et al.*, 2019[70]

*No se dispone de los rangos de control de la estreptomicina y ciprofloxacino para *E. coli*

Día 2°. Realización de la prueba

A. Preparación de las diluciones de antimicrobiano.

- Las diluciones empleadas en placa de ELISA de fondo en U son (μg/ml): 64, 32, 16, 8, 4, 2, 1, 0,5, 0,25, 0,125 y 0,06. Para realizarlas, comenzar por dispensar con la pipeta multicanal 100 μl/pocillo de agua destilada en todos los pocillos desde la columna 2 a la columna 11, ambas inclusive. La columna 1 será para los antibióticos. De la columna 12, se dispensa 100 μl de agua destilada estéril únicamente en dos pocillos, que van a ser para los controles positivo y negativo.

- Tomar un Eppendorf del antibiótico seleccionado a concentración 128 μg/ml del congelador y dispensar 200 μl en los pocillos correspondientes de la columna 1.

- Tomar con la pipeta multicanal 100 µl de la columna 1 e ir realizando diluciones dobles seriadas hasta llegar a la columna 11. Desechar el sobrante de la columna 11 para que todos los pocillos acaben con un volumen final de 100 µl.

B. *Preparación inóculo bacteriano (mantener a 4° C y usar en los 15 min posteriores a su preparación). (Cálculos para una placa de ELISA).*

- Preparar 10 ml de Müeller-Hinton Broth (MHB).

- Dispensar 100 µl de MHB en el pocillo del control negativo (al que previamente se añadió 100 µl de agua destilada estéril).

- Preparar tantos tubos como cepas haya con 10 ml de agua destilada estéril.

- Hacer inóculos resuspendiendo el crecimiento bacteriano en 3 ml de solución salina estéril hasta alcanzar la densidad óptica (OD) deseada, medida siempre a una longitud de onda de 595 nm y utilizando 200 µl para su lectura. Con esta OD, la concentración del inóculo es de $1{,}5 \times 10^8$ ufc/ml. Medir por triplicado. Esto se realiza en placa de ELISA de fondo plano.

Tabla 5

Densidad óptica deseada, específica para *Salmonella* mST

Microorganismo	OD
Salmonella mST	0,08-0,1

Fuente: Rama *et al.*, 2019[70]

- Tomar 100 µl del inóculo anterior y resuspenderlo los 10 ml de MHB. Con esta dilución se obtiene un inóculo de 1.5×10^6 ufc/ml. Conservar a 4 °C hasta su utilización.

- Dispensar 100 µl del inóculo resuspendido en MHB en el pocillo del control positivo (al que previamente se añadió 100 µl de agua destilada estéril).

- Dispensar 10 µl del inóculo resuspendido en MHB el tubo que se preparó anteriormente con 10 ml de agua destilada estéril.

- Tras agitar bien con el vórtex el tubo anterior, tomar 100 µl y sembrarlos en superficie en una placa de agar TSA (extender con asa en L).

- Dispensar 100 µl/pocillo del inóculo en la placa de ELISA.

- Cubrir debidamente las placas de ELISA e incubarlas en aerobiosis y a 37 °C durante 24 horas. Incubar los recuentos en las condiciones requeridas por cada bacteria.

Día 3°. Lectura de la prueba

- Comprobar recuentos (75 colonias, aproximadamente).
- Lectura de los controles positivos, negativos y de la cepa tipo de las placas de ELISA.
- Lectura del resto de la placa de ELISA, obteniendo así la MIC.

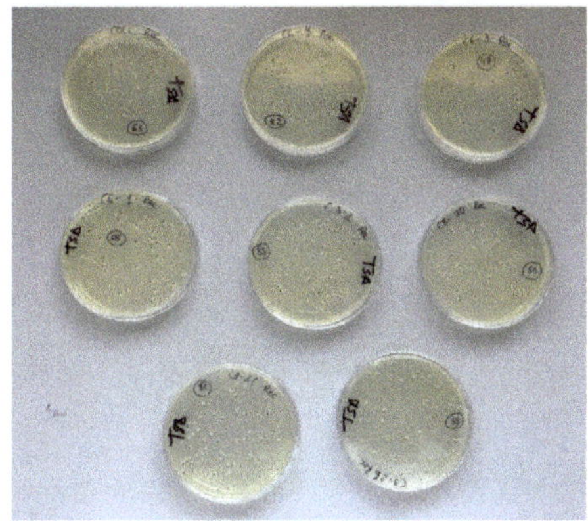

Figura 28

Lectura de placas para comprobar recuentos tras una incubación de 24 h

Fuente: Rama-Lara *et al.*, 2019[70]

Figura 29

Lectura de placa de ELISA tras incubación durante 24 horas

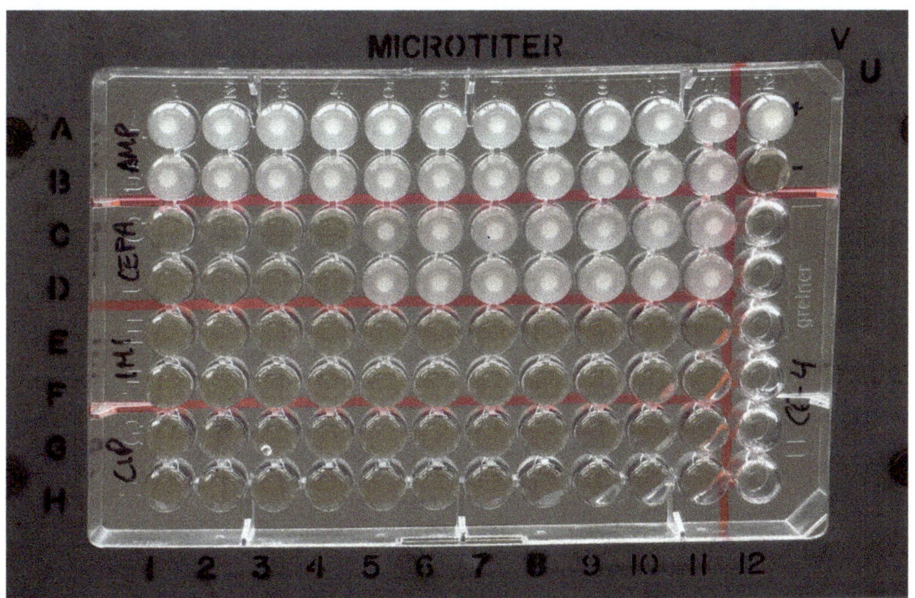

Eje vertical: 4 antimicrobianos: ampicilina, cefalotina, imipenem y ciprofloxacin
Eje horizontal: diluciones dobles seriadas (filas de pocillos del 1 al 11)
Control positivo (posición A-12). Control negativo (posición B-12)

Fuente: Rama-Lara *et al.*, 2019[70]

5.6 Bibliografía

1. Aarestrup F.M., Hendriksen R.S., Lockett J., Gay K., Teates K., McDermott P.F., White D.G., Hasman H., Sørensen G., Bangtrakulnonth A., Pornreongwong S., Pulsrikarn C., Angulo F.J., Gerner-Smidt P. (2007). International spread of multidrug-resistant *Salmonella* Schwarzengrund in food products. *Emerg Infect Dis.* 13: 726-731.

2. Achtman M., Wain J., Weill F.X., Nair S., Zhou Z., Sangal V., Krauland M.G., Hale J.L., Harbottle H., Uesbeck A., Dougan G., Harrison L.H., Brisse S. (2012). Multilocus sequence typing as a replacement for serotyping in *Salmonella enterica. PLoS Pathog.* 2012; 8(6): e1002776. doi: 10.1371/journal.ppat.1002776.

3. Alban L., Stege H., Dahl J. (2002). The new classification system for slaughter-pig herds in the Danish *Salmonella* surveillance-and-control program. *Prev Vet Med.* 53: 133-146.

4. Álvarez-Ordóñez A., Halisch J., Prieto M. (2011). Changes in Fourier transform infrared spectra of *Salmonella enterica* serovars Typhimurium and Enteritidis after adaptation to stressful growth conditions. *Int J Food Microbiol.* 142: 97-105.

5. Argüello Rodríguez, Héctor. (2013a). Salmonelosis porcina en España: factores de riesgo en reproductoras, estrategias de control en cerdos de cebo y la importancia del sacrificio. Tesis doctoral. Universidad de León.

6. Argüello, Héctor, Ana Carvajal, German Naharro, Mario Arcos, M. Rosario Rodicio, M. Cruz Martin, Pedro Rubio. (2013b). Sero- and genotyping of *Salmonella* in slaughter pigs, from farm to cutting plant, with a focus on the slaughter process. *Int J Food Microbiol.* 161: 44-52.

7. Argüello, H., Beatriz Guerra, Irene Rodríguez, Pedro Rubio and Ana Carvajal. (2018). Characterization of Antimicrobial Resistance Determinants and Class 1 and Class 2 Integrons in *Salmonella enterica* spp., Multidrug-Resistant Isolates from Pigs. *Genes* 2018, 9, 256; doi:10.3390/genes9050256.

8. Astorga, R.J., A. Echeita, A. Arenas, R. Ramiro, C. Tarradas, I. Luque, A. Perea. (2004). Caracterización genética de cepas de *Salmonella* Typhimurium multirresistentes mediante Eletroforesis de Campo Pulsado (PFGE). *IX Simposio Anual de AVEDILA.* Córdoba, España.

9. Astorga, R.J., L. Reguillo, J. Gómez-Laguna, I. Luque, S. Herrera-León, A. Maldonado, M. Hernández. (2013). Estudio de seguimiento de *Salmonella* en la

cadena de sacrificio del cerdo Ibérico: protocolo de diagnóstico laboratorial. *Laboratorio Veterinario Avedila.* 62: 2-13.

10. Bager E., Petersen J. (1991). Sensitivity and specificity of different methods for the isolation of *Salmonella* from pigs. *Acta Vet. Scand.* 32: 473-481.

11. Baggesen D.L., Sørensen G., Nielsen E.M., Wegener H.C. (2010). Phage typing of *Salmonella* Typhimurium - is it still a useful tool for surveillance and outbreak investigation? *Euro Surveill.* 15: 19471.

12. Baggesen D.L., Wegener H.C., Bager F., Stege H., Christensen J. (1996). Herd prevalence of *Salmonella enterica* infections in Danish slaughter pigs determined by microbiological testing. *Prev Vet Med.* 26: 201-213.

13. Barrow P.A. (1992). ELISAs and the serological analysis of *Salmonella* infections in poultry: a review. *Epidem Infect.* 109: 361-369.

14. Bokken G.C., Corbee R.J., van Knapen F., Bergwerff A.A. (2003). Immuno-chemical detection of *Salmonella* group B, D and E using an optical surface plasmon resonance biosensor. *FEMS Microbiol Lett.* 222: 75-82.

15. Brüssow H., Canchaya C., Hardt W.D. (2004). Phages and the evolution of bacterial pathogens: from genomic rearrangements to lysogenic conversion. *Microbiol Mol Biol Rev.* 68: 560-602.

16. Bustin S.A. (2002). Quantification of mRNA using real-time reverse transcription PCR (RT-PCR): trends and problems. *J Mol Endocrinol.* 29: 23-39.

17. Carvajal, A. (2003). Diagnóstico serológico de salmonelosis. *VIII Congreso Anual de AVEDILA.* León, octubre, 2003.

18. Collazos J.A. (2008). Aportaciones al diagnóstico y control de la salmonelosis porcina. Tesis Doctoral. Universidad de León.

19. [CLSI] Clinical and Laboratory Standards Institute. Performance standards for antimicrobial susceptibility testing. M100 29th ed., January 2019. Wayne, PA 19087 USA. standar@clsi.org.

20. Creus E., Pérez J.F., Peralta B., Baucells F., Mateu E. (2007). Effect of acidified feed on the prevalence of *Salmonella* in market-age pigs. *Zoonoses Public Health.* 54: 314-319.

21. Creus, Eva, Astorga, Rafael. (2008). Salmonelosis: aspectos a considerar en el diseño de un plan de control. Aportaciones para el diseño de un plan de control frente a *Salmonella. Anaporc.* 5 (53): 48-55.

22. Daly, M., Buckley, J., Power, E., O'Hare, C., Cormican, M., Cryan, B., Wall, P.G., Fanning, S. (2000). Molecular characterization of Irish *Salmonella enterica* serotype typhimurium: detection of class I integrons and assensment of genetic relationships by DNA amplification fingerprinting. *Appl Environ Microbiol.* 66 (2): 614-619.

23. De Vries N., Zwaagstra K.A., Huisin't Veld J.H., van Knapen F., van Zijderveld F.G., Kusters J.G. (1998). Production of monoclonal antibodies specific for the i and 1,2 flagellar antigens of *Salmonella* Typhimurium and characterization of their respective epitopes. *Appl Environ Microbiol.* 64: 5033-5038.

24. Dieckmann R., Malorny B. (2011). Rapid screening of epidemiologically important *Salmonella enterica* subsp. *enterica* serovars by whole-cell matrix-assisted laser desorption ionization-time of flight mass spectrometry. *Appl Environ Microbiol.* 77: 4136-4146.

25. Echeita M.A., Herrera S., Garaizar J., Usera M.A. (2002). Multiplex PCR-based detection and identification of the most common *Salmonella* second-phase flagellar antigens. *Res Microbiol.* 153: 107-113.

26. Edel W. (1994). *Salmonella* Enteritidis eradication programme in poultry breeder flocks in The Netherlands. *Int J Food Microbio.* 21: 171-178.

27. EFSA, (2009). Report on the availability of molecular typing methods for *Salmonella, Campylobacter,* verotoxigenic *Escherichia coli, Listeria monocytogenes* and *Staphylococcus aureus* isolates from food, animals and feedingstuffs in European Union Member States (and in some other reporting countries). EFSA J. 272: 1-52.

28. ECDC-EFSA WGS Data collection and analysis system. EFSA Supporting publication 2019: EN-1337.

29. Goering R.V. (2004). Pulsed-Field Gel Eletrophoresis. In: Molecular Microbiology: Diagnostic principles and Practice. ASM Press, Washington, D.C. 185-196.

30. Gómez-Laguna, Jaime., Manuela Hernández, Lucía Reguillo, Inmaculada Luque, Silvia Herrera-León, Alfonso Maldonado, Rafael J. Astorga. (2013). Tracking in trucks, lairage, slaughter line and quartering as a useful tool to study *Salmonella* prevalence in a free-range pig processing plant. *I3S International Symposium Salmonella and Salmonellosis.* Saint-Malo, France.

31. Grimont P.A.D., Weill F.X. (2007). Antigenic formulae of the *Salmonella* serovars. 9th ed., Institut Pasteur Paris; pp. 166.

32. Hauser E., Tietze E., Helmuth R., Junker E., Blank K., Prager R., Rabsch W., Appel B., Fruth A., Malorny B. (2010). Pork contaminated with *Salmonella enterica* serovar 4,[5],12:i:-, an emerging health risk for humans. *Appl Environ Microbiol.* 76: 4601-4610.

33. Hernández, M., J. Gómez-Laguna, C. Tarradas, I. Luque, R. García-Valverde, L. Reguillo, R. J. Astorga. (2013). A serological survey of *Brucella* spp., *Salmonella* spp., *Toxoplasma gondii* and *Trichinella* spp., in Iberian fattening pigs reared in free range-systems. *Transboundary and Emerging Diseases.* 61(5): 477-81.

34. Herrera-León S., Ramiro R., Arroyo M., Díez R., Usera M.A., Echeita M.A. (2007). Blind comparison of traditional serotyping with three multiplex PCRs for the identification of *Salmonella* serotypes. *Res Microbiol.* 158: 122-127.

35. Hopkins K.L., de Pinna E., Wain J. (2012). Prevalence of Salmonella enterica serovar 4,[5],12:i:- in England and Wales, 2010. *Euro Surveill.* 17.

36. Huerta Lorenzo, B., J. Gutiérrez, R. Astorga, C. Borge, A. Carbonero, I. García, A. Perea. (2004). Actividad *in vitro* de 27 aceites esenciales frente a cepas de *Salmonella enterica* subsp. *enterica* serotipos Enteritidis y Typhimurium. *IX Simposio Anual de AVEDILA.* Córdoba, España.

37. Huerta, B., J. Gutiérrez, A. Maldonado, C. Borge, A. Carbonero, A. Arenas, A. Perea, R. Astorga. (2006). Estudio de la validez externa de la técnica de microdilución en caldo para la valoración de la actividad antimicrobiana de aceites esenciales. *V Jornadas de Epidemiología y Medicina Preventiva Veterinarias.* San Fernando de Henares, Madrid, España.

38. Hurd H.S., Gailey J.K., McKean J.D., Rostagno M.H. (2001). Experimental rapid infection in market swine following exposure to a *Salmonella* contaminated environment. *Berl Munch Tierarztl Wochenschr.* 114: 382-384.

39. ISO/TS 6579-2:2012 Microbiology of food and animal feed - Horizontal method for the detection, enumeration and serotyping of *Salmonella* - Part 2: Enumeration by a miniaturized most probable number technique.

40. ISO 6579:2002/Amd 1:2007 Annex D: Detection of *Salmonella* spp. in animal faeces and in environmental samples from the primary production stage.

41. Krämer N., Löfström C., Vigre H., Hoorfar J., Bunge C., Malorny B. (2011). A novel strategy to obtain quantitative data for modelling: combined enrichment and real-time PCR for enumeration of salmonellae from pig carcasses. *Int J Food Microbiol.* 145: 86-95.

42. Kranker S., Alban L., Boes J., Dahl J. (2003). Longitudinal study of *Salmonella enterica* serotype Typhimurium infection in three Danish farrow-to-finish swine herds. *J Clin Microbiol.* 41: 2282-2288.

43. Kudirkiene, E., Andoh, L.A., Admeh, S., Herrero-Fresno, A., Dalgaars, A., Obiri-Danso, K., Olsen, J.E. (2018). The use of a combined bioinformatics approach to locate antibiotic resistance genes on plasmids from whole genome sequences of *Salmonella enterica* from humans in Ghana. International Symposium Salmonella and salmonellosis I3S, Saint-Malo, France, 24-26 September 2018. P. 89.

44. Larsson J.T., Torpdahl M., Petersen R.F., Sorensen G., Lindstedt B.A., Nielsen E.M. (2009). Development of a new nomenclature for *Salmonella* typhimurium multilocus variable number of tandem repeats analysis (MLVA). *Euro Surveill.* 14: 19174.

45. Leekitcharoenphon P, Hendriksen RS, Le Hello S, Weill FX, Baggesen DL, Jun SR, Ussery DW, Lund O, Crook DW, Wilson DJ, Aarestrup FM. (2016). Global Genomic Epidemiology of *Salmonella enterica* Serovar Typhimurium DT104. *Appl Environ Microbiol.* 4;82(8):2516-26. doi: 10.1128/AEM.03821-15

46. Lindstedt B.A. (2005). Multiple-locus variable number tandem repeats analysis for genetic fingerprinting of pathogenic bacteria. *Electrophoresis.* 26: 2567-2582.

47. Lindstedt B.A., Heir E., Gjernes E., Kapperud G. (2003). DNA fingerprinting of *Salmonella enterica* subsp. *enterica* serovar typhimurium with emphasis on phage type DT104 based on variable number of tandem repeat loci. *J Clin Microbiol.* 41: 1469-1479.

48. Lindstedt B.A., Vardund T., Aas L., Kapperud G. (2004). Multiple-locus variable-number tandem-repeats analysis of *Salmonella enterica* subsp. *enterica* serovar Typhimurium using PCR multiplexing and multicolor capillary electrophoresis. *J Microbiol Methods.* 59: 163-172.

49. Lo Fo Wong D.M.A., Hald T. (2000). Salmonella in Pork (SALINPORK): Preharvest and Harvest Control Options based on Epidemiologic, Diagnostic and Economic Research. En: Final Report to the Commission of the European Communities, Agriculture and Fisheries FAIR1 CT95-0400.

50. Lo Fo Wong D.M.A., Dahl J., Stege H., van der Wolf P.J, Leontides L., von Altrock A., Thorberg B.M. (2004). Herd-level risk factors for subclinical *Salmonella* infection in European finishing-pig herds. *Prev Vet Med.* 62: 253-266.

51. Löfström C., Hansen F., Hoorfar J. (2010). Validation of a 20-h real-time PCR method for screening of *Salmonella* in poultry faecal samples. *Vet Microbiol.* 144: 511-514.

52. Malorny B., Junker E., Helmuth R. (2008). Multi-locus variable-number tandem repeat analysis for outbreak studies of *Salmonella enterica* serotype Enteritidis. *BMC Microbiol.* 30: 84-92.

53. Malorny B., Hauser E., Dieckmann R. (2011). New approaches in Subspecies-level Salmonella classification. In *Salmonella* from Genome to Function, Steffen PorwolliK eds Caister Academic Press (Norfolk, UK): 1-24.

54. McQuiston J.R., Parrenas R., Ortiz-Rivera M., Gheesling L., Brenner F., Fields P.I. (2004). Sequencing and comparative analysis of flagellin genes fliC, fljB, and flpA from *Salmonella. J Clin Microbiol.* 42: 1923- 1932.

55. Mejía, W. J. (2003). Epidemiología de la salmonelosis porcina en granjas de Cataluña y determinación de los factores de riesgo de la infección. *Tesis Doctoral (UAB).*

56. Merialdi G., Barigazzi G., Bonilauri P., Tittarelli C., Bonci M., D'incau M., Dottori M. (2008). Longitudinal study of *Salmonella* infection in Italian farrow-to-finish swine herds. *Zoonoses Public Health.* 55: 222- 226.

57. Moon Y.F. Tay, Sujatha Pathirage, Lakshmi Chandrasekaran, Uddami Wickramasuriya, Nirasha Sadeepanie, Kaushalya D.K. Waidyarathna, Liyanaralalage Dilini Chathurika Liyanage, Kelyn L.G. Seow, Rene S. Hendriksen, Masami T. Takeuchi, and Joergen Schlundt. (2019). Whole Genome Sequencing Analysis of Nontyphoidal *Salmonella enterica* of Chicken Meat and Human Origin Under Surveillance in Sri Lanka. *Foodborne Pathogens and Disease.* Volume 16, Number 7, DOI: 10.1089/fpd.2018.2604

58. Mousing J., Jensen P.T., Halgaard C., Bager F., Feld N., Nielsen B., Nielsen J.P., Bech-Nielsen S. (1997). Nation-wide *Salmonella enterica* surveillance and control in Danish slaughter swine herds. *Prev Vet Med.* 29: 247-61.

59. Nielsen B., Baggesen D., Bager F., Haugegaard J., Lind P. (1995). The serological response to *Salmonella* serovars typhimurium and infantis in experimentally infected pigs. The time course followed with an indirect anti-LPS ELISA and bacteriological examinations. *Vet Microbiol.* 47: 205-218.

60. Nielsen B., Alban L., Stege H., Sørensen L.L., Møgelmose V., Bagger J., Dahl J., Baggesen D.L., (2001). A new *Salmonella* surveillance and control programme in Danish pig herds and slaughterhouses. *Berl Munch Tierarztl Wochenschr.* 114: 323-326.

61. Nobmann J.A., Blaha T., Beyerbach M., Kreienbrock L., Meemken D. (2011). Comparing the results of the serological detection of *Salmonella* antibodies in blood serum and meat juice from different muscles from slaughter pigs. *Berl Munch Tierarztl Wochenschr.* 124: 313-319.

62. O'Regan E, McCabe E, Burgess C, McGuinness S, Barry T, Duffy G, Whyte P, Fanning S. (2008). Development of a real-time multiplex PCR assay for the detection of multiple *Salmonella* serotypes in chicken samples. *BMC Microbiol.* 21 (8): 156.

63. Pérez Barrios, F. (2008). Estudio epidemiológico de la salmonelosis porcina en explotaciones porcinas intensivas de Andalucía: modelos predictivos asociados a la infección. Tesis doctoral. Universidad de Córdoba.

64. Petrin, Sara., Alessandra Longo, Lisa Barco, Enzo Cortini, Arianna Peruzzo, Pietro Antonelli, Elena Ramon, Veronica Cibin, Antonia Anna Lettini, Antonia Ricci, and Carmen Losasso. (2019). Different Resolution Power of Multilocus Variable-Number Tandem Repeat Analysis and Whole-Genome Sequencing in the Characterization of *S.* 1,4,[5],12; i:- Isolates. *Foodborne Pathogens and Disease.* Vol. 16 (8). 558-561.

65. Prendergast DM, O'Grady D, Fanning S, Cormican M, Delappe N, Egan J, Mannion C, Fanning J, Gutierrez M. (2011). Application of multiple locus variable number of tandem repeat analysis (MLVA), phage typing and antimicrobial susceptibility testing to subtype *Salmonella enterica* serovar Typhimurium isolated from pig farms, pork slaughterhouses and meat producing plants in Ireland. *Food Microbiol.* 28 (5): 1087-94.

66. Prendergast DM, Hand D, Ghallchóir E, McCabe E, Fanning S, Griffin M, Egan J, Gutierrez M. (2013). A multiplex real-time PCR assay for the identification and differentiation of *Salmonella enterica* serovar Typhimurium and monophasic serovar 4,[5],12:i:-. *Int J Food Microbiol.* 166 (1): 48-53.

67. Proux K., Houdayer C., Humbert F., Cariolet R., Rose V., Eveno E., Madec F. (2000). Development of a complete ELISA using *Salmonella* lipopolysaccharides of various serogroups allowing to detect all infected pigs. *Vet Res.* 31: 481-490.

68. Rabsch W., Mirold S., Hardt W.D., Tschäpe H. (2002). The dual role of wild phages for horizontal gene transfer among *Salmonella* strains. *Berl Munch Tierarztl Wochenschr.* 115: 355-359.

69. Rajić A., Chow E.Y., Wu J.T., Deckert A.E., Reid-Smith R., Manninen K., Dewey C.E., Fleury M., McEwen S.A. (2007). *Salmonella* infections in ninety Alberta swine finishing farms: serological prevalence, correlation between culture and serology, and risk factors for infection. *Foodborne Pathog Dis.* 4: 169- 177.

70. Rama-Lara, G., Galán-Relaño, A, Luque, I., Gómez-Laguna, J., Vera-Salmoral, E., Astorga, R.J. (2019). Resistencia antimicrobiana de cepas de *Salmonella* Typhimurium variante monofásica (mST) aisladas a partir de la cadena alimentaria del cerdo Ibérico. XXIV Simposio AVEDILA. Pamplona 7-8 noviembre 2019.

71. Ribot E.M., Fair M.A., Gautom R., Cameron D.N., Hunter S.B., Swaminathan B., Barrett T.J. (2006). Standardization of pulsed-field gel electrophoresis protocols for the subtyping of *Escherichia coli* O157:H7, *Salmonella*, and *Shigella* for PulseNet. *Foodborne Pathog Dis.* 3: 59-67.

72. Roesler U., Szabo I., Matthies C., Albrecht K., Leffler M., Scherer K., Nöckler K., Lehmann J., Methner U., Hensel A., Truyen U. (2011). Comparing validation of four ELISA-systems for detection of *Salmonella* derby- and *Salmonella* infantis-infected pigs. *Berl Munch Tierarztl Wochenschr.* 124: 265-271.

73. Rowe T.A., Leonard F.C., Kelly G., Lynch P.B., Egan J., Quirke A.M., Quinn P.J. (2003). *Salmonella* serotypes present on a sample of Irish pig farms. *Vet. Rec.* 153: 453-456. S

74. Scherer K., Szabó I., Rösler U., Appel B., Hensel A., Nöckler K. 2008. Time course of infection with *Salmonella* typhimurium and its influence on fecal shedding, distribution in inner organs, and antibody response in fattening pigs. *J Food Prot.* 71: 699-705.

75. Sukhnanand S., Alcaine S., Warnick L.D., Su W.L., Hof J., Craver M.P., McDonough P., Boor K.J., Wiedmann M. (2005). DNA sequence-based subtyping and evolutionary analysis of selected *Salmonella enterica* serotypes. *J Clin Microbiol.* 43: 3688-3698.

76. Szabó I., Scherer K., Roesler U., Appel B., Nöckler K., Hensel A. (2008). Comparative examination and validation of ELISA test systems for *Salmonella* typhimurium diagnosis of slaughtering pigs. *Int J Food Microbiol.* 124: 65-69.

77. Tankouo-Sandjong B., Sessitsch A., Liebana E., Kornschober C., Allerberger F., Hächler H., Bodrossy L. (2007). MLST-v, multilocus sequence typing based on virulence genes, for molecular typing of *Salmonella enterica* subsp. *enterica* serovars. *J Microbiol Methods.* 69: 23-36.

78. Torpdahl M., Sørensen G., Lindstedt B.A., Nielsen E.M. (2007). Tandem repeat analysis for surveillance of human *Salmonella* Typhimurium infections. *Emerg Infect Dis.* 13: 388-395.

79. Tümmers, C.L. (2005). Salmonelosis porcina en Andalucía: estudio sobre la caracterización y sensibilidad antimicrobiana de cepas de *Salmonella* spp. aisladas a partir de cerdos en matadero. Tesis doctoral. Universidad de Córdoba.

80. Valdezate S., Vidal A., Herrera-León S., Pozo J., Rubio P., Usera M.A., Carvajal A., Echeita M.A. (2005). *Salmonella* Derby clonal spread from pork. *Emerg Infect Dis.* 11: 694-698.

81. Valdezate, S., R.J. Astorga, S. Herrera-León, A. Perea, M.A. Usera, B. Huerta, A. Echeita. (2007). Epidemiological tracing of *Salmonella enterica* serotype Abortusovis from Spanish ovine flocks by PFGE fingerprinting. *Epidemiology and Infection.* 135: 695-702.

82. Van der Heijden H.M.J.F., Boleij P.H.M., Loeffen W.L.A., Bongers J.H., van der Wolf P.J., Tielen M.J.M. (1998). Development and validation of an indirect ELISA for the detection of antibodies against *Salmonella* in swine. *Proceedings of the 15th International Pig Veterinary Society Congress*, pp. 69. Birmingham, England.

83. Van der Stede Y., Daems A., Peeters R., Hautekiet V., Smulders D., Geers R., Heylen P. (2004). Evaluation of three commercial ELISA kits for on farm detection of *Salmonella*-specific serum antibodies in pigs. *Proceedings of the 18th International Pig Veterinary Society Congress*, pp: 681. Hamburg, Germany.

84. Van der Wolf P.J., Wolbers W.B., Elbers A.R., van der Heijden H.M., Koppen J.M., Hunneman W.A., van Schie F.W., Tielen M.J. (2001). Herd level husbandry factors associated with the serological *Salmonella* prevalence in finishing pig herds in The Netherlands. *Vet Microbiol.* 78: 205-219.

85. Van Winsen R.L., van Nes A., Keuzenkamp D., Urlings H.A., Lipman L.J., Biesterveld S., Snijders J.M., Verheijden J.H., van Knapen F. (2001). Monitoring of transmission of *Salmonella enterica* serovars in pigs using bacteriological and serological detection methods. *Vet Microbiol.* 80: 267-274.

86. van Zijderveld F.G., van Bemmel A.M., Anakotta J. (1992). Comparison of four different enzyme-linked immunosorbent assays for serological diagnosis of *Salmonella* enteritidis infections in experimentally infected chickens. *J Clin Microbiol.* 30: 2560-2566.

87. Waltman W.D. (2000). Methods for the Cultural Isolation of *Salmonella*. En: Wray C., Wray A. (eds.), *Salmonella* in Domestic Animals. CABI Publishing, Wallingford, UK, p. 335-372.

88. Wiesner M., Zaidi M.B., Calva E., Fernández-Mora M., Calva J.J., Silva C. (2009). Association of virulence plasmid and antibiotic resistance determinants with chromosomal multilocus genotypes in Mexican *Salmonella enterica* serovar Typhimurium strains. *BMC Microbiol.* 9: 131.

89. Witonski D., Stefanova R., Ranganathan A., Schutze G.E., Eisenach K.D., Cave M.D. (2006). Variable- number tandem repeats that are useful in genotyping isolates of *Salmonella enterica* subsp. *enterica* serovars Typhimurium and Newport. *J Clin Microbiol.* 44: 3849-3854.

90. Yoshida C., Franklin K., Konczy P., McQuiston J.R., Fields P.I., Nash J.H., Taboada E.N., Rahn K. (2007). Methodologies towards the development of an oligonucleotide microarray for determination of *Salmonella* serotypes. *J Microbiol Methods.* 70: 261-271.

CAPÍTULO 6

LUCHA

NUEVAS ESTRATEGIAS DE PREVENCIÓN Y CONTROL

CAPÍTULO 6

LUCHA
NUEVAS ESTRATEGIAS DE PREVENCIÓN Y CONTROL

Rafael Jesús Astorga Márquez, Héctor Argüello Rodríguez,
Belén Huerta Lorenzo, Jaime Gómez Laguna, Santiago Vega García

Determinados factores ambientales y de manejo se han asociado a elevados niveles de *Salmonella* en la población animal. En base a estos factores de riesgo, en este capítulo desarrollamos los diferentes métodos de prevención y control relacionados con la higiene y el manejo, la sanidad y bioseguridad, el bienestar animal y las estrategias alimentarias.

6.1 Medidas generales de control

Debido a la amplia difusión de las salmonelosis y a la situación epidemiológica de estas infecciones/enfermedades, en la actualidad su erradicación total no puede considerase como una estrategia de lucha. En cambio, sí son factibles estrategias de control encaminadas a minimizar su prevalencia en las granjas animales y así reducir la presencia en la cadena alimentaria. Al considerarse enfermedades factoriales, deben implementarse medidas que controlen los factores de riesgo de tipo ambiental (protocolos L+DDD, gestión de residuos y cadáveres, control de calidad de agua y piensos, etcétera), así como los factores relacionados con el hospedador reforzando su resistencia (inmunoprofilaxis, metafilaxis o tratamientos específicos).

El uso de antimicrobianos (AMS) en la Unión Europea está limitado exclusivamente para el tratamiento de procesos con sintomatología clínica, quedando prohibido su utilización de forma preventiva y, en consecuencia, no deberán ser utilizados en el contexto de la estrategia de control de *Salmonella,* que en la mayoría de las ocasiones cursa como una infección subclínica. El uso indiscriminado de antimicrobianos puede potenciar la aparición de más resistencias en *Salmonella,* puesto que es un patógeno frecuente en muchas explotaciones animales (por ejemplo, porcinas). Además, es posible que bajo la acción de determinados antimicrobianos se produzca lisis bacteriana masiva y liberación de endotoxina; en estos casos, y ante una endotoxemia inducida, está indicado el uso de antiinflamatorios no esteroideos (AINEs).

En cualquier caso, es de carácter obligado realizar pruebas de sensibilidad *in vitro* en el laboratorio a partir de las cepas aisladas en los brotes clínicos (antibiogramas, e-test, concentración mínima inhibitoria –CMI–). En estos casos, los ensayos deben incluir los siguientes fármacos: ampicilina, cefalotina, ceftriaxona, cefotaxime, estreptomicina, gentamicina, ácido nalidíxico, enrofloxacina, ciprofloxacina, cloranfenicol, tetraciclina, sulfonamidas y trimetoprim-sulfametoxazol. La información de estas pruebas es muy válida para comprobar la lectura de la sensibilidad (S), así como los perfiles de resistencia (R-AMS).

En referencia al tratamiento sintomático, en los procesos salmonelósicos agudos es fundamental controlar el fallo cardiorrespiratorio y hemodinámico a base de cardiotónicos y analépticos cardiorrespiratorios (por ejemplo, efedrina, etilefrina, teofilina), así como con sustancias vasopresoras (por ejemplo, dopamina, noradrenalina). En los procesos gastroentéricos graves, se producen desviaciones bioquímicas consistentes en desequilibrio ácido-base y deshidratación, que sitúan a los animales al borde del shock. En estos casos debemos plantear diversas estrategias de actuación: (i) fluidoterapia inicialmente con soluciones isotónicas y posteriormente glucosadas, (ii) supresión láctea, ya que altera los fenómenos de absorción, (iii) aporte nutritivo vía parenteral (glúcidos, vitaminas, aminoácidos); (iv) uso de probióticos (por ejemplo, *Lactobacillus* spp.) para la reposición de la microbiota intestinal.

6.2 Antimicrobianos y resistencia

La Organización Mundial de la Salud (OMS)[63] ha alertado desde hace años del uso inapropiado de los antimicrobianos en las granjas animales, así como del importante papel epidemiológico de emergencia y diseminación de cepas resistentes con alto impacto en la salud pública y en la industria alimentaria (Figuras 1 y 2).

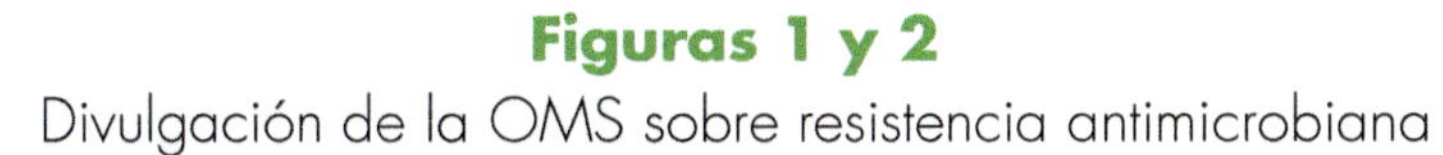

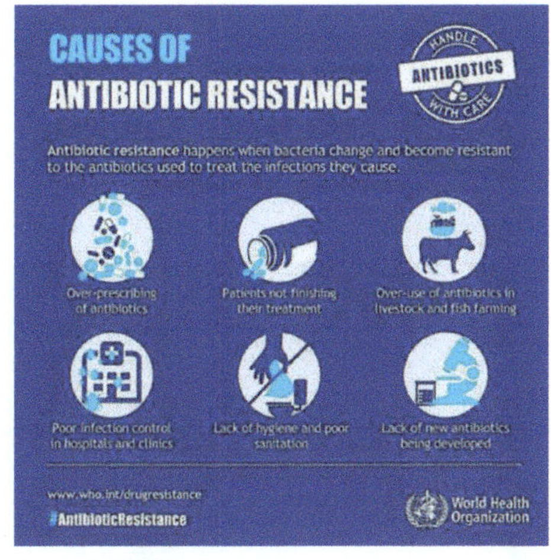

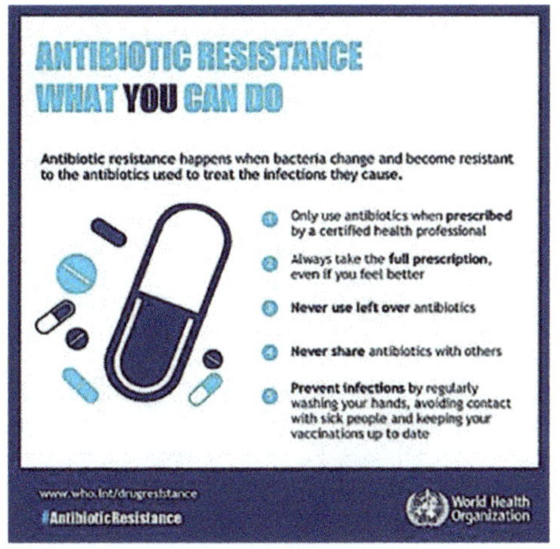

Fuente: OMS

Los últimos documentos publicados por la Agencia Europea de Seguridad Alimentaria y el Centro Europeo para el Control de Enfermedades (EFSA y ECDC, 2019a)[84] sobre «Resistencia antimicrobiana en bacterias zoonóticas», señalan la amplia difusión de cepas multirresistentes (MDR, del inglés *Multiple Drug Resistance*) de *Salmonella* spp. detectadas con altos niveles de resistencia frente a enrofloxacina, ceftiofur y trimetoprim-sulfametoxazol (Figuras 3 y 4).

Por todo ello, se ha hecho imprescindible establecer medidas de vigilancia epidemiológica para detectar el desarrollo de resistencias antibacterianas frente a determinados patógenos, entre ellos *Salmonella* spp., sobre todo en porcinocultura y avicultura (OIE, 2016)[60]. En este sentido, Astorga *et al.* (2007b)[10] detectaron en el sur de España y en cerdos de cría intensiva (121 granjas analizadas) prevalencias del 33 %, siendo Rissen, Derby y Typhimurium los serotipos más frecuentes, y DT104 el fagotipo más prevalente en cepas ST. Los niveles de multirresistencia fueron del 64 %, con elevados porcentajes de resistencia frente a ampicilina, estreptomicina, sulfonamidas y tetraciclinas (patrón R-ASSuT). Además, Gómez-Laguna *et al.* (2011)[38] detectaron en el cerdo Ibérico una prevalencia de infección por *Salmonella* spp. en las granjas muestreadas (67 granjas/804 animales) idéntica a la observada previamente en sistemas intensivos en la misma zona geográfica; además, se detectaron serotipos poco comunes de origen silvestre (Mikawasima,

Hessarek) y una mayor diversidad de fagotipos. En este caso, el 58 % de las cepas mostró resistencia frente a uno o más antimicrobianos, siendo los niveles de cepas MDR inferiores a los encontrados en cerdo blanco (36 % *versus* 64 %).

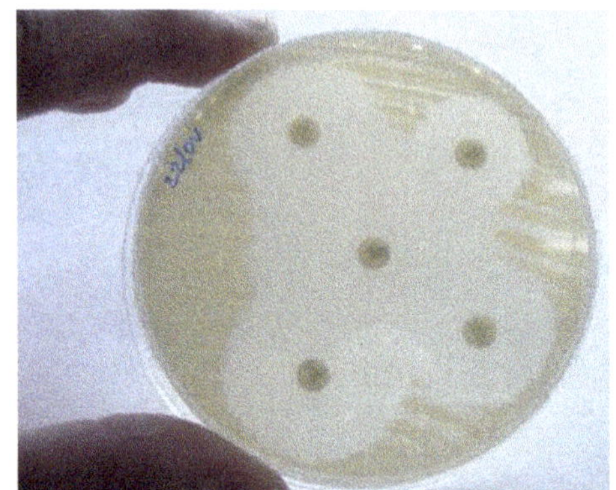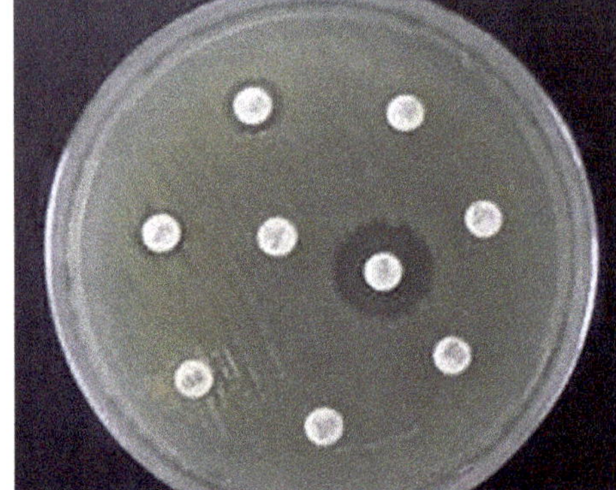

Figuras 3 y 4

Ensayos de sensibilidad *in vitro* mediante difusión de discos antimicrobianos en agar Müeller-Hinton. Se observa plena sensibilidad (izquierda) y multirresistencia (derecha)

Fuente propia

La búsqueda de nuevos métodos de control frente a este microorganismo principal indicador de zoonosis es un objetivo prioritario de numerosas investigaciones. En este sentido, nuestro grupo ha investigado los efectos sinérgicos *in vitro* de ciertos antimicrobianos (enrofloxacina, ceftiofur y Sxt) junto a determinados aceites esenciales (AE) (canela, clavo, orégano, tomillo) sobre cepas MDR de *Salmonella entérica*[80,81], obteniendo resultados muy satisfactorios que auguran nuevas estrategias de control.

En la especie humana, algunos cuadros clínicos asociados a cepas de *Salmonella* Enteritidis (SE), *S.* Typhimurium (ST) o variante monofásica de *S.* Typhimurium (cepas mST), son severos y requieren hospitalización (EFSA, 2010)[30]. El control de estas infecciones requiere terapia antimicrobiana a base de fluoroquinolonas o ceftriaxona, administrada esta última a niños para evitar el daño de cartílago frecuentemente asociado al uso de quinolonas[36].

Los patrones de resistencia de estos serotipos, incluida la variante monofásica mST, pueden variar desde un 100 % de sensibilidad a multirresistencia. A pesar de que los niveles de resistencia de *S.* Typhimurium han ido descendiendo en varios países de Europa, la incidencia de cepas mST (*S.* 4,[5],12:i:-) resistentes parece ir *in crescendo*[83]. Por todo ello, existe una preocupación a nivel mundial por el aumento de la frecuencia de presentación de cepas mST de origen animal con carácter MDR, y que pueden potencialmente ingresar en la cadena alimentaria y afectar al ser humano.

Un hecho particularmente relevante en las cepas monofásicas es que la mayoría de los aislamientos virulentos exhiben resistencia mediada por plásmidos a una amplia gama de antimicrobianos. De forma similar a su linaje ancestral <*Salmonella* Typhimurium DT104>, las cepas mST expresan frecuentemente una múltiple resistencia frente a ampicilina, estreptomicina, sulfonamida y tetraciclina. Este perfil de resistencia (R-ASSuT) está codificado cromosómicamente[44].

La resistencia antimicrobiana de *Salmonella* puede deberse a varios determinantes localizados en el cromosoma bacteriano o en plásmidos[36,83]. Estos «determinantes genéticos» pueden ser responsables de la expresión de mecanismos de resistencia intrínsecos relacionados con la producción de beta-lactamasas, modificación de la composición antimicrobiana por enzimas bacterianas, variaciones de la permeabilidad bacteriana, presencia de bombas de flujo (*efflux pumps*) o modificaciones de receptores diana[36].

La resistencia antimicrobiana puede producirse también a través de la expresión de mecanismos de resistencia adquirida, que emergen por medio de mutaciones puntuales en genes cromosomiales, o a través de la adquisición de elementos móviles tales como plásmidos, transposones o islas genómicas[83]. La transferencia de resistencia se puede producir directamente de la misma o de diferentes especies o géneros de bacterias, o indirectamente a través del medioambiente[30,36]. La microbiota intestinal de los seres humanos y animales está expuesta a menudo a compuestos antimicrobianos de diferentes clases, concentraciones y frecuencias de exposición, utilizados para la terapia, la profilaxis o metafilaxis. Esta exposición puede derivar de los piensos o del entorno[57].

La aparición, selección y diseminación de bacterias resistentes a los antimicrobianos se sigue atribuyendo principalmente a la presión selectiva del mal uso y abuso de antibióticos, de este modo las bacterias intestinales pueden volverse resistentes a algunos compuestos antimicrobianos y por lo tanto transmitir esta resistencia a *Salmonella*, que ocupa el mismo nicho ecológico[77].

En 1997, se identificaron por vez primera en España cepas de *S.* 4,[5],12:i:- con carácter MDR[41] (Tabla 1). Como ya citamos anteriormente, el patrón de resistencia más frecuente en estas cepas es R-ASSuT, detectado en el 30 % de las infecciones de origen humano y en granjas animales en los primeros años de aislamientos[30,51]. Este patrón emergió en Italia en el año 2000 para extenderse luego por Dinamarca, Reino Unido, Estados Unidos, España, Francia y República Checa. Los genes responsables de este fenotipo MDR se encuentran presentes en una isla genómica que usualmente incluye a *bla*TEM, *strA-strB, sul2* y *tet*(B)[43,51].

Tabla 1

Cronología de aislamientos de cepas mST (*S.* 4,5,12; i;-)

Año de aislamiento	Pais	Origen
1986	Portugal	Canales de pollo
1991	Brasil	Humano
1993	Tailandia	Humano
1997	España	Humano
1998	Estados Unidos	Humano
2000	Alemania	Humano, alimentario, porcino, bovino, pollos
2003	Italia	Humano, porcino
2005	Reino Unido	Humano
2006	Luxemburgo	Porcino (carne, animales)

Fuente: adaptada de EFSA 2010[30]

En España, se ha descrito la circulación de cepas monofásicas aisladas a partir de animales y ambiente en granjas porcinas, aves silvestres y roedores en el norte de España, con un marcado carácter multirresistente[4]. En este trabajo, el 85,8 % de las cepas fueron resistentes a uno o más antimicrobianos, con un 94,1 % de cepas MDR. Desde el punto de vista fenotípico, el fagotipo más prevalente en estas cepas mST fue U311 (40,7 %) y DT195 (22 %). Este perfil fue más similiar a cepas europeas que al denominado «*Spanish clon*» y mostró un patrón de resistencia diferente al clásico R-ASSuT.

Los fenotipos MDR incluyen cepas *S.* 4,[5],12:i:- que albergan integrones de clase 1 o plásmidos de resistencia, resistentes a ampicilina, cloranfenicol, gentamicina, estreptomicina, sulfametoxazol, tetraciclina y trimetoprim. Estos rasgos de resistencia son debidos principalmente a la expresión de *bla*-TEM-1, que codifica para un amplio espectro de beta-lactamasas responsables de la resistencia a penicilinas y amino-penicilinas. Otros genes de resistencia detectados son: (i) *bla*CTX-M-1, para beta-lactamasas de espectro extendido (BLEE) (**Figuras 5** y **6**); (ii) *cml*A1, para una bomba de flujo responsable de la resistencia frente al cloranfenicol; (iii) *aac*(3)-IV y *aac*A2, para enzimas que modifican los sitios activos de gentamicina y estreptomicina alterando la acción de estos fármacos; (iv) *aad*A1, *sul*1 y *sul*2, para enzimas responsables de la resistencia a sulfonamidas; (v) *sul*3 y *tet*A, para un mecanismo de bomba de flujo responsable de la resistencia a tetraciclina; (vi) *dfr*A12, para una enzima responsable de la resistencia a trimetoprim[36,41,83].

Figuras 5 y 6

Principales betalactamasas: (izquierda) AMPc; (derecha) CTX-M-1 para BLEE

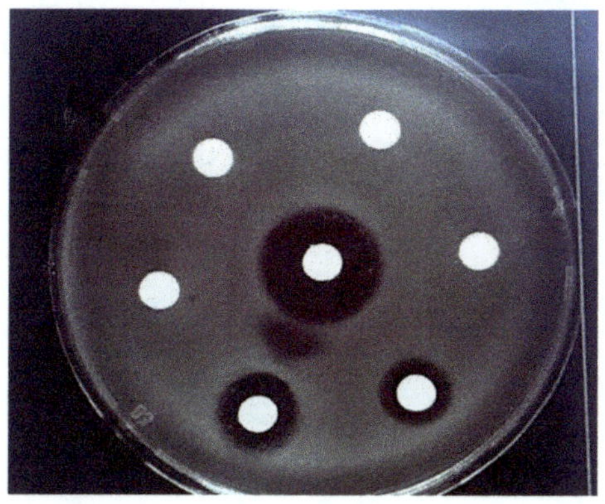
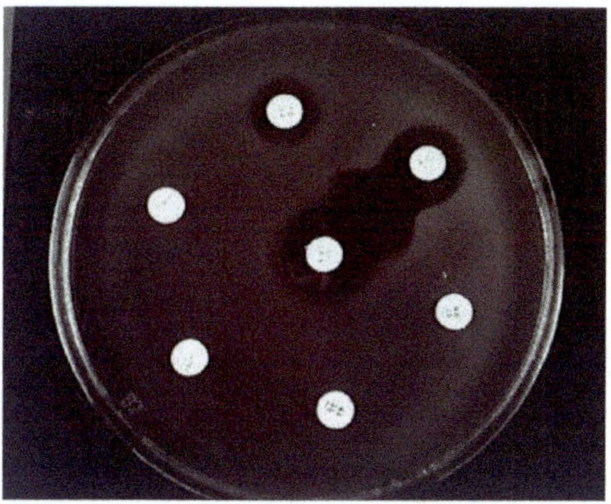

Fuente propia

Recientemente, el Ministerio de Sanidad, Consumo y Bienestar Social junto a la Agencia Española de Medicamentos y Productos Sanitarios (AEMPS) han publicado el nuevo Plan Nacional de Resistencia a los Antibióticos (PRAN, 2019-2021)[70]. En este nuevo documento se revisan los siguientes aspectos: (i) vigilancia del consumo de antibióticos y la resistencia; (ii) control de la resistencia a los antibióticos; (iii) prevención de la necesidad del uso de antibióticos; (iv) estrategia común sobre la investigación; (v) formación; (vi) comunicación y sensibilización de la población; (vii) medioambiente. En este nuevo plan se hace especial énfasis en la participación y colaboración de todos los profesionales sanitarios para frenar las resistencias a los antibióticos (Figura 7).

Figura 7

Infografía del Plan Nacional de Resistencia a los Antibióticos.
¿Qué espera el PRAN de ti?

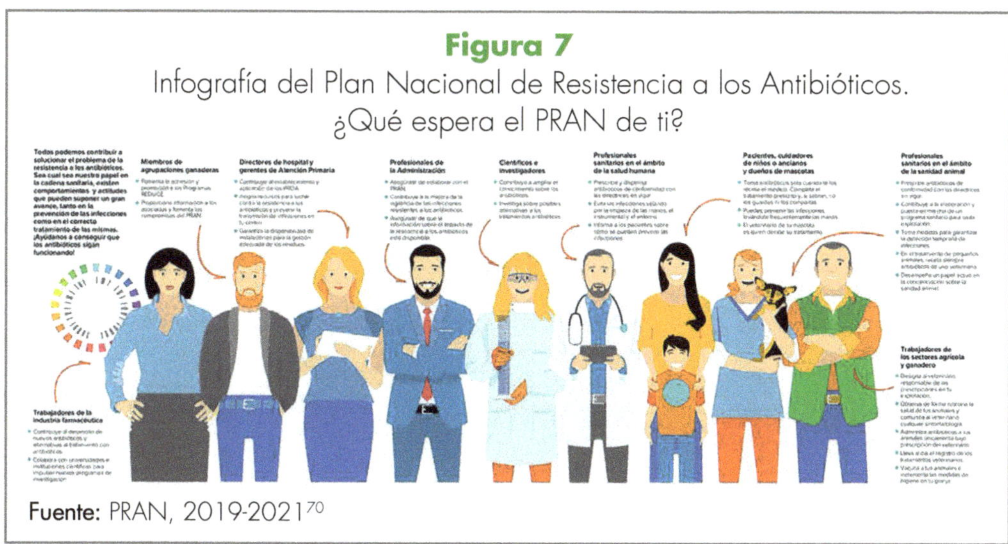

Fuente: PRAN, 2019-2021[70]

Por su parte, y muy recientemente, la European Medicines Agency (EMA, *Science Medicine Health*) ha editado el documento «Categorización de antimicrobianos para uso prudente y responsable en animales»[33]. En esta infografía (Figura 8), se clasifican los grupos de antimicrobianos según cuatro categorías o niveles: (A) prohibidos; (B) restricciones; (C) precaución; (D) prudencia. Asimismo, se reflejan ejemplos de sustancias autorizadas para uso médico y veterinario en la Unión Europea.

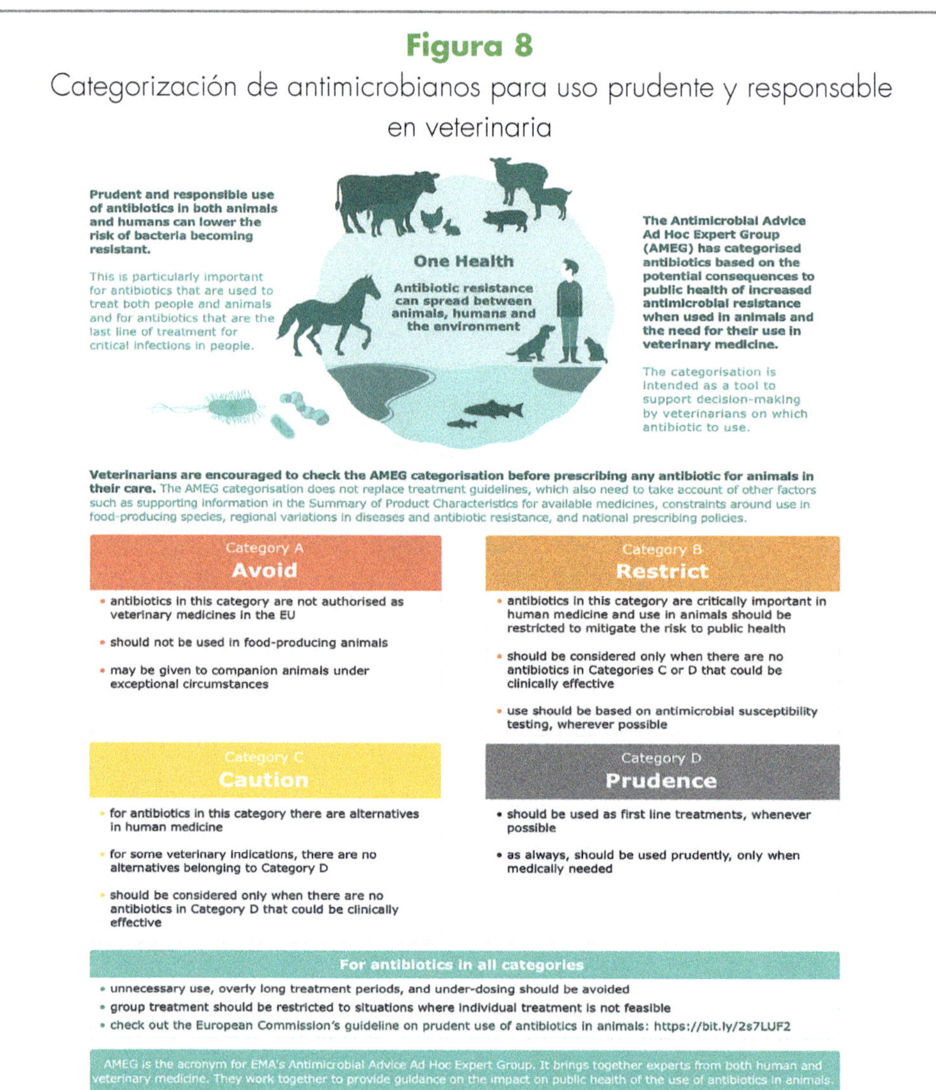

Fuente: EMA, 2020[33]

6.3 La estrategia de la vacunación

Las estrategias basadas en la vacunación para el control de *Salmonella* spp. han demostrado ser una herramienta muy eficaz para el control de la salmonelosis en determinadas especies como la avícola (véase epígrafe 6.7.1).

Al contrario, en la especie porcina no se dispone actualmente de vacunas comerciales eficaces. El problema principal de la profilaxis médica frente a *Salmonella* en el ganado porcino es que no existe inmunidad cruzada entre los diferentes serotipos (por ejemplo, Typhimurium, Rissen, Derby, Anatum, Bredeney, etcétera); por ello, sería necesario utilizar vacunas específicas (vacunas autógenas o autovacunas) frente al serotipo implicado en la infección/enfermedad de la granja, o bien diseñar candidatos vacunales que incluyeran los serotipos predominantes en el área geográfica o granjas implicadas[5].

En la vacunación frente a *Salmonella*, las vacunas vivas atenuadas presentan ciertas ventajas frente a las vacunas inactivadas. La protección que las vacunas vivas confieren es mayor teóricamente ya que promueven una respuesta de base celular, que *a priori* es la ideal para patógenos intracelulares facultativos como *Salmonella*. Además, si son administradas oralmente, van a conseguir producir inmunoglobulinas-A en el intestino, el principal componente del sistema inmunológico en el control de patógenos digestivos. Sin embargo, estas vacunas presentan ciertas desventajas, tales como la necesidad de retirar cualquier tratamiento con antibióticos durante la administración oral de la vacuna, su coste y el potencial riesgo de virulencia y bioseguridad.

Por todo ello, el desarrollo de vacunas inactivadas sigue siendo una alternativa de menor coste, fácil administración y mayor seguridad. La única pregunta es si el empleo de vacunas inactivadas consigue una eficacia aceptable en pruebas de campo. Si bien, los resultados de las pruebas realizadas con vacunas inactivadas en cerdos han evidenciado que la vacunación reduce drásticamente la eliminación de *Salmonella* en heces cuando el serotipo de la infección coincidía con el serotipo de la vacuna, es decir, en las granjas infectadas por *S.* Typhimurium (protección homologa). Estos resultados han sido corroborados por los hallazgos de matadero en los que la presencia de *Salmonella* en nódulos linfáticos mesentéricos (cerdos potadores) fue inferior en los cerdos vacunados con respecto a los cerdos del grupo control (sin vacuna). Estos resultados prueban que existe protección en los cerdos vacunados frente a una infección homóloga (mismo serotipo) sin necesidad de que empleemos una autovacuna (misma cepa que la infectante en la granja). ¿Y qué ocurre con las infecciones por otros serotipos distintos a *S.* Typhimurium?

Los resultados reflejan que la vacunación de cerdos en una granja infectada por un serotipo distinto al de la vacuna (*S.* Rissen) no ofrece protección frente a la infección, de modo que la prevalencia de eliminación en heces fue similar en el grupo control y tratamiento (no hay protección heteróloga).

En comparación con otras estrategias de control como los aditivos (por ejemplo, acidificantes), que no son serotipo dependientes, este hecho es una desventaja para la vacunación, si bien el uso de vacunas ya sea vivas atenuadas o inactivadas, tales como la desarrollada para estos estudios pudiese ser de utilidad frente a serotipos de relevancia como *S.* Typhimurium, que junto con *S.* Derby es el principal serotipo envuelto en las infecciones por *Salmonella* en personas. De hecho, este serotipo es el principal encontrado en granjas de cerdos[5].

Por el contrario, la aplicación de vacunas tiene algunos aspectos negativos asociados al desarrollo de anticuerpos (como consecuencia de la vacunación) que interfieren o enmascaran los anticuerpos desarrollados por la infección. Esto se convierte en un problema en países con un programa de control basado en análisis serológico, ya que las técnicas empleadas no permiten diferenciar los anticuerpos vacunales de los producidos por la infección. Existen alternativas para ello, como técnicas ELISA que permiten diferenciar anticuerpos vacunales de los anticuerpos producidos por la infección natural (estrategia DIVA –*Differentiating Infected from Vaccinated*–), pero que conllevan costes adicionales en la vigilancia y control de *Salmonella*.

6.4 La estrategia de la bioseguridad

6.4.1 Introducción

La aplicación de medidas de bioseguridad para reducir los niveles de prevalencia de las infecciones/enfermedades, con especial atención a aquellas que suponen un riesgo para la salud pública (por ejemplo, salmonelosis), debe ser uno de los principales objetivos de las autoridades sanitarias.

La bioseguridad se muestra hoy día como una eficaz alternativa o estrategia de lucha frente a las enfermedades en relación a las medidas tradicionales: (i) terapia antimicrobiana; (ii) quimio e inmunoprofilaxis. Los tratamientos con antibióticos generan, por una parte, residuos en los productos de origen animal y, por otra, amplias resistencias antimicrobianas que dificultan enormemente la resolución de casos clínicos animales y cuestionan el uso de estas drogas en el caso de que las infecciones se transmitan al hombre (zoonosis). Por su parte, el empleo de la vacunación sistemática del ganado o inmunoprofilaxis contribuye a la presencia de animales portadores en las granjas y, además, se interfieren los métodos de diagnóstico laboratorial (detección de anticuerpos de infección o vacunales), con lo que no son compatibles los programas de control y erradicación de enfermedades (excepción aparte de las vacunas marcadoras). Por todo ello, la sanidad animal se encamina hacia una era en la que seguramente la bioseguridad y el uso de otras alternativas en aditivos (por ejemplo, aceites esenciales) tendrán un peso específico cada vez mayor.

Los brotes de enfermedades, además de las pérdidas económicas originadas en el productor, generan barreras comerciales y desconfianza en el consumidor y tienen un componente ético por el sacrificio masivo de animales durante las epizootias. También, hemos de considerar el impacto de ciertas enfermedades que son potencialmente zoonósicas. Por ello, la mejor manera de prevenir problemas (enfermedades) es establecer programas de bioseguridad integrales.

Los puntos críticos de bioseguridad en las explotaciones ganaderas se pueden resumir en (Figura 9)[7]: (i) fómites (vehículos, equipos veterinarios, visitas); (ii) limpieza y desinfección periódicas; (iii) control de vectores y animales silvestres (especial atención a roedores y aves); (iv) ración y agua; (v) control de la reposición y entrada de animales o sus productos (semen, óvulos, etc.); (vi) saneamiento de residuos (purines/estiércoles); (vii) eliminación de cadáveres.

Figura 9
Principales puntos críticos de bioseguridad en explotaciones ganaderas

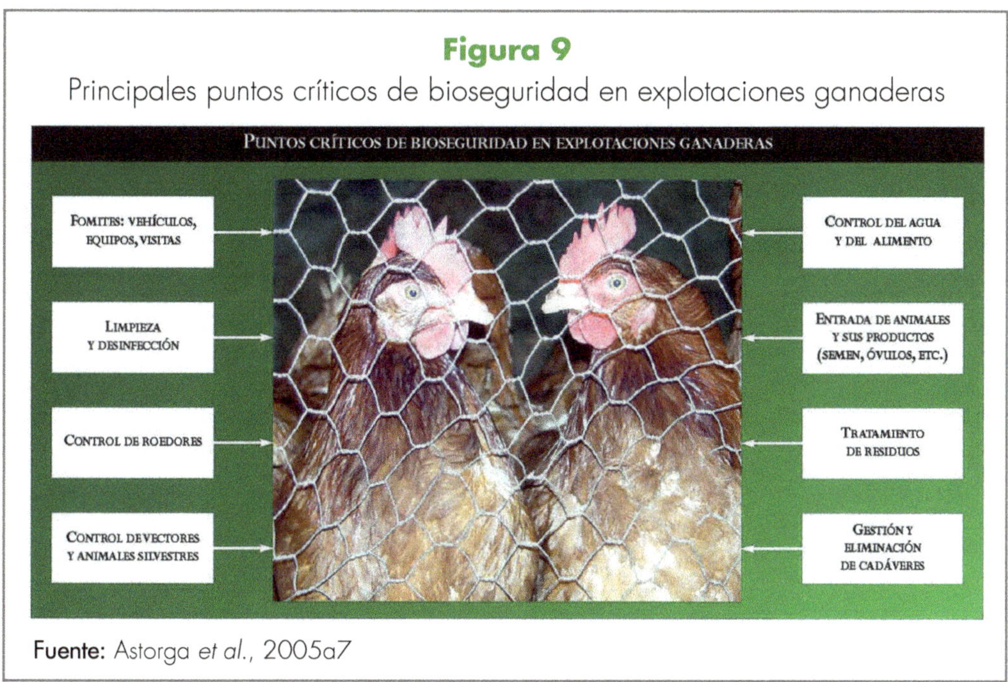

Fuente: Astorga *et al.*, 2005a7

6.4.2 Concepto. Tipos de bioseguridad

La OIE (2008) define bioseguridad como la implementación de medidas que reducen el riesgo de introducción (bioexclusión) y diseminación de agentes infecciosos (biocontención); para tal fin, se requiere la adopción de un conjunto de actitudes y comportamientos por las personas para reducir el riesgo en todas las actividades relacionas con los animales domésticos, salvajes, exóticos, aves silvestres y sus derivados (…).

A nivel práctico, se entiende por bioseguridad el conjunto de acciones encaminadas a reducir el riesgo de introducción y diseminación de agentes patógenos (virus, bacterias, hongos, parásitos) y sus vectores (roedores, insectos, aves silvestres, animales domésticos) en las explotaciones ganaderas; el objetivo fundamental de la bioseguridad es minimizar los riesgos sanitarios, mejorar el bienestar animal y la productividad ganadera, obtener productos derivados sanos y seguros para el consumo humano y subproductos que no afecten a la ecología de la región.

El Ministerio de Agricultura, Pesca y Alimentación (MAPA) diferencia actualmente dos tipos de bioseguridad:

- Bioseguridad externa: conjunto de medidas que impiden la entrada/salida de enfermedades en/de una explotación.

- Bioseguridad interna: medidas que impiden la difusión de enfermedades dentro de la explotación.

Por lo tanto, en las granjas animales diferenciamos una bioseguridad que se ocupa de la estructura y diseño (bioseguridad externa) y otra relacionada con el manejo y sanidad (bioseguridad interna). En este sentido, podemos resumir los aspectos principales de cada una de ellas de la siguiente forma[11,12]:

Bioseguridad relacionada con la estructura y diseño:

- Acceso a granjas, vallado perimetral, distancia entre granjas.

- Vados sanitarios y arcos de desinfección.

- Instalaciones (naves). Pediluvios.

- Vestuarios y duchas.

- Instalaciones para la cuarentena y el lazareto.

- Muelles de embarque.

- Ventanas protegidas: telas mosquiteras y mallas antipájaros (Figura 10).

- Calidad del agua.

- Almacenamiento de piensos. Limpieza y fumigación de silos.

- Almacén de medicamentos.

- Eliminación de material de uso veterinario.

- Sistemas de ventilación y refrigeración (Figura 11).

Figuras 10 y 11

Las mallas antipájaros (izquierda) y los sistemas de ventilación y refrigeración (derecha) son puntos críticos de bioseguridad frente a *Salmonella* spp.

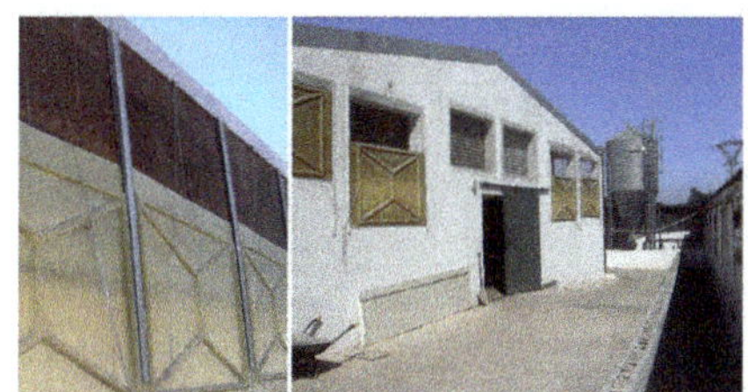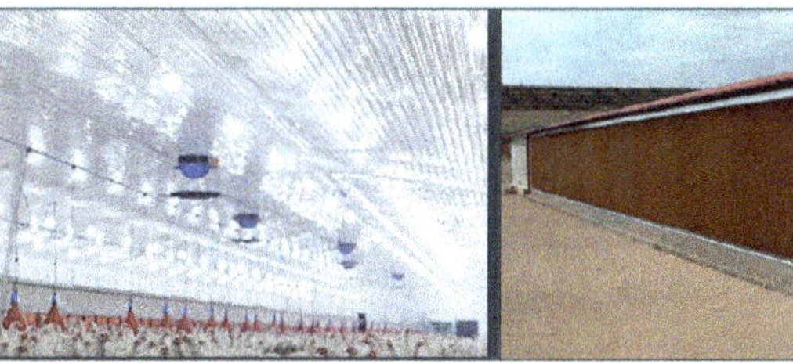

Fuente propia

Bioseguridad relacionada con el manejo y la sanidad:

- Control de la entrada de personas: registro de visitas.

- Reposiciones con animales libres de infecciones.

- Aplicación de sistemas «todo dentro, todo fuera». Vacíos sanitarios.

- Protocolos de limpieza, desinfección y desinsectación (L+DD).

- Eliminación de basuras y cubierta vegetal.

- Saneamiento de residuos (estiércoles, purines).

- Gestión controlada de cadáveres.

- Control de emisiones en las explotaciones.

- Control de roedores y animales domésticos.

- Programas de formación dirigidos a empleados y técnico.

- Protocolos de verificación de bioseguridad (Figura 12).

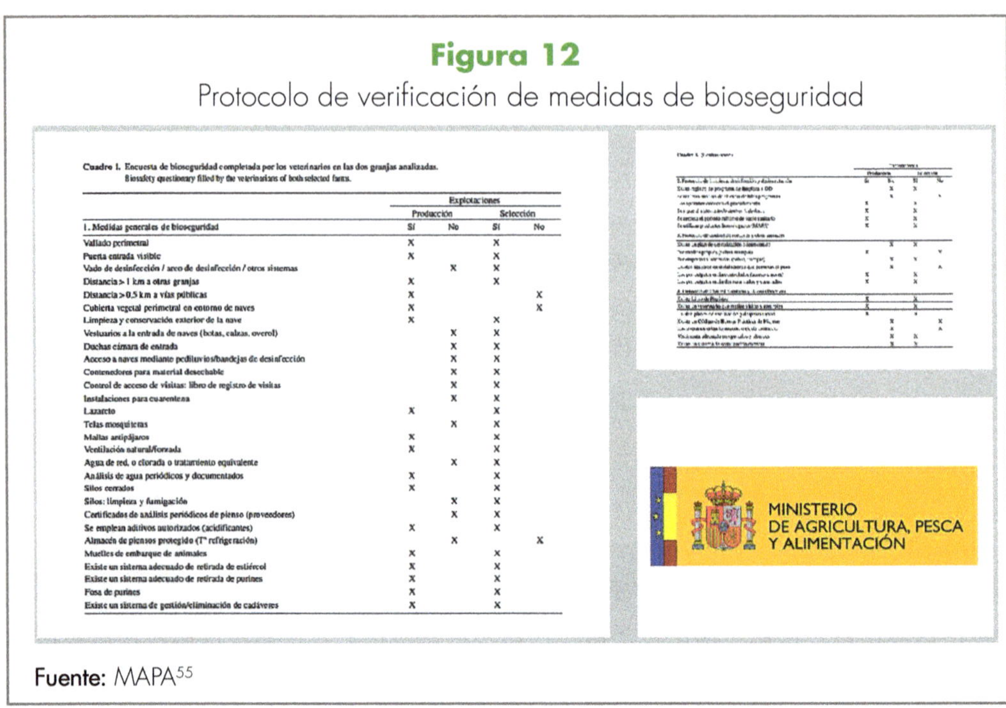

Cuadre 1. Encuesta de bioseguridad completada por los veterinarios en las dos granjas analizadas.
Biosafety questionary filled by the veterinarians of both selected farms.

	Explotaciones			
	Producción		Selección	
1. Medidas generales de bioseguridad	Sí	No	Sí	No
Vallado perimetral	X		X	
Puerta entrada visible	X		X	
Vado de desinfección / arco de desinfección / otros sistemas		X	X	
Distancia > 1 km a otras granjas	X		X	
Distancia > 0,5 km a vías públicas	X			X
Cubierta vegetal perimetral en entorno de naves	X			X
Limpieza y conservación exterior de la nave	X		X	
Vestuarios a la entrada de naves (botas, calzas, overol)		X	X	
Duchas cámara de entrada		X	X	
Acceso a naves mediante pediluvios/bandejas de desinfección		X	X	
Contenedores para material desechable		X	X	
Control de acceso de visitas: libro de registro de visitas		X	X	
Instalaciones para cuarentena		X	X	
Lazareto	X		X	
Telas mosquiteras		X	X	
Mallas antipájaros	X		X	
Ventilación natural/forzada	X		X	
Agua de red, o clorada o tratamiento equivalente		X	X	
Análisis de agua periódicos y documentados	X		X	
Silos cerrados	X		X	
Silos: limpieza y fumigación		X	X	
Certificados de análisis periódicos de pienso (proveedores)		X	X	
Se emplean aditivos autorizados (acidificantes)	X		X	
Almacén de piensos protegido (Tª refrigeración)		X		X
Muelles de embarque de animales	X		X	
Existe un sistema adecuado de retirada de estiércol	X		X	
Existe un sistema adecuado de retirada de purines	X		X	
Fosa de purines	X		X	
Existe un sistema de gestión/eliminación de cadáveres	X		X	

Fuente: MAPA[55]

Como cualquier disciplina, la bioseguridad puede someterse a un análisis DAFO (Debilidades, Aportaciones, Fortalezas, Oportunidades), de las que destacamos las siguientes[6,9]:

Fortalezas:

- Reducción del uso de medicamentos, con especial atención a los antimicrobianos.

- Reducción de las patologías infecciosas o parasitarias.

- Adecuación a un mercado más exigente en materia de residuos.

- Mayor competitividad por la mejora zootécnica de la explotación.

- Mejor imagen del sector.

- Reducción del riesgo potencial de transmisión zoonósica de microorganismos.

- Conseguir granjas más comprometidas con el medioambiente.

Debilidades:

- Altas inversiones en infraestructuras.

- Esfuerzo personal y dedicación. Conocimientos técnicos actualizados.

- Inversión en formación (cursos, jornadas, asesoramiento técnico).

- Resultados a medio-largo plazo.

- Apoyo de la administración en materia de bioseguridad.

Resumen

- La aplicación de la bioseguridad en la explotación supone un cambio de actitud por parte del ganadero a la hora de minimizar los riesgos sanitarios y aumentar la productividad de los animales.

- Es necesaria toda la información y formación del personal técnico y ganadero a la hora de implantar medidas de seguridad sanitaria específicas para cada granja. En este sentido, los cursos de formación sobre «Guías de Prácticas correctas de Higiene» y el papel de los veterinarios de las ADSG (Agrupaciones de Defensa Sanitaria) son fundamentales.

- Las medidas de bioseguridad en una granja suponen una alternativa a las clásicas medidas de lucha a base de antimicrobianos y vacunación sistemática de los efectivos.

- La inversión en medidas de bioseguridad es visible generalmente a medio-largo plazo (Figura 13).

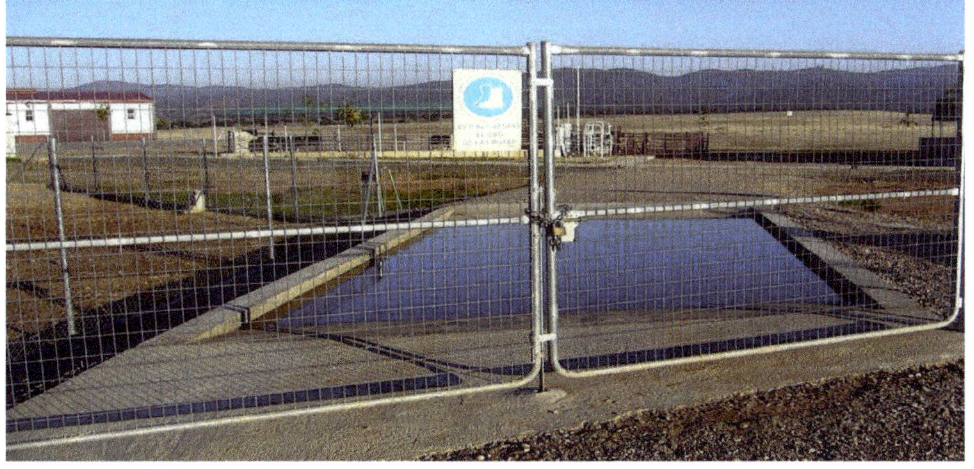

Figura 13

La bioseguridad debe entenderse como una inversión a medio-largo plazo. Vado sanitario a la entrada de granja e indicación de medida de bioseguridad

Fuente propia

- En el caso de las infecciones transmitidas por los alimentos, la bioseguridad, entendida como la reducción de la prevalencia de infección en granjas y mataderos supone minimizar el riesgo para la salud pública.

- Es necesaria una mayor implicación de las administraciones para dotar de infraestructuras necesarias en las explotaciones que garanticen un mínimo de bioseguridad (fosas, vados y pediluvios, contenedores para cadáveres, servicios de retirada medicamentos, locales para cuarentenas, etcétera).

6.4.3 Bioseguridad frente a *Salmonella* spp.

La primera idea fundamental es que mediante la aplicación de estrictas medidas de higiene y bioseguridad no solo mejoramos la situación de la explotación respecto a *Salmonella*, sino que mejoramos la situación sanitaria global de la granja. En el caso específico de *Salmonella* spp., y sobre todo en el ganado porcino blanco de cría intensiva y en avicultura intensiva, se han descrito numerosos protocolos y guías prácticas de bioseguridad tanto a nivel de granja como de matadero[8,9]. A continuación, desglosamos y diferenciamos las medidas de bioseguridad idóneas para controlar la infección por salmonelas y relacionadas con los aspectos principales de la cadena alimentaria: (i) alojamientos y sistemas de explotación; (ii) alimentos y agua de bebida; (iii) matadero.

Alojamientos y sistema de explotación:

- Localización y diseño convenientes.

- Evitar comunicaciones con el exterior que permitan la entrada de vectores reservorios (roedores, pájaros e insectos).

- Construcciones que faciliten la limpieza y desinfección.

- Drenajes adecuados (por ejemplo, suelos *slat* con enrejillado).

- Saneamiento de residuos de explotación previo al uso como fertilizantes.

- Limitar la entrada de visitantes y controlar la de técnicos y empleados.

- Uso de pediluvios para desinfección de calzado en entrada/salida de locales.

- Ropas adecuadas y exclusivas disponibles en cámara de entrada.

- Intentar conseguir stocks de animales libres de infecciones.

- No permitir la explotación mixta de especies animales.

- Cuando sea posible, aplicación de sistemas «todo dentro, todo fuera» (vacíos).

- Métodos de manejo que eviten el estrés.

Alimentos y agua de bebida:

- Materias primas de alta calidad bacteriológica.

- Harinas *versus* granulado: evita la presencia de restos orgánicos y el procedimiento garantiza la esterilidad (extrusión con inyección de vapor de agua a 70 °C/70 segundos).

- Tamaño partícula pienso (grosero > 3 mm) o inclusión de ingredientes fibrosos.

- Dietas líquidas prefermentadas.

- Almacenes protegidos contra roedores, con limpieza y desinfección y temperatura de refrigeración.

- Cloración periódica del agua (mantener un nivel de 2 ppm activo en bebederos). Uso de bombas de peróxido.

- Puntos de suministro con suelo de cemento para evitar encharcamientos y buenos drenajes.

- Prevención frente a la colonización: uso de aditivos

    - Ácidos orgánicos (por ejemplo, butírico, propiónico, fórmico).

    - Uso de aceites esenciales (por ejemplo, tomillo, orégano, ajo).

    - Probióticos (Lactobacillus; pH 4,2).

Matadero:

- Previo sacrificio

    - Limpieza y desinfección periódicas de camiones y corrales.

    - Reducir duración y densidad transporte y estancia en matadero.

- Durante sacrificio

    - Temperatura de agua de escaldado > 65 °C.

    - Limpieza y desinfección estricta de utensilios de matanza.

    - Sistemas de evisceración seguros.

    - Higiene en manipulación de canales buenas prácticas, higiene personal.

    - Descontaminación canales (desinfectantes, irradiación).

Por su parte, la interprofesional del porcino de capa blanca (Interporc) en colaboración con el MAPA han publicado recientemente sendos documentos sobre bioseguridad en explotaciones porcinas y guía de buenas prácticas para el control y reducción de salmonelosis en granjas (Figuras 14 y 15).

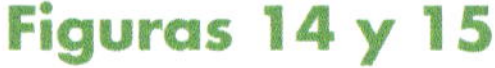

Guía de buenas prácticas para el control y reducción de salmonelosis en granjas de ganado porcino (izda.); Decálogo de bioseguridad en explotaciones porcinas (dcha.)

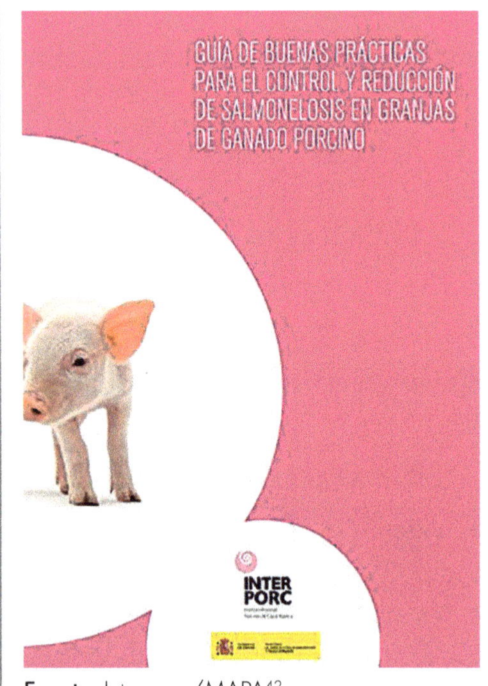

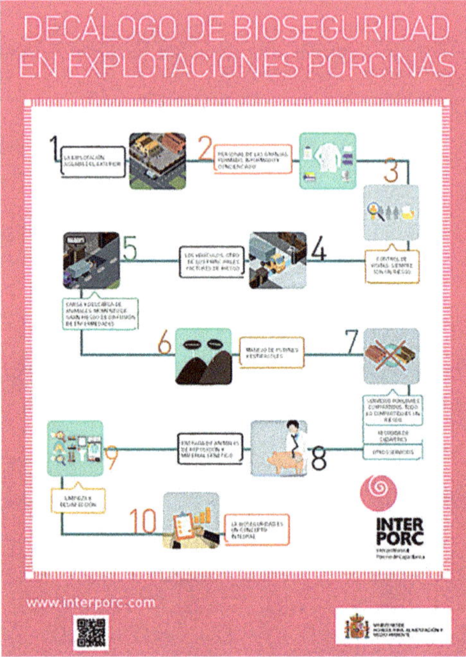

Fuente: Interporc/MAPA[42]

6.4.3.1 Protocolos L+DDD para el control de Salmonella

Todas las explotaciones deberán disponer de un protocolo de limpieza, desinfección, desinsectación y desratización (L+DDD) en el que se detallen las acciones a ejecutar, la frecuencia y el orden, los productos a utilizar, el personal y equipos empleados.

Asimismo, deberán llevarse a cabo registros de todas las operaciones de limpieza, desinfección y control de plagas realizadas en la granja. Finalmente, todas las personas que participen en dichas operaciones deberán tomar las medidas de protección personal adecuadas en cumplimiento de la normativa de seguridad e higiene del trabajo (equipos de protección individual –EPIs–).

Todos los productos utilizados en estas prácticas de bioseguridad deberán estar homologados por el MAPA. Asimismo, se debe respetar la dosificación del fabricante y los períodos mínimos de vacío sanitario (5-7 días). Entre los desinfectantes más eficaces frente a *Salmonella* spp. se encuentran los siguientes: hidróxido sódico, derivados del cloro, compuestos de amonio cuaternario, fenólicos, formaldehídos, peróxidos o amoniaco.

A continuación, desglosamos un protocolo práctico de L+DDD orientado específicamente a reducir la presencia de *Salmonella* en granjas porcinas[88]:

- Aplicación de agua a alta presión para eliminación de la materia orgánica.

- Uso de detergente con enjuague (hidróxido o hipoclorito sódicos).

- Uso de desinfectante sin enjuague (clorocresol o amonio cuaternario).

- Secado de al menos 24-48 horas.

- Fase de desinsectación a base de cipermetrinas.

El principal reservorio de salmonelas zoonósicas se encuentra en el aparato digestivo de mamíferos y aves, desde donde se eliminan al medioambiente a través de las heces. Por tanto, una de las principales vías de entrada de *Salmonella* a las granjas es a través del ingreso de animales portadores en las fases de reemplazo o reposición de las granjas; también otros animales silvestres o domésticos (perros, gatos) y, sobre todo, aves y roedores (ratas, ratones, topillos, etcétera) pueden actuar como reservorios vehiculadores de la infección.

En este sentido, hay que destacar el correcto control de roedores en la explotación como un pilar básico dentro del programa de control de *Salmonella*. En primer lugar, debemos recordar la gran capacidad de reproducción y desplazamiento de estos animales (por ejemplo, la rata común puede tener más de 400 crías al año y desplazarse más de 2 km en una hora). Los roedores no solo pueden vehicular salmonelas sino también una pléyade de microorganismos patógenos: *Campylobacter* spp., *Lawsonia intracelularis*, *Leptospira* spp., *Brucella* spp., *Triquinella spiralis*, virus del síndrome reproductivo y respiratorio porcino (PRRS en sus siglas inglesas), etcétera.

El control de los roedores debe estar fundamentado en un buen conocimiento de su etología, siendo necesario localizar los puntos de refugio, nidos de cría y áreas de paso en la granja, para así actuar de forma eficaz mediante el uso de cebos con productos rodenticidas autorizados (Figura 16). Estos programas deben ser ejecutados a través de empresas especializadas y se intensificarán cuando se realice el vacío sanitario de los locales. Todas las actuaciones realizadas en el programa de desratización deben ser registradas. Asimismo, periódicamente se llevará a cabo la evaluación y verificación del programa de desratización a fin de realizar modificaciones si se detecta una reducción en la eficacia de la estrategia seguida o producto empleado. Es preciso indicar que los rodenticidas deben ser sustituidos periódicamente a fin de evitar tolerancias.

Figura 16

El control de roedores en la explotación es un pilar básico dentro del programa de control de *Salmonella*

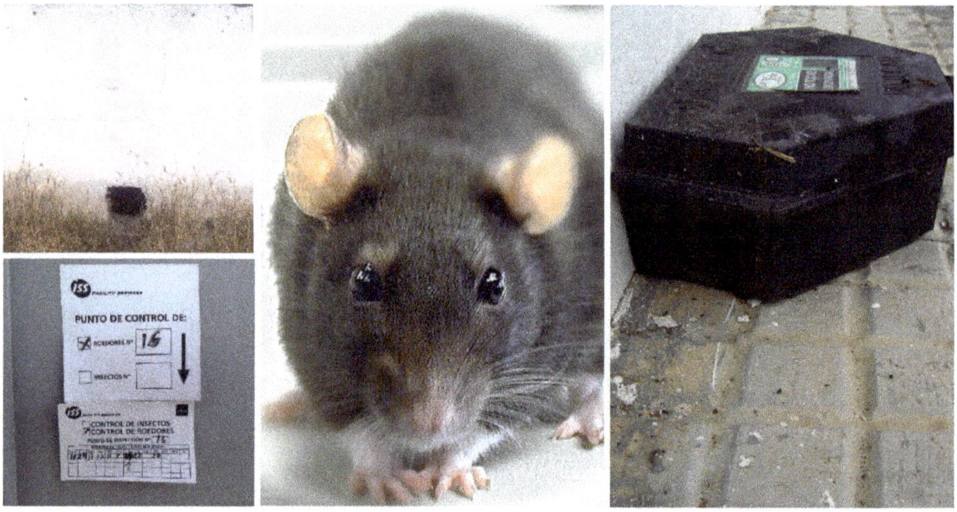

Fuente propia

Por otro lado, las aves silvestres pueden actuar como auténticos reservorios amplificadores de diferentes serotipos de *Salmonella*. La implicación de diferentes serotipos de *Salmonella* (por ejemplo, Indiana) vehiculados a través de aves (por ejemplo, palomas, tórtolas) actuando como principales responsables de brotes de enfermedad en el ganado ha sido constatada reiteradamente[52].

Por tanto, en las explotaciones ganaderas es necesario utilizar mallas antipájaros en ventanas y accesos a las naves (Figura 17).

Además, y para el control de estas aves, son recomendables las siguientes medidas preventivas de bioseguridad: (i) puertas de las naves cerradas; (ii) tapas de silos permanentemente cerradas; (iii) almacenes de piensos y materias primas cerrados para evitar el acceso de aves.

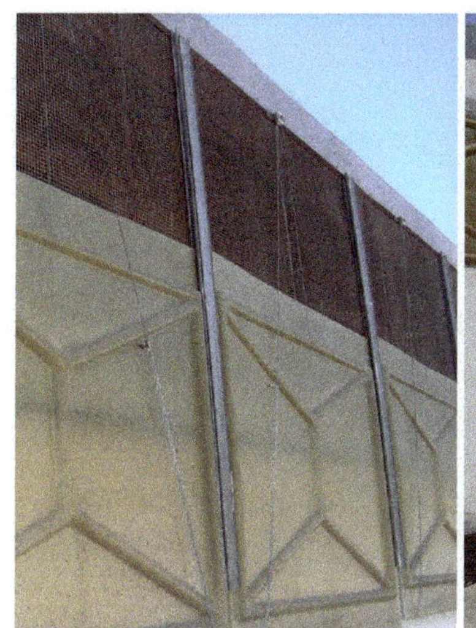 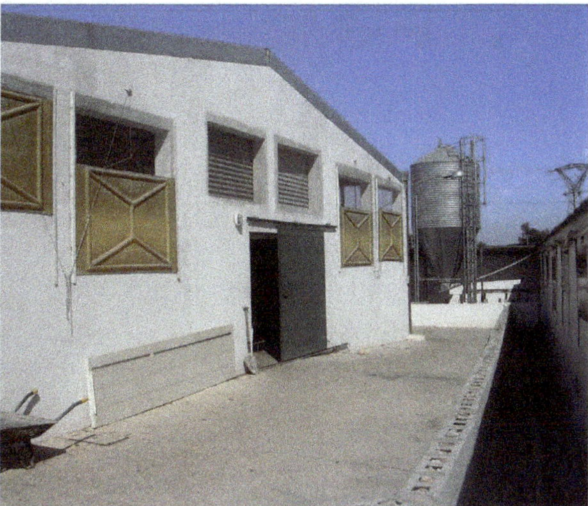

Fuente propia

6.5 Estrategias alimentarias

Las estrategias alimentarias se fundamentan en que la principal vía de entrada de *Salmonella* en el hospedador animal o humano es la vía oral. Estas estrategias están encaminadas a proporcionar y mantener un ambiente hostil en el aparato digestivo que evite o limite el asentamiento o proliferación del patógeno. Y para ello, se utilizan dos posibles acciones: (i) modificación de las características y composición de la ración; (ii) administración de diferentes productos o aditivos al pienso.

6.5.1 Procesado y presentación del alimento

Diferentes estudios epidemiológicos (véase capítulo 3) han constatado que la presentación del pienso en harina contribuye decisivamente a la reducción de la presencia de *Salmonella* en comparación con el pienso granulado. Además, se ha comprobado que existe una correlación entre diversos aspectos relacionados con el procesado y la composición del pienso y la reducción de salmonelosis en las granjas: (i) tamaño de la partícula (grosero > 3 mm); (ii) inclusión de ingredientes fibrosos. Aunque es necesario advertir que todos estos aspectos pueden influir en los índices de conversión y de ganancia de peso diario en los animales.

Por otra parte, la alimentación líquida frente a la alimentación seca ha demostrado ser eficaz en el control de la infección por *Salmonella*. El efecto es especialmente beneficioso cuando se utiliza dieta líquida prefermentada o se incluyen subproductos prefermentados, ya que inducen una disminución del pH intestinal por la acción de las bacterias ácido-lácticas que inhiben el crecimiento de *Salmonella* en el tubo digestivo.

6.5.2 Aditivos

Entre las medidas que podemos aplicar para reducir la presión de los agentes zoonósicos en la cadena de producción, la administración de aditivos al pienso es una de las acciones más importantes para el control de *Salmonella* en granja. Dentro de este grupo de sustancias se incluyen:

- Aceites esenciales.

- Probióticos.

- Prebióticos.

- Ácidos orgánicos.

6.5.2.1 Aceites esenciales

En el año 2003, la Unión Europea alertaba del incremento de las resistencias bacterianas asociado al uso indiscriminado de los antimicrobianos (AMS) como un problema grave de salud pública (Reglamento 1831/2003/CE)[73]. Debido al carácter zoonósico de gran parte de los procesos infecciosos que afectan al hombre, los animales de granja o domésticos constituyen un importante reservorio y potencial fuente de bacterias resistentes y MDR.

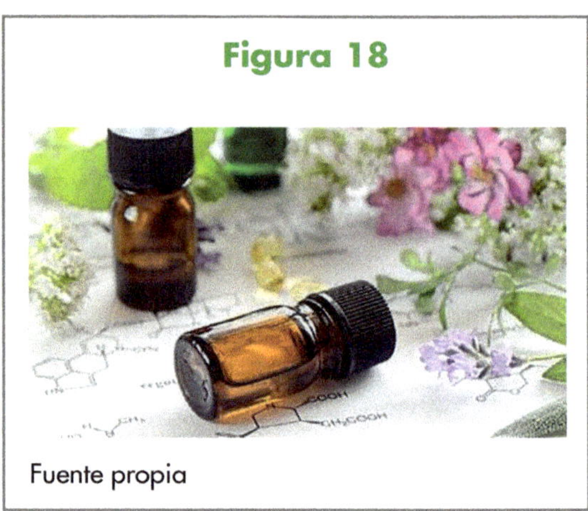

Figura 18

Fuente propia

Los últimos documentos publicados por las agencias europeas de seguridad alimentaria y prevención de enfermedades sobre resistencia antimicrobiana en bacterias zoonósicas, señalan prioritariamente la amplia difusión de cepas multirresistentes del género *Salmonella* con altos niveles de resistencia frente a enrofloxacina, ceftiofur y trimetoprim-sulfametoxazole (EFSA y ECDC, 2019a)[84].

La resistencia antimicrobiana de *Salmonella* puede deberse a varios determinantes localizados en el cromosoma bacteriano o en plásmidos[36,83]. Estos determinantes genéticos pueden ser responsables de la expresión de mecanismos de resistencia intrínsecos relacionados con la producción de beta-lactamasas, modificación de la composición antimicrobiana por enzimas bacterianas, variaciones de la permeabilidad bacteriana, presencia de bombas de flujo (*efflux pumps*) o modificaciones de receptores diana.

Como ya comentamos anteriormente, la resistencia antimicrobiana puede producirse también a través de la expresión de mecanismos de resistencia adquirida, que emergen por medio de mutaciones puntuales en genes cromosomiales (por ejemplo, cepas monofásicas de *S.* Typhimurium) o a través de la adquisición de elementos móviles tales como plásmidos, transposones o islas genómicas[83]. La transferencia de resistencia se puede producir directamente entre las mismas especies/géneros de bacterias (horizontal) o entre diferentes (vertical); además, es posible indirectamente a través del medioambiente[36].

La aparición, selección y diseminación de bacterias resistentes a los antimicrobianos se sigue atribuyendo principalmente a la presión selectiva del mal uso y abuso de antibióticos[77]; de este modo, las bacterias intestinales pueden convertirse en resistentes a algunos compuestos antimicrobianos y, por lo tanto, transmitir de forma vertical esta resistencia a salmonelas que ocupen el mismo nicho ecológico.

La caracterización de los factores de virulencia de microorganismos zoonósicos, incluyendo la presencia de genes de resistencia a los antimicrobianos, es de gran importancia para asegurar la protección y promoción de la salud en el concepto más amplio de «*un mundo, una salud*». Por todo ello, la difusión de bacterias resistentes a los antimicrobianos es una amenaza ampliamente reconocida para la sanidad animal y la salud pública.

Para enfatizar la importancia que implica el estudio de las resistencias bacterianas, es pertinente mencionar que en la última convención de Ginebra sobre salud pública (OMS, 2017, Figura 19) se diseña la primera lista de «*patógenos prioritarios resistentes a los antibióticos*»[90]. En esta lista se incluyen las 12 familias de bacterias más peligrosas para la salud humana entre las cuales se encuentra *Salmonella* spp. (resistentes a fluoroquinolonas), clasificada en el nivel de prioridad II (elevada). La lista se ha elaborado para tratar de guiar y promover la investigación y desarrollo (I+D) de nuevos antimicrobianos como parte de las actividades de la OMS, siendo la finalidad combatir el creciente problema mundial de la resistencia a los antimicrobianos con directas implicaciones en la salud pública.

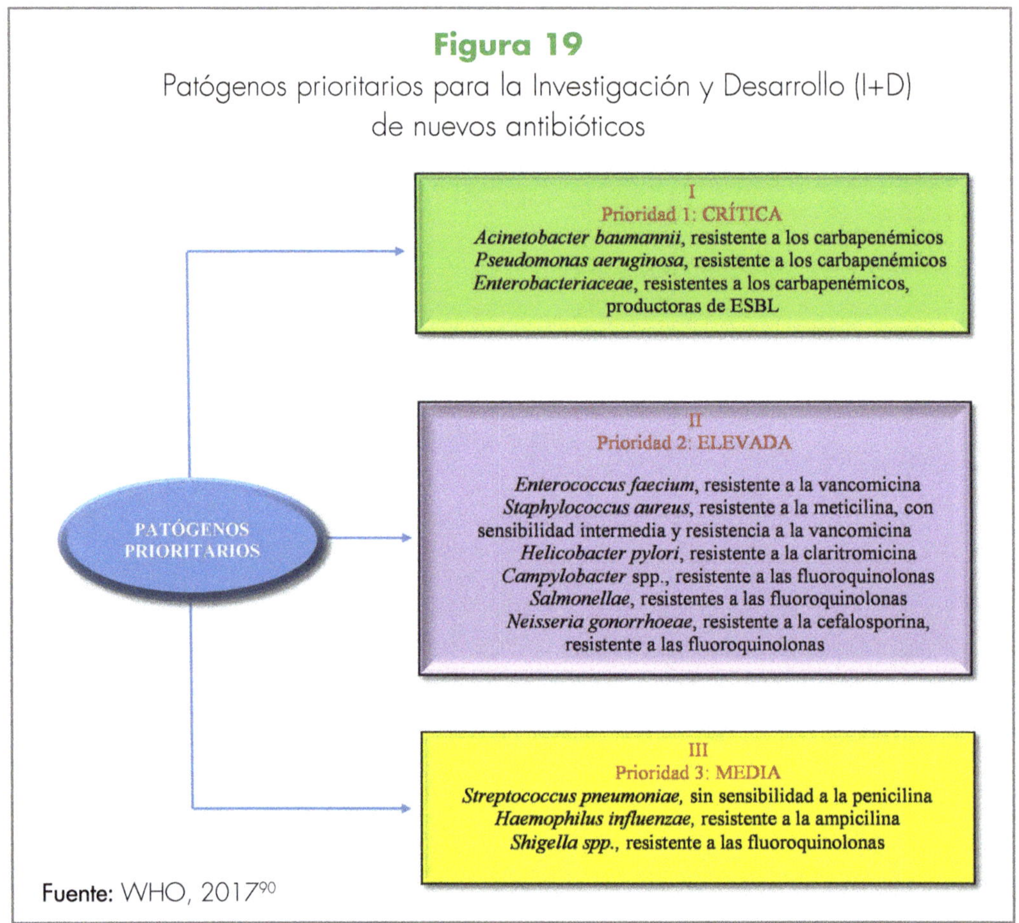

Figura 19

Patógenos prioritarios para la Investigación y Desarrollo (I+D) de nuevos antibióticos

Fuente: WHO, 2017[90]

Los animales de granja son reservorio y transmisores de bacterias resistentes al hombre debido al contacto directo (zoonosis profesional) y al consumo de productos derivados como alimentos (zoonosis alimentaria, *foodborne disease*). La creciente inquietud por la seguridad alimentaria en base al paradigma «*desde la granja a la mesa*» ha propiciado la indagación científica de nuevas alternativas para el control de los microorganismos implicados en toxiinfecciones alimentarias, como es el caso del patógeno *Salmonella* spp.

Desde la prohibición del uso de los antibióticos como promotores del crecimiento animal con fecha 1 de enero de 2006, se han incrementado los estudios sobre el uso «*in vitro*» e «*in vivo*» de nuevas sustancias alternativas, como los ácidos orgánicos, probióticos, prebióticos, enzimas, así como los aceites esenciales (AE) extraídos de plantas y especies. La mayoría de estos productos se utilizan en sanidad animal como aditivos alimentarios, y su aprobación como terapéuticos precisa de estudios científicos contrastados que demuestren su eficacia antimicrobiana, su efecto sobre la producción animal y su seguridad para la salud pública y medioambiental.

Y así... *«Los aceites esenciales (AE) utilizados por el hombre durante milenios de forma empírica, comenzaron a estudiarse como una posible alternativa para el control de las infecciones por bacterias multirresistentes».*

Los AE son una mezcla de sustancias químicas biosintetizadas por las plantas aromáticas como parte de su metabolismo secundario que se extraen por destilación en corriente de vapor o por expresión del material vegetal. Son productos volátiles, no grasos, solubles en alcohol, grasas y aceites vegetales[58]. En su composición se pueden diferenciar entre 20 y 60 componentes diferentes, de los cuales dos o tres son mayoritarios (> 70-80 %) y el resto están presentes en trazas. Se considera que sus componentes principales son los que determinan sus propiedades biológicas, si bien se considera que las sustancias presentes en trazas tienen un papel crítico en su actividad antimicrobiana, debido posiblemente a un efecto sinérgico[14,67]. La proporción de cada sustancia puede variar en un mismo aceite en función de la estación, el origen geográfico y la variedad botánica, entre otros factores, determinando diferencias en sus propiedades farmacológicas y aplicaciones médicas[68]. Los aceites esenciales que poseen notables propiedades antimicrobianas contienen generalmente un alto porcentaje de compuestos fenólicos como carvacrol y timol, capaces de alterar la membrana citoplasmática, el flujo de electrones y el transporte activo, provocando la coagulación de los contenidos celulares y la muerte de la bacteria[15].

Durante las primeras investigaciones se multiplicaron los ensayos para valorar la actividad antimicrobiana de un gran número de AE frente a un amplio espectro de microorganismos patógenos, utilizando métodos no estandarizados, lo que complicó enormemente la comparación de resultados.

Los trabajos de nuestro grupo de investigación de la Universidad de Córdoba (AGR-256. Sanidad Animal: diagnóstico y control de enfermedades) ya destacaron el notable potencial de los aceites de *canela, clavo, orégano* y *tomillo* frente al grupo de las Enterobacterias[45,46]. Desde entonces, la mayoría de los estudios que se han publicado se han limitado a determinar la concentración mínima inhibitoria (CMI) y más atípicamente la concentración mínima bactericida (CMB), frente a cepas de cultivos tipo o un número reducido de cepas clínicas[20,27,53].

Actualmente, los resultados obtenidos por nuestro grupo de investigación sobre la distribución de la susceptibilidad de cepas clínicas de *Salmonella* spp. de origen animal frente a los AE aportan una información de gran relevancia sobre la CMI_{90} y la CMB_{90}, con variaciones significativas con respecto a los valores medios descritos en trabajos previos[22,23,81]. Nuestro estudio *in vitro* comprobó asimismo el carácter bactericida de los AE ensayados y demostró diferencias significativas en la susceptibilidad de los serotipos Typhimurium y Enteritidis a los aceites de *canela* y *clavo*, así como la detección de cepas del serotipo Typhimurium con un posible perfil de multirresistencia a los AE (Tabla 2). No obstante, una de las grandes ventajas de los AE frente a los antimicrobianos tradicionales, referidas por diversos autores, es la reducida resistencia o tolerancia que generan, debido probablemente al hecho de que sus diferentes componentes químicos pueden desarrollar múltiples mecanismos de acción y atacar diversos objetivos celulares[59,93]. En su contra tienen un considerable efecto citotóxico sobre las células epiteliales a dosis, en algunos casos, muy próximas a las CMI.

Tabla 2

CMI_{90} y CMB_{90} obtenida por Solarte *et al.* (2018) para diversos aceites esenciales frente a 23 serotipos de *Salmonella enterica* subsp. *enterica*

Aceite esencial	CMI_{90} y CMB_{90} ($\mu g/ml$)
Canela	1250
Clavo	1250
Orégano	625
Tomillo rojo	625
Tomillo vulgar	625

CMI_{90}: menor concentración de producto capaz de inhibir al 90 % de las cepas ensayadas

CMB_{90}: menor concentración de producto capaz de eliminar al 90 % de las cepas ensayadas

Fuente propia

A pesar de sus reconocidas propiedades antimicrobianas y su uso generalizado en alimentación animal, existe un notable escepticismo en el mundo científico y profesional hacia los AE, por lo que es difícil que sustituyan a los AMS. Es por ello, que se están desarrollando numerosas investigaciones para valorar el efecto combinado de estas sustancias naturales con los antimicrobianos tradicionales como una opción eficaz para reducir la resistencia bacteriana y las dosis de administración[21,93].

En este sentido, nuestras investigaciones constatan que los AE ensayados presentan efecto sinérgico con los principales AMS de uso común frente a *Salmonella* (Enrofloxacina, Ceftiofur y Trimetoprim-Sulfametoxazol), destacando el alto porcentaje de sinergias totales del SXT con los cuatro AE y la reducción en hasta 64 veces de la concentración efectiva de ENR alcanzada al combinarla con el AE de *canela*[80]. Estos resultados coinciden con los hallados por otros autores[21], si bien se desconoce todavía mucho sobre los mecanismos de acción que provocan estas sinergias.

6.5.2.2 Probióticos

Los probióticos son preparados a base de microorganismos viables que administrados con el alimento producen un efecto beneficioso sobre la salud del hospedador. Estos microorganismos añadidos suelen ser bacterias acidolácticas o *Lactobacillus* presentes de forma natural en la microbiota intestinal de los animales sanos.

Los mecanismos en los que se basa la actuación de los probióticos son:

- Ocupación física del tubo digestivo (nicho ecológico) y de los puntos de adhesión de las células intestinales.

- Competencia por nutrientes.

- Producción de ácidos grasos volátiles.

- Reducción del pH intestinal.

- Estimulación de la inmunidad local (IgA).

Actualmente, se entiende por probiótico:

«Microorganismos vivos que administrados en cantidad adecuada
ejercen un efecto beneficioso sobre la salud del huésped»
(FAO, 2001)[34].

Pueden estar constituidos por un solo tipo de microorganismo o por combinaciones de estos, con el fin de lograr mayores beneficios. Principalmente, se utilizan bacterias de los géneros *Lactobacillus, Bacillus, Bifidobacterium, Enterococcus, Lactococcus, Streptococcus* y *Pediococcus*, capaces de llegar vivas (en un porcentaje variable según la especie) al colon, gracias a su estabilidad en medio ácido y resistencia a las sales biliares (Tabla 3)[18,24]. El efecto del probiótico dependerá de la(s) cepa(s) utilizada(s), la dosis, la duración de su uso y la especie de destino, por lo que para ser considerado probiótico es necesario que se hayan realizado estudios que demuestren específicamente sus beneficios en unas determinadas condiciones (OMG, 2011)[65].

Numerosos estudios han demostrado la eficacia de la administración de probióticos en producción primaria para reducir el riesgo de contaminación de productos alimentarios de cerdos y aves de corral con *Salmonella* spp. En la siguiente tabla se detallan algunos de los probióticos estudiados en los últimos años.

Tabla 3

Ejemplos de probióticos ensayados frente a *Salmonella* spp. en los últimos años

Probiótico	Especie	Efecto
Bacillus subtilis	Broiler	Reduce y evita la colonización intestinal por *S.* Enteritidis[75].
Lactobacillus johnsonii	Broiler	Reduce el número de *S. sofia* en la microbiota intestinal y aumenta la resistencia a la colonización[61].
Lactobacillus spp. + *Saccharomyces cerevisiae*	Broiler	Reduce la colonización intestinal por *Salmonella* Enteritidis. Eliminación completa a las 4 semanas postinfección[78].
E. coli Nissle 1917	Cerdo	Eliminación de los signos clínicos, cambios histopatológicos y reacción inflamatoria asociada a la infección por *S.* Typhimurium[82].

Fuente propia

Los principales mecanismos de acción a través de los cuales los probióticos ayudan a estabilizar la microbiota intestinal son[24,86]:

i. Reducción del pH intestinal (< 4): por la producción de ácidos grasos de cadena corta, ácido láctico o peróxido de hidrógeno, lo que impide el crecimiento de las bacterias no tolerantes al ácido, favorece la producción de bacterinas y reduce la inflamación de la mucosa gástrica.

ii. Exclusión competitiva: al colonizar ampliamente el intestino, los microorganismos probióticos compiten con las bacterias patógenas para adherirse a la mucosa intestinal, disminuyen su posibilidad de obtener nutrientes y dificultan su proliferación. Este mecanismo es más eficaz en animales jóvenes, cuyo intestino aún está en desarrollo.

iii. Los lactobacilus y bifidobacterias pueden segregar antibióticos naturales de amplio espectro, acortando la duración de la diarrea tras 2-3 días de administración.

iv. Aumentan la expresión de las mucinas ileocolónicas MUC2 y MUC3. La mucina desarrolla funciones de lubricación y protección de la mucosa intestinal y actúa como filtro de agentes nocivos, constituyendo un mecanismo inespecífico, pero muy eficaz, de lucha antibacteriana.

v. Estimulación del sistema inmune innato y celular, aumentando la actividad de las células Natural Killer (NK), con efecto citotóxico y productoras de citoquinas que actúan como inmunomoduladores. Los microorganismos probióticos, especialmente los productores de ácido láctico contribuyen, además, a la modulación de la respuesta inmune mediada por el tejido linfoide asociado al intestino (GALT, por sus siglas en inglés Gut-Associated Lymphoid Tissue).

vi. Efecto quimiotáctico: a través de citoquinas, metaloproteinasas y prostaglandinas, los probióticos estimulan la migración de los linfocitos T hacia los órganos diana, lo que contribuye a la presentación del antígeno.

6.5.2.3 Prebióticos

El término prebiótico hace referencia a ingredientes alimenticios no digeribles (como los oligosacáridos) que dan lugar a cambios específicos en la composición o la actividad de la microbiota beneficiosa gastrointestinal, confiriendo así beneficios a la salud del huésped (OMG, 2011)[65].

Como consecuencia de la fermentación de la microbiota intestinal se liberan a la luz intestinal ácidos grasos de cadena corta (AGCC), reduciendo el pH y favoreciendo el crecimiento de las bifidobabacterias en detrimento de ciertas poblaciones de la microbiota intestinal que pueden tener efectos perjudiciales (*Bacteroides, Fusobacterium* y *Clostridium*). Los estudios en humana describen, además, un efecto protector frente a las infecciones intestinales y las diarreas producidas por el tratamiento con antibióticos, debido probablemente al bloqueo que ejercen sobre los lugares de adhesión de los microorganismos patógenos o sus toxinas en el epitelio intestinal[62].

Otras propiedades atribuidas a los prebióticos son el aumento del peso corporal, la conversión alimenticia, el peso de la canal y la densidad de las vellosidades intestinales. No obstante, al igual que en el caso de los probióticos, el efecto final dependerá mucho de la higiene medioambiental y el estrés de los animales[94].

Tabla 4
Ejemplos de prebióticos ensayados frente a *Salmonella* spp.
en los últimos años

Prebiótico	Especie	Efecto
Fructo-oligosacáridos (FOS)	Cerdo	Prevención de la infección por *Salmonella*[50].
Fructo-oligosacáridos (FOS)	Ratón	Aumento de la respuesta inmune para la vacuna de *Salmonella*[16].
Manano-oligosacáridos (MOS)	Broiler	Inhibición crecimiento de *Salmonella* spp.[1].
Manano-oligosacáridos (MOS)	Pollos 1 día	Reducción significativa de la colonización cecal por *S.* Enteritidis, inducción de citoquinas y aumento del microbiota intestinal beneficiosa[69].
Galacto-oligosacáridos (GOS)	Pollos 1 día	Reducción no significativa del número de *S.* Typhimurium y *S.* Enteritidis. Alteración del transporte de salmonela por modificación de la expresión del gen de la amígdala y el microbioma cecal[47].

Fuente propia

Finalmente, los **simbióticos** son productos que contienen probióticos y prebióticos. En sentido, estricto el término se aplicaría a los productos en los que el componente prebiótico favorece selectivamente al microorganismo probiótico (por ejemplo, la combinación de oligofructosa y bifidobacterias). Si bien, en muchas ocasiones se considera simbiótico cualquier combinación con un efecto sinérgico sobre la microbiota gastrointestinal del huésped (por ejemplo, oligofrutosa con *Lactobacillus casei*)[62].

Ejemplos de simbióticos ensayados frente a *Salmonella* spp. en los últimos años

Simbióticos	Especie	Efecto
Manano-oligosacárido + ácido butírico + Pediococcus acidilactici	Broiler	Recuperación completa de los efectos de la infección experimental por *S.* Typhimurium [48].

Fuente: adaptada de Markowiak y Slizewska, 2019[56]

A pesar de las numerosas dificultades asociadas con el registro de aditivos para piensos, particularmente en la categoría de aditivos para piensos zootécnicos, la moderna economía global y la fuerte competencia del mercado han dado como resultado la necesidad de implementar nuevas tecnologías en la nutrición animal.

Numerosos informes científicos confirman un efecto beneficioso de los probióticos sobre la sanidad animal: (i) protección frente a patógenos; (ii) estimulación de la respuesta inmunitaria; (iii) mejora de la producción animal. Por su parte, los prebióticos pueden utilizarse como alternativa o potenciar el efecto de los probióticos.

La combinación de estos aditivos que muestran un efecto sinérgico puede ser aún más eficaz en la estimulación de la microbiota intestinal y, por ende, la protección de la sanidad animal. El mayor problema de las diferentes investigaciones actuales para diseñar formulaciones simbióticas es la adecuada selección de probióticos y prebióticos (elevada selectividad de acción). Los alimentos que contienen organismos probióticos son una gran esperanza; la esperanza es aún mayor considerando que los consumidores no aceptan alimentos procedentes de animales tratados con antimicrobianos.

Cabe destacar que el uso de aditivos para harinas y piensos, como los probióticos, prebióticos y simbióticos es seguro, no tiene un impacto negativo en el medioambiente y reduce la necesidad del uso de antimicrobianos promotores del crecimiento. Sin embargo, los mecanismos de acción de los organismos probióticos y prebióticos, así como sus combinaciones en forma de simbióticos, requieren más estudios científicos para poder establecer pautas de administración eficaces (…).

6.5.2.4 Ácidos orgánicos

Los ácidos orgánicos de cadena corta como aditivos al pienso pueden controlar de forma efectiva la proliferación de *Salmonella* en el aparato digestivo. Los productos más utilizados son el ácido fórmico, el ácido acético, el ácido fumárico, el ácido propiónico y el ácido butírico.

Gracias a su estructura bioquímica, estos ácidos pueden atravesar fácilmente la membrana polisacárida de las bacterias GRAM negativas (por ejemplo, *Salmonella*, *Escherichia coli*), induciendo la acumulación de aniones en su interior provocando la muerte o lisis bacteriana. Para tal fin, es imprescindible alcanzar las concentraciones adecuadas del ácido empleado y mantener una proporción importante del mismo en su forma no disociada. En este sentido y como ejemplo práctico, podemos recomendar el uso de derivados del ácido butírico durante las 6-8 semanas previas a la finalización del cebo porcino administrado en premezcla a razón de 5 kg/ton pienso (mínimo).

Por otra parte, y al igual que en el caso de los aceites esenciales, son cada vez más frecuentes las presentaciones «encapsuladas» que consiguen un efecto *by-pass* del estómago y concentraciones activas y con ello eficaces en el intestino.

El efecto de la administración de ácidos orgánicos en el pienso es muy variable en función de los componentes de la ración. Estas sustancias ejercen su acción sobre la microbiota intestinal principalmente por dos mecanismos: a) reduciendo el pH del alimento y del tracto digestivo (especialmente en su tramo proximal), lo que inhibe el crecimiento de *Escherichia coli*, *Clostridium* spp. y *Salmonella* spp., y b) por un efecto antimicrobiano específico de su forma no disociada, capaz de alterar varios procesos esenciales para la supervivencia bacteriana, como la interacción del adenosín trifosfato con el fosfato inorgánico[39]. De esta forma, la actividad de un ácido orgánico depende de la cantidad de producto que se encuentra en su forma no disociada, determinada a su vez por el valor de su pKa. Los ácidos de cadena corta, con un pKa entre 3 y 5 son los más eficaces[25].

Se consideran sustancias seguras, ya que no abandonan el tracto digestivo (TGI) y, por tanto, no dejan residuos en los productos animales. Son absorbidos rápidamente a lo largo del TGI siendo difícil aumentar su concentración en el tramo posterior del intestino, salvo que se administren microencapsulados[39].

Diversos ácidos orgánicos (fórmico, fumárico, propiónico y sórbico) han sido utilizados en el pienso concentrado de pollos de engorde con una respuesta positiva en el rendimiento productivo. El ácido láctico, fórmico y propiónico han demostrado, además, una reducción en la incidencia de *Salmonella* en el TGI y la canal de pollos y cerdos[39,92]. Con respecto a otras medidas de control habitualmente utilizadas en cerdos de engorde finalizados, los ácidos orgánicos han mostrado mayor eficacia que la desinfección de las tolvas de alimentación, la vacunación y la adición de tetraciclinas en el pienso[91]. Por su parte, trabajos recientes sobre el uso combinado de aceites esenciales y ácidos orgánicos (timol + ácido benzoico y cinamaldehido + ácido caproico) describen una reducción en el recuento de salmonelas a nivel cecal similar al alcanzado con las fluoroquinolonas tras 5-7 días de tratamiento, así como una notable reducción de la infección experimental a nivel hepático y esplénico[95].

Como corolario, estudios recientes han demostrado la efectividad del ácido fórmico frente a aislados de *Salmonella* spp. de origen porcino. Asimismo, en estos ensayos se ha comprobado el efecto sinérgico de este ácido orgánico en combinación con los aceites esenciales carvacrol y timol[37].

En el estudio continuo de nuevas alternativas a los promotores del crecimiento animal, las últimas investigaciones describen la utilización de fragmento pequeños de ARN para el control de *Salmonella* spp. Estas pequeñas cadenas podrían regular la expresión de genes implicados en la invasión de las células epiteliales y determinantes de la virulencia de la bacteria presentes en la región cromosómica conocida como isla de patogenicidad de *Salmonella* (SPI-1), mediante la interacción con la región terminal del ARN mensajero correspondiente[32].

6.6 La estrategia de la fagoterapia

Los bacteriófagos o fagos son virus que infectan y se replican en bacterias hasta producir su lisis. Disponen de cápsula y material genético al igual que los virus de eucariotas. Se trata de bactericidas naturales y probablemente uno de los microorganismos más ampliamente distribuidos en la biosfera. Pese a su potencial utilidad en el tratamiento de infecciones, el estudio de su viabilidad quedó relegado por el uso de antibióticos. En el contexto actual, con la reducción o retirada de los antibióticos del panorama médico-veterinario, alternativas como los fagos o bacteriófagos pueden ser de utilidad para el tratamiento y control de las infecciones bacterianas, como por ejemplo por *Salmonella*.

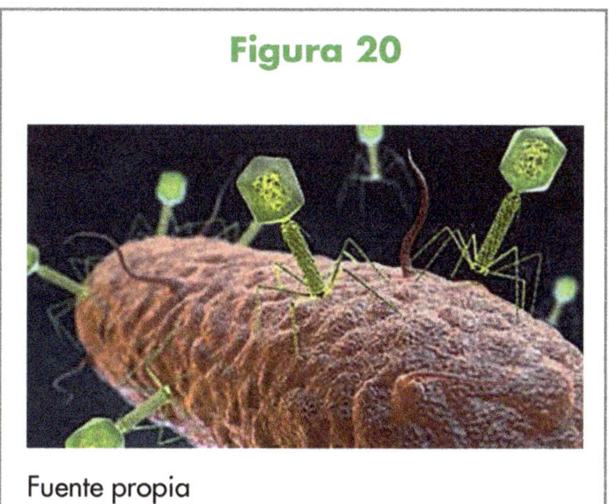

Figura 20

Fuente propia

Típicamente, los ciclos de vida de los bacteriófagos pueden clasificarse ampliamente en dos categorías, líticos (fagos virulentos) y lisogénicos (fagos templados)[49]. En el ciclo lítico, los fagos se unen a sitios receptores específicos en la superficie de la célula huésped, interrumpen y lisan sus células huésped, lo que resulta en la muerte celular (Figura 21). La capacidad de reconocer y unirse a las moléculas receptoras en la superficie celular dicta en gran medida el rango de hospedador o la especificidad de un bacteriófago. Los fagos templados generalmente se evitan para uso directo como terapéuticos porque pueden mediar transducción de material genético de una célula bacteriana a otra. De hecho, también pueden transmitir genes que aumentan la virulencia del huésped en un proceso conocido como conversión lisogénica. Como resultado de su ciclo de replicación, no matan todas las bacterias que infectan. Por otra parte, en una bacteria, la célula que alberga un profago dentro de su genoma se vuelve inmune a la infección por el mismo fago relacionado, un proceso conocido como inmunidad de superinfección[87]. Por el contrario, los fagos virulentos tienen la capacidad de replicarse exponencialmente en un cultivo bacteriano y puede eliminar rápidamente las bacterias independiente-

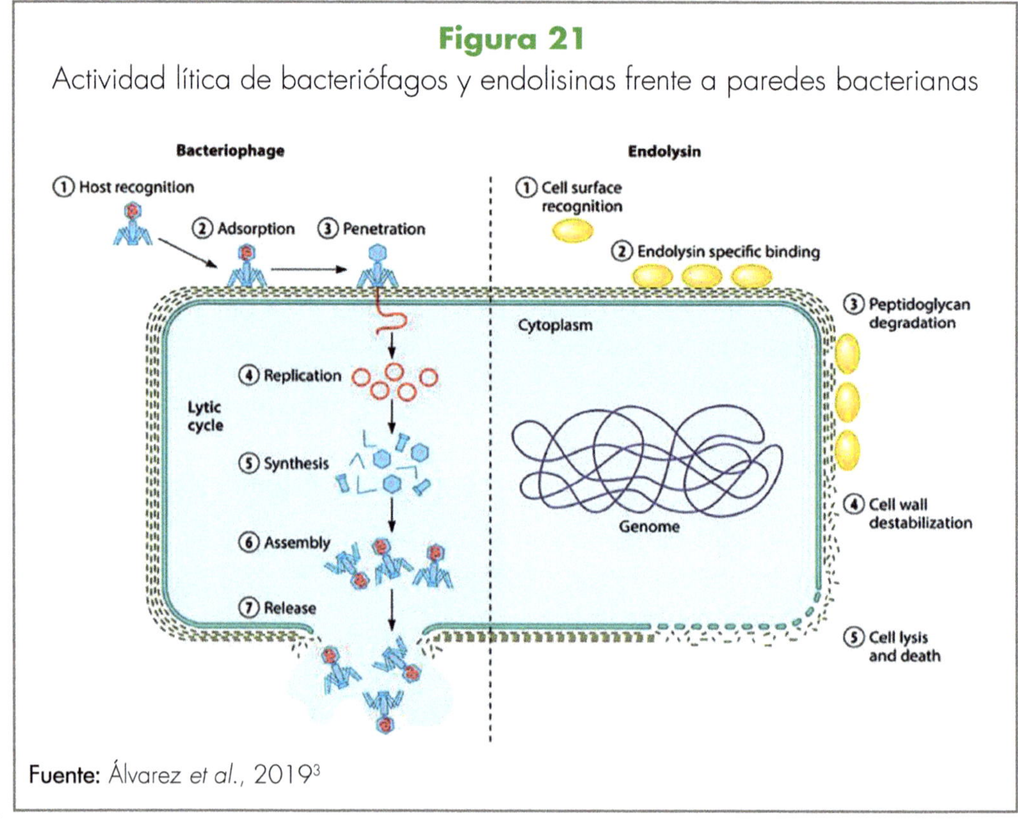

Figura 21

Actividad lítica de bacteriófagos y endolisinas frente a paredes bacterianas

Fuente: Álvarez *et al.*, 2019[3]

mente de su resistencia a los antibióticos perfiles. Esto hace que los fagos virulentos sean candidatos muy atractivos para su uso como agentes bioterapéuticos.

Hasta la fecha el uso de fagos en el control de *Salmonella* se ha probado en avicultura y de forma mucho más limitada en el ganado porcino. En el caso del control de *Salmonella* en aves, a comienzos de la década de los 90 se demostró la capacidad de biocontrol de los bacteriófagos contra *Salmonella* Typhimurium en pollos[17]. Otros trabajos utilizaron una mezcla de tres fagos administrados 24 h después de la infección con *S.* Enteritidis mediante aerosoles o en agua potable y durante un periodo de 21 días fue eficaz para reducir la incidencia de *S.* Enteritidis en pollos durante el periodo de tratamiento[19]. Existen relativamente pocos estudios que demuestren la eficacia del uso de fagos para controlar *Salmonella* en cerdos[40]. Algunos de ellos demostraron los efectos de una mezcla de fagos anti-*Salmonella* en la reducción de la colonización del intestino por *S.* Typhimurium en cerdos durante el transporte y el faenado de las canales en el matadero con una reducción del 90 % en contaminación[89]. Trabajos más recientes con fagos microencapsulados administrados en el pienso han demostrado también muy buenos resultados[76]. Los resultados de estos trabajos demuestran el potencial de la terapia con fagos en el control de *Salmonella*, que actualmente está limitada por la ausencia de productos en el mercado.

6.7 Programas de vigilancia y control

6.7.1 Programa de vigilancia y control de Salmonella en granjas avícolas

Especie Gallus gallus // Especie Meleagridis gallopavo

Este programa de vigilancia se encuentra bajo la normativa del Reglamento Europeo 2160/2003 sobre control de *Salmonella* y otros agentes zoonósicos específicos transmitidos por los alimentos, cuyos objetivos principales son la detección y control de *Salmonella* en todas las fases de producción, así como disminuir su prevalencia y riesgo para la salud pública[74].

España, a través de su programa nacional de vigilancia y control, logró en 2014 el objetivo de reducción marcado por la Unión Europea (UE) para las especies avícolas sometidas a control. Los últimos datos de la Agencia Europea de Seguridad Alimentaria y el Centro Europeo de Control de Enfermedades muestran los siguientes resultados de prevalencia en 2018 en nuestro país según tipo de producción y serotipos (EFSA y ECDC, 2019b)[85]:

- *Salmonella* Enteritidis: reproductoras (0,2 %), ponedoras (1 %), broilers previo sacrificio (< 0,1 %).

- *Salmonella* Typhimurium (incluyendo variante monofásica): reproductoras (0,3 %), ponedoras (0,5 %), broilers antes del sacrificio (< 0,1 %).

Los puntos clave del programa nacional de vigilancia y control se desglosan en: (i) vigilancia y control de *Salmonella* (reproductoras, ponedoras y broilers); (ii) control de residuos antimicrobianos; (iii) vacunación preventiva; (iv) aplicación de medidas de bioseguridad. Todos estos puntos están orientados hacia un fin fundamental, la protección de la salud pública frente a serotipos de origen aviar.

Para cada tipo productivo existen determinados serotipos sometidos a control en el programa nacional y europeo. Así en reproductoras se incluyen los serotipos Enteritidis, Typhimurium (incluye variante monofásica), Infantis, Kentucky, Heidelberg y Thomson; estos tres últimos serotipos son variables según el país de origen (EFSA, 2019)[31]. En ponedoras, broilers y pavos reproductores y de engorde se indagan los serotipos Enteritidis y Typhimurium (incluye variante monofásica).

Los laboratorios oficiales encargados del programa en nuestro país son el Laboratorio Central de Veterinaria de Algete (Madrid) y los laboratorios acreditados según la norma EN/ISO 17025:2017 (MAPA)[29]. Este diagnóstico persigue por una parte la detección de salmonelas (manada +) objeto del programa de vigilancia y control mediante el método EN/ISO 6579-2002/Amd1:2007[28], el serotipado de cepas por el sistema Kauffmann-White-Le Minor y la detección de resistencias antimicrobianas cepas MDR; por otra parte, el diagnóstico también está orientado a detectar medicamentos veterinarios y contaminantes en alimentos de origen animal grupo B1 (Directiva 96/23/CE)[26].

En el programa se define como unidad epidemiológica a la manada de aves reproductoras, ponedoras o broilers, con el mismo estatus sanitario y que se encuentran en las mismas instalaciones o en el mismo recinto. Y en el caso de las aves estabuladas, las que comparten la misma cubicación de aire. Las medidas generales del programa se basan en los siguientes aspectos: (i) autocontroles y controles oficiales; (ii) medidas de bioseguridad; (iii) guía de buenas prácticas de higiene; (iv) uso de antimicrobianos; (v) vacunación preventiva (reproductoras y ponedoras); (vi) medidas de control en manadas positivas.

6.7.1.1 Sistemas de autocontrol/Controles oficiales

Los autocontroles en granja son diferentes según el tipo de producción avícola (reproductoras, ponedoras y broilers). Así, en reproductoras se realizan controles en pollitas de 1 día, a las 4 semanas de edad, dos semanas antes de la puesta, y en fase de puesta cada dos semanas. En pollitas de 1 día se analizan bandejas de estufas de nacimientos, cáscaras de huevos, cajas de transporte y meconios; para el resto de las fases, se deben analizar mezclas de huevos, calzas absorbentes, cintas de recogida de heces, fosos y polvo de superficie (Figura 22). En el caso de las aves ponedoras, los controles se realizan el primer día de vida, a las dos semanas antes de la puesta y en fase de puesta cada 15 semanas, siendo idéntico el tipo de muestreo (Figura 23). En el caso de los broilers, los autocontroles se centran en pollitos de 3 semanas antes del sacrificio mediante calzas absorbentes (Figura 24). Finalmente, el sistema de autocontrol en pavos diferencia animales de engorde adultos y reproductores en manadas de cría o manadas adultas. Se chequean heces y polvo (Figura 25 y 26).

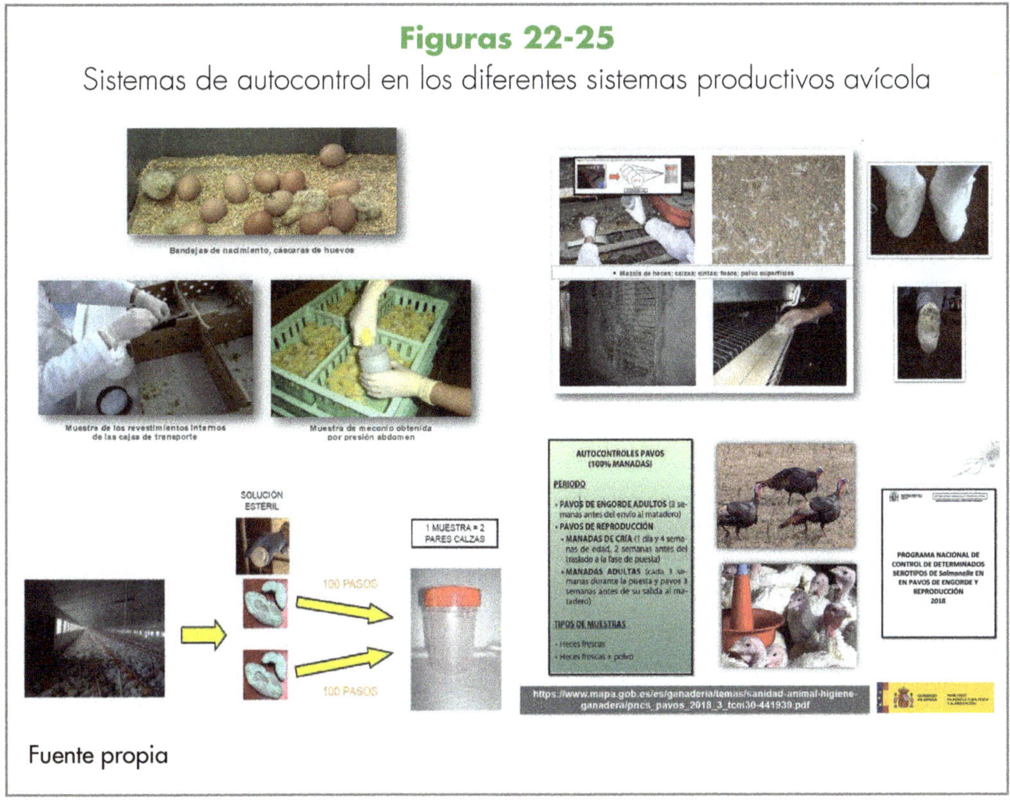

Figuras 22-25

Sistemas de autocontrol en los diferentes sistemas productivos avícola

Fuente propia

Figura 26

Programa nacional de control de *Salmonella* en pavos

NIPO : 770-1-2066

PROGRAMA NACIONAL DE CONTROL DE *SALMONELLA* EN MANADAS DE PAVOS DE ENGORDE Y REPRODUCTORES ADULTOS

(Desde 1 de Enero de 2010)

≤1% de manadas positivas a *S.* Enteridis y *S.* Typhimurium.Reglamento (CE) 548/2008 y 213/2009

AUTOCONTROLES

	Pavos Reproductores Adultos	Recría de Pavos Reproductores		Pavos de Engorde
Categoría de Aves	• Cada 3 semanas.	• Aves de 4 semanas. • 2 semanas antes de su traslado a la unidad de puesta.	• Pavos de 1 día.	• 3 semanas antes de su salida a matadero • Resultados válidos hasta 6 semanas posteriores al muestreo. Los resultados de los autocontroles deben conocerce antes de la salida de las aves al matadero.
Tipo de Muestra	• 2 muestras de mezcla de heces frescas de diferentes localizaciones de la nave, o bien • 5 pares de calzas (2 muestras), cada par representará el 20 % de la nave, o bien • En manadas en jaulas: 2 muestras de al menos 150 g de heces mezcladas procedentes de cintas de recogida, rasquetas o fosos		• 10 muestras de heces de revestimiento de las cajas o cadáveres de pollitas	• 2 pares de calzas (1 muestra). Cada par de calzas debe abarcar el 50 % del área de la nave, o bien • En manadas < de 100 pavos y en naves con dificultad de accesos se recogerán muestras de superficies cubiertas de heces mediante guantes y calzas.

CONTROLES OFICIALES

	Pavos Reproductores Adultos	Pavos de Engorde
Categoría de Aves	• 1 vez al año en todas las manadas ≥250 pavos entre 30 y 45 semanas de edad. • En todas las manadas de explotaciones de selección. • En todas las manadas en las que se haya detectado la presencia de SE o ST en los 12 meses previos.	• 1 vez al año en todas las manadas del 10 % de las explotaciones ≥500 pavos. • En todas las manadas de la explotación si una de ellas ha dado positivo a ST o SE en las muestras tomadas en los autocontroles.
Tipo de Muestra	• 2 muestras de mezcla de heces frescas de diferentes localizaciones de la nave, o bien • 5 pares de calzas (2 muestras), cada par representará el 20 % de la nave, o bien • 1 par de calzas (1 muestra) representativa de toda la nave y 1 muestra de polvo de una superficie total mínima de 900 cm^2, o • En manadas en jaulas se recogerán 2 muestras de al menos 150 g de heces mezcladas procedentes de cintas de recogida, rasquetas o fosos.	• 2 pares de calzas (1 muestra). Cada par de calzas debe abarcar el 50 % del área de la nave, o bien • 1 par de calzas que cubra el 100 % de la nave y 1 muestra de polvo de una superficie total mínima de 900 cm^2 repartida por toda la nave, o • En manadas < de 100 pavos y en naves con dificultad de accesos se recogerán muestras de superficies cubiertas de heces mediante guantes y calzas.

ST= *S.* Typhimurium; **SE**= *S.* Enteritidis

Fuente: Fuente: MAPA, ProPollo[54]

En lo que respecta a los controles oficiales, los inspectores adscritos a las Oficinas Comarcales Agrarias (OCAs) dependientes de la administración recogen diferentes muestras a partir de reproductoras (3 controles/granja), ponedoras (1 control/granja) y broilers (10 % granjas). Además, se realizan controles cuando hay sospecha de infección de residuos antimicrobianos e inhibidores (Figura 27).

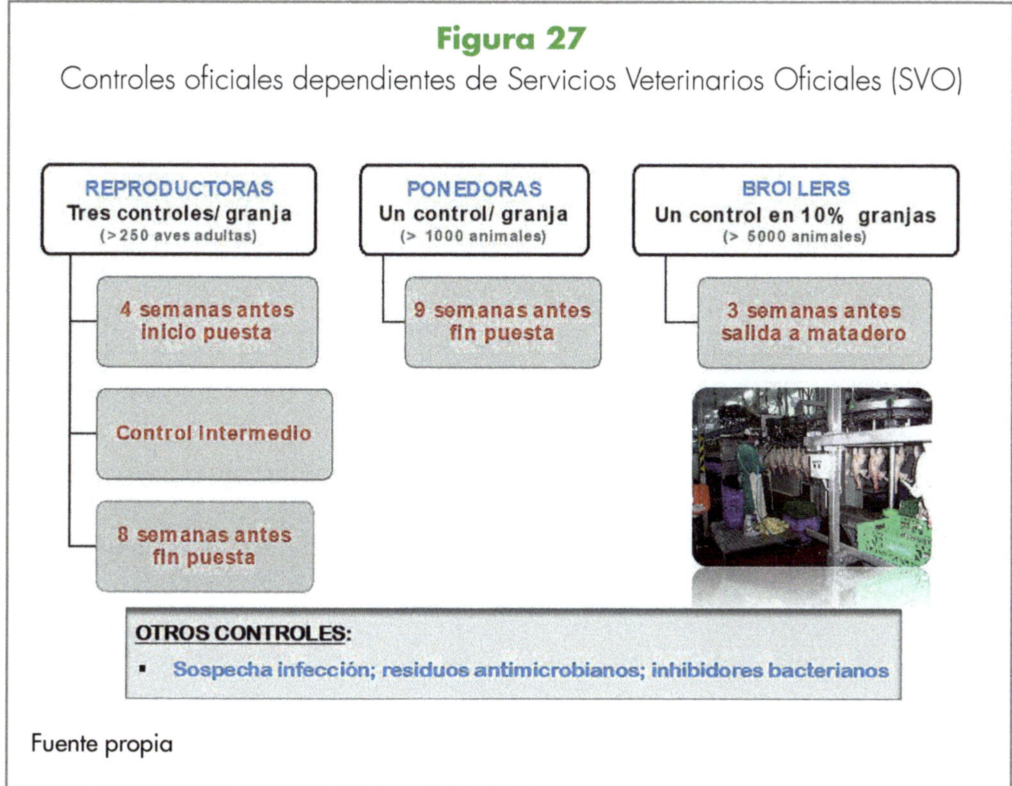

Fuente propia

6.7.1.2 Medidas de bioseguridad

Como norma fundamental, hay que resaltar que el titular de la explotación deberá tomar las medidas de cría protegida para controlar la entrada o contaminación por salmonelas.

Las medidas de bioseguridad se dividen en medidas generales y medidas específicas. Entre las primeras se incluyen el diseño-mantenimiento de instalaciones, el control de vectores, el control de entrada de animales (documento acreditativo), los programas L+DDD (documentados), el control del agua de bebida y alimentación, así como la correcta gestión de SANDACH (subproductos animales no destinados a consumo humano). En el segundo grupo, o medidas específicas, hay que considerar los cursos de formación-control operarios (portadores), los programas de vacunación adecuados, la adopción de sistemas de autocontrol y medidas ante casos positivos, y finalmente la trazabilidad de los huevos producidos. Todos estos ítems de bioseguridad se encuentran recogidos en los protocolos orientativos de verificación de las medidas de bioseguridad en explotaciones avícolas de aves reproductoras que edita el Ministerio de Agricultura, Pesca y Alimentación.

6.7.1.3 Guía de buenas prácticas de higiene

Estas guías se han elaborado para fomentar las prácticas higiénicas y el control de peligros en producción primaria y actividades relacionadas y con la finalidad última de prevenir y controlar las salmonelas zoonósicas.

Existen guías del MAPA dirigidas a la producción de carne de pollo (broilers), así como aves reproductoras y ponedoras (granjas de selección, multiplicación y recría).

6.7.1.4 Uso de antimicrobianos

En general, están estrictamente prohibidos los antimicrobianos para el control de la salmonelosis aviar en manadas positivas, con las siguientes excepciones (Reg. CE/177/2006)[72]: (i) razones de bienestar animal (por ejemplo, clínica grave en animales); (ii) razas en peligro de extinción; (iii) aves sometidas a experimentación animal.

6.7.1.5 Vacunación preventiva en reproductoras y ponedoras

Las vacunas autorizadas se utilizan generalmente en el periodo previo a la puesta (16ª-17ª semana de vida) y son de carácter obligatorio en granjas infectadas (detección de manadas positivas).

En el mercado existen disponibles vacunas vivas de administración oral para el primer día de vida y vacunas inactivadas vía parenteral para el periodo de recría (10ª-16ª semana de vida). Según el programa nacional de control en poblaciones animales específicas, los serotipos frente a los que se debe proteger son: Enteritidis, Typhimurium y variante monofásica de Typhimurium (cepas mST).

Según el Reglamento (CE) N.º 1177/2006, los Estados miembros que no han demostrado una prevalencia por debajo del 10 %, basándose en los resultados de los estudios de prevalencia oficiales, tienen que aplicar programas de vacunación contra *S.* Enteritidis en todas las manadas de gallinas ponedoras. Por otro lado, investigaciones recientes demuestran que la elección estratégica de vacunas vivas atenuadas con cepas homólogas contra *S.* Typhimurium contribuye específicamente en la prevención de *S.* Typhimurium y cepas monofásicas.

Además, en nuestro país la Orden PRE/407/2006 establece medidas de vigilancia y control frente a determinadas salmonelosis en explotaciones de gallinas ponedoras. Esta normativa tiene una única disposición[64]:

«Será obligatoria la vacunación preventiva de las futuras ponedoras frente a las salmonelosis de importancia para la salud pública, salvo en aquellas explotaciones de aves ponedoras que tengan completamente implantado un plan de vigilancia y autocontrol de salmonelosis que haya demostrado su eficacia con análisis negativos, en los autocontroles del ganadero, a S. Enteritidis y S. Typhimurium durante, al menos, seis meses, y siempre que se hayan llevado

a cabo, asimismo, análisis oficiales con resultados negativos a *S.* Enteritidis y *S.* Typhimurium *en dichos seis meses y con la misma periodicidad que los de los autocontroles del ganadero. No obstante, dicha vacunación será obligatoria, en todo caso, en las explotaciones de aves ponedoras que realicen intercambios intracomunitarios de aves vivas o de huevos destinados a consumo humano. La vacunación correrá a cargo del titular de la explotación*».

En definitiva, las experiencias de los últimos diez años demuestran que las vacunas administradas a gallinas ponedoras y reproductoras han jugado un papel importante en la prevención de las infecciones causadas por *Salmonella*, tanto en las manadas avícolas como en los seres humanos, y han contribuido de forma determinante en la consecución de los objetivos de reducción de prevalencia establecidos en la UE (Tabla 6).

Actualmente, en Europa, y por ende en España, se comercializan tanto vacunas vivas atenuadas como vacunas inactivadas de carácter polivalente. Las vacunas vivas atenuadas están indicadas para la inmunización activa de futuras gallinas ponedoras y reproductoras con el objetivo de reducir la colonización y excreción fecal de cepas de campo de *Salmonella* Enteritidis; una de las ventajas más importante de esta vacuna consiste en que confiere una inmunidad más prolongada al proteger hasta la semana 60ª tras la tercera dosis vacunal, por lo que se puede cubrir la totalidad del ciclo productivo. Por su parte, las vacunas inactivadas polivalentes (por ejemplo, frente

Tabla 6

Cronograma de aplicación del Reglamento 2160/2003 para el control de determinados serotipos de *Salmonella* en poblaciones aviares[74]

Zoonosis o agente zoonósico	Población animal	Fase de la cadena alimentaria	Fecha de fijación del objetivo	Fecha de inicio Programas Nacionales de Control
Todos los serotipos de *Salmonella* con importancia para la salud pública (SE, ST, SH, SV, SI)	Gallinas reproductoras (línea ligera y pesada)	Explotaciones de selección, multiplicación y recría de reproductoras o incubadoras	1 de julio de 2005. Máximo 1% de prevalencia. Reglamento (CE) 200/2010	1 de enero de 2007
Todos los serotipos de *Salmonella* con importancia para la salud pública (SE, ST)	Gallinas ponedoras	Explotaciones de producción de huevos (producción y recría)	1 de agosto de 2006. % de reducción anual. Reglamento (CE) 1168/2006	1 de enero de 2008
Todos los serotipos de *Salmonella* con importancia para la salud pública (SE, ST)	Pollos de engorde	Explotaciones de producción de pollos para carne	13 de junio de 2007. Máximo 1% de prevalencia. Reglamento (CE) 646/2007	1 de enero de 2009
Todos los serotipos de *Salmonella* con importancia para la salud pública (SE, ST)	Pavos	Explotaciones de pavos de reproducción y pavos de engorde	21 de junio de 2008. Máximo 1% de prevalencia. Reglamento (CE) 584/2008	1 de enero de 2010

* SE: *S.* Enteritidis; ST: *S.* Typhimurium; SH: *S.* Hadar; SI: *S.* Infantis; SV: *S.* Virchow.

a serotipos Typhimurium, Enteritidis e Infantis) están indicadas para pollos de más de 6 semanas y confieren una inmunidad específica y cruzada frente a los serotipos sometidos a control en los programas de vigilancia de *Salmonella* en Europa.

6.7.1.6 Medidas de control en manadas positivas

En manadas positivas, las medidas sanitarias están bajo control oficial y se componen de:

- Investigación epidemiológica.
- Inmovilización/sacrificio sanitario.
- Destrucción de huevos incubados.
- Destrucción o tratamiento térmico de huevos no incubados.
- Vacío sanitario.
- Programa L+DDD (muestras para verificación).
- Control riguroso de medidas de bioseguridad (inspección).
- Repoblación (7-12 días) bajo autorización.

6.7.2 Programa de vigilancia y control de Salmonella en porcino

En el caso de las explotaciones de ganado porcino, el plan de control de *Salmonella* tiene como objetivo principal reducir al mínimo posible la presencia de la bacteria en los cerdos trasladados al matadero, para así disminuir el riesgo de contaminación de la carne destinada a los consumidores[79].

En la actualidad, pocos son los países que han instaurado programas de control de *Salmonella*, todos ellos en la Unión Europea (Tabla 7). Los primeros en iniciar programas de control y reducción fueron los daneses a principios de los años 90[13]. A su programa le han seguido otros en Irlanda, Alemania, Reino Unido y Holanda. En el año 2003, la UE sentó las bases para el control de *Salmonella* y otros microorganismos zoonósicos en el Reglamento europeo 2160/2003[74]. Sin embargo, debido a varios factores: (i) los análisis de riesgo microbiológico realizados a partir de los datos obtenidos en los estudios de prevalencia en reproductores y cerdos de engorde de la UE revelaron que los programas de control no iban a ser viables desde un punto de vista coste-beneficio, siendo el beneficio la reducción del número de casos en personas (ii) al mismo tiempo muchos de los países de la UE se vieron involucrados en una gran crisis económica y que supuso una disminución de recursos destinados a nuevos planes de control de enfermedades. Además, hay que añadir (iii) que los programas de avicultura han resultado muy efectivos y el número de casos anual de *Salmonella* se ha reducido a la mitad.

Sin embargo y dado que *Salmonella* es la principal zoonosis en el ganado porcino y el porcentaje relativo de casos atribuidos al consumo de carne de cerdo contaminada por *Salmonella* se ha incrementado como consecuencia del éxito de los programas de control de esta infección en avicultura, *Salmonella* continúa siendo un problema potencial y una herramienta estratégica en la exportación.

¿En qué consisten los programas de control actuales? La prevalencia de la infección por *Salmonella* en el ganado porcino impide la instauración de estrategias o programas de erradicación en la mayoría de los países industrializados, siendo sustituidos por programas de vigilancia y control que reduzcan al máximo el riego para la salud pública. Para su control y vigilancia en granja se ha priorizado el uso de análisis indirecto mediante técnica ensayo por inmunoabsorcion ligado a enzimas (acrónimo del inglés *Enzyme-Linked ImmunoSorbent Assay* –ELISA–) que nos permite determinar el porcentaje de cerdos positivos a la infección en una explotación determinada[66]. El número de sueros que debe ser recogido en estas explotaciones anualmente para el cálculo del índice serológico se establece en función del tamaño de granja. Los análisis serológicos permiten clasificar las granjas en base a un índice que se calcula a partir del número de cerdos seropositivos en muestras de jugo de carne. Este índice se calcula mediante el número de muestras seropositivas obtenidas en los tres meses previos, empleando medias móviles (por ejemplo, en el sistema danés y en el irlandés la relación de los tres últimos meses es de 6:3:1). Empleando los resultados obtenidos en los tres últimos meses (3:1:1), las explotaciones son clasificadas en tres niveles en función del porcentaje de cerdos seropositivos.

En el programa danés, las explotaciones se clasifican con un punto de corte de densidad óptica (DO) del 20 %. Las granjas se clasifican como de baja prevalencia (< 40 % de sueros positivos), prevalencia moderada, aunque aceptable (≥ 40 % y < 65 % de sueros positivos) y prevalencia elevada (≥ 65 %)[2].

Por su parte, el programa alemán categoriza las granjas utilizando un punto de corte de un 40 % de DO y la clasificación de las explotaciones en función de su categoría de riesgo es la siguiente: categoría I o de bajo riesgo, con menos del 20 % de animales positivos; categoría II o de riesgo medio, entre el 20 % y el 40 % de animales positivos, y categoría III o de alto riesgo, con más del 40 % de muestras positivas[66,71].

Además de la serología, los programas utilizan otras metodologías. Así, por ejemplo, el programa danés analiza canales cada día de matanza en aquellos mataderos que sacrifican más de 200 cerdos al día. El número de canales analizadas varía en función del número de cerdos sacrificados. Las muestras no son individuales, sino que se componen de cinco canales cada una y son recogidas después de 12 horas de oreo. En los mataderos más pequeños se emplea una modificación de dicho sistema y se analiza una canal cada tres meses. Este sistema de vigilancia permite analizar las dinámicas de cada matadero mensualmente. En aquellos mataderos en los que el promedio de canales positivas supere el 1,2 % en cuatro de los últimos seis meses analizados es obligatorio implantar un programa de control de *Salmonella* basado en la mejora de la higiene del proceso de sacrificio.

El programa holandés no es tan detallado, pero también incluye muestreos aleatorios de la superficie de las canales, un total de 10 muestras cada dos semanas y en cada matadero. En el programa irlandés, estas granjas contaminadas pasan a ser monitorizadas por bacteriología y los cerdos se sacrifican al final del día y se mantienen en corrales de espera separados del resto de animales. Igualmente, el programa incluye muestreos en el matadero. Si la prevalencia en canales supera el 10 %, se deben establecer las siguientes medidas: (i) revisión profunda de su HACCP; (ii) aumento del muestreo en la línea de matanza; (iii) mejora de las medidas generales de higiene; (iv) implementar medidas específicas para granjas con prevalencia superior al 50 %; (v) si las medidas en la línea no son eficaces, modificarlas o disminuir su velocidad; (vi) tratamiento con calor de las partes más peligrosas de la canal.

La tendencia en estos programas es a su inclusión dentro de programas de reducción de uso de antibióticos y mejora de la sanidad animal en la explotación, ya que, como comentamos al principio de este punto, el control de *Salmonella* en el ganado porcino es muy costoso y poco efectivo.

Tabla 7

Resumen de los programas de control de *Salmonella* en la UE

País	Referencia	Fecha comienzo	Tipo de programa	Características	Estrategias
Suecia Noruega Finlandia	Bengtsson y col. 2009 Hofshagen y col. 2007 Huttunen y col. 2006	Desde la década de 1960	Erradicación.	Análisis por bacteriología de muestras en fábricas de pienso, granjas y carne.	Despoblación de granja positivas y vaciado sanitario. Monitorización de la repoblación.
Dinamarca	Baggesen y col. 1996 Alban y col. 2012	1995	Control. Obligatorio Revisado y actualizado 2010-2012.	Primer programa de control implementado en la UE. Basado en la categorización serológica de las granjas. Objetivos de reducción basados en prevalencia en canales en matadero.	El control en granja tiene como base la bioseguridad acompañada de otras medidas de control. Higiene en matadero.
Irlanda	Quirke y col. 2001	1997	Control. Obligatorio Revisado y actualizado en 2010.	Basado en la clasificación serológica de las granjas. Después de la revisión de 2010 en 2 categorías (<50 % y >50 %). Pendiente de nueva actualización.	Recomendación de implementar estrategias de control en granjas positivas.
Alemania	Osterkon y col. 2001	2002	Control. Voluntario.	Serología. Basado en clasificación serológica de granjas (similar al sistema Danés en origen).	Recomendación de implementar estrategias de control en granjas positivas.
Inglaterra	Snary et al. 2010	2002	Control. Obligatorio	En origen serología con tres niveles <50 %; >50 %; >75 %. En 2008 todas las granjas con seroprevalencia >10 % se consideran positivas. Actualmente ya no se realiza el control serológico.	Todas las granjas tienen que tener un plan de control de Salmonella.
Holanda	Hanssen y col. 2007	2005	Control. Obligatorio	Serología de granja (similar al programa danés en origen). Muestreo aleatorio de canales en todos los mataderos del país.	Recomendación de implementar estrategias de control en granjas positivas e higiene en mataderos con prevalencia de canales superior a 0.8 %.

Fuente: Argüello *et al.*, 2018

6.8 Bibliografía

1. Al-Khalaifa, H., Al-Nasser, A., Al-Suyayee, T., Al-kandari, S., Al-Enzi, N., Al-Sharrah, T., Ragheb, G., Al-Qalaf, S., Mohammed, A. (2019). Effect of dietary probiotics and prebiotics on the performance of broiler chickens. *Poultry Science*, 98(10): 4465-4479

2. Alban L., Baptista F.M., Møgelmose V., Sørensen L.L., Christensen H., Aabo S., Dahl J. (2012). *Salmonella* surveillance and control for finisher pigs and pork in Denmark — A case study. *Food Research International.*, 45: 656-665.

3. Álvarez, A., Fernández, L., Gutiérrez, D., Iglesias, B., Rodríguez, A., García, P. (2019). Methicillin-Resistant *Staphylococcus aureus* in Hospitals: Latest Trends and Treatments Based on Bacteriophages. *Journal of Clinical Microbiology. 57* (12). Volume *57* Issue 12 e01006-19.

4. Andrés-Barranco, S., Vico, J.P., Marín, C.M., Herrera-León, S. Mainar-Jaime, R.C. (2016). Characterization of *Salmonella enterica* Serovar Typhimurium Isolates from Pigs and Pig Environment-Related Sources and Evidence of New Circulating Monophasic Strains in Spain. *Journal of Food Protection. 79* (3): 407-12.

5. Argüello, H. (2018). Control de salmonella en la industria porcina en España. Módulo 1: el patógeno, la infección en el cerdo, la situación en España y en el mundo. Curso de formación de salmonella. Grupo ASIS. Zaragoza (España). http://www.grupoasis.com.es/desarrollo/formacion/formatel/PY095660/mod1/CF190166-M01_v3/story_html5.html?lms=1.

6. Argüello, Héctor., Inmaculada Luque, Carmen Tarradas, Rafael J. Astorga. (2016). Bioseguridad y control de enfermedades. Curso de Formación Continuada. *Revista SUIS*. N° 133. Diciembre.

7. Astorga Márquez, Rafael J. (2005a). Conceptos generales sobre bioseguridad. *Albéitar. 87*: 6-7.

8. Astorga Márquez, Rafael J. (2005b). Bioseguridad y Seguridad Alimentaria. *Albéitar. 87*: 12-15.

9. Astorga Márquez, Rafael J. (2007a). Estrategias de prevención frente a enfermedades: la bioseguridad en la granja. *ANALES de la Real Academia de Ciencias Veterinarias de Andalucía Oriental. 20* (1): 31-42.

10. Astorga Márquez, Rafael J., Aurora Echeita Salaberria, Alfonso Maldonado García, Silvia Valdezate Jiménez, Alfonso Carbonero Martínez, Ana Aladueña

García, Antonio Arenas Casas. (2007b). Surveillance and antimicrobial resistance of *Salmonella* strains isolated from slaughtered pigs in Spain. *Journal of Food Protection*. 70(6): 1502-1506.

11. Astorga, Rafael J., Carmen Tarradas, Héctor Argüello e Inmaculada Luque. (2016a). Bioseguridad relacionada con la estructura y el diseño. Curso de Formación Continuada. *Revista SUIS*. N° 131. Octubre.

12. Astorga, Rafael J., Carmen Tarradas, Héctor Argüello e Inmaculada Luque. (2016b). Bioseguridad relacionada con el manejo y la sanidad. Curso de Formación Continuada. *Revista SUIS*. N° 132. Noviembre.

13. Baggesen D.L., Wegener H.C., Bager F., Stege H., Christensen J. (1996). Herd prevalence of *Salmonella enterica* infections in Danish slaughter pigs determined by microbiological testing. *Preventive Veterinary Medicine*. 26: 201-213.

14. Bakkali, F., Averbeck, S., Averbeck, D., and Idaomar, M. (2008). Biological effects of essential oils–a review. *Food and Chemical Toxicology*, 46(2), 446-475.

15. Belato, K.K., de Oliveira, J.R., de Oliveira, F.S., de Oliveira, L.D. and Camargo, S.E.A. (2018). Cytotoxicity and genotoxicity of thymol verified in murine macrophages (RAW 264.7) after antimicrobial analysis in Candida albicans, Staphylococcus aureus, and Streptococcus mutans. *Journal of Functional Foods* 40, 455-460.

16. Benyacoub, J., Rochat, F., Saudan, K.Y., et al., (2008). Feeding a diet containing a fructooligosaccharide mix can enhance Salmonella vaccine efficacy in mice. *J Nutr*, 138: 123-129.

17. Berchieri A. Jr, Lovell MA, Barrow PA. (1991). The activity in the chicken alimentary tract of bacteriophages lytic for Salmonella Typhimurium. *Res. Microbiol*. 142:541–49

18. Bezkorovainy A. (2001). Probiotics: determinants of survival and growth in the gut. Am J Clin Nutr, 73: 399S-405S.

19. Borie C, Albala P, Sánchez P, Sánchez ML, Ramírez S, et al. (2008). Bacteriophage treatment reduces Salmonella colonization of infected chickens. *Avian Diseases*. 52:64–67.

20. Burt, S.A., Vlielander, R., Haagsman, H.P., and Veldhuizen, E.J. (2005). Increase in activity of essential oil components carvacrol and thymol against

Escherichia coli O157: H7 by addition of food stabilizers. *Journal of Food Protection*, 68(5), 919-926.

21. Da Silva, J. P. L., de Souza, E. F., Della Modesta, R. C., Gomes, I. A., Freitas-Silva, O., & de Melo Franco, B. D. G. (2016). Antibacterial activity of nisin, oregano essential oil, EDTA, and their combination against *Salmonella* Enteritidis for application in mayonnaise. *Vigilância Sanitária em Debate: Sociedade, Ciência & Tecnologia*, 4(1), 83-91.

22. De Oliveira, T. L. C., das Gracas Cardoso, M., de Araújo Soares, R., Mendes Ramos, E., Piccoli, R. H., Reis Tebas, V.M. (2013a). Inhibitory activity of *Syzigium aromaticum* and *Cymbopogon citratus* (DC.) Stapf. Essential Oils against *Listeria monocytogenes* inoculated in bovine ground meat. *Braz J Microbiol.* 44 (2): 357-365..

23. De Oliveira, T. L. C., de Araújo Soares, R., & Piccoli, R. H. (2013b). A Weibull model to describe antimicrobial kinetics of oregano and lemongrass essential oils against *Salmonella* Enteritidis in ground beef during refrigerated storage. *Meat Science*, 93(3), 645-651.

24. Díaz-López E.A., Isaza J.A., Ángel B.D. (2017). Probióticos en la avicultura: una revisión. *Rev. Med. Vet.* 35: 175-189.

25. Dibner JJ. And Buttin P. (2002). Use of organic acids as a model to study the impact of gut microflora on nutrition and metabolism. *J Appl. Poultry Res*, 11: 453-463

26. Directiva 96/23/CE del Consejo, de 29 de abril de 1996, relativa a las medidas de control aplicables respecto de determinadas sustancias y sus residuos en los animales vivos y sus productos.

27. Doran, A. L., Morden, W. E., Dunn, K., & Edwards-Jones, V. (2009). Vapour–phase activities of essential oils against antibiotic sensitive and resistant bacteria including MRSA. *Letters in Applied Microbiology*, 48(4), 387-392.

28. EN/ISO 6579:2002/Amd 1:2007 Annex D: Detection of *Salmonella* spp. in animal faeces and in environmental samples from the primary production stage. ISSN0378-1135.

29. EN/ISO 17025 (MAPA). Requisitos generales para la competencia de los laboratorios de ensayo y calibración.

30. EFSA Panel on Biological Hazards (BIOHAZ). (2010). Scientific Opinion on monitoring and assessment of the public health risk of "*Salmonella* Typhimurium-like" strains. *EFSA Journal.* 8, 10, (Oct 2010), pp. 1-48.

31. EFSA (2019). *Salmonella* control in poultry flocks and its public health impact. *EFSA Journal* 2019;17(2):5596. Doi 10.2903/j.efsa.2019.5596.

32. El Mouali Y., Gaviria-Cantin T., Sánchez-Romero MA., Gibert M., Westermann AJ., Vogel J., Balsalobre C. (2018). CRP-cAMP mediates silencing of *Salmonella* virulence at the post-transcriptional level. *PLOS One.* doi: 10.1371/journal.pgen.1007401.

33. EMA. Categorización de antimicrobianos para uso prudente y responsable en veterinaria. (2020).

34. FAO. (2001). Probiotics in food. *Food Nutr Pap*, 85, pp. 71.

35. [FDA] Food and Drug Administration. National antimicrobial resistance monitoring system enteric bacteria. (2011). Executive Report, department of health and human services. Rockville MD, US 2013; 4:24-83.

36. Foley, S.L., and Lynne, A.M. (2008). Food animal-associated *Salmonella* challenges: Pathogenicity and antimicrobial resistance. *Journal of Animal Science*, 86, 14, (Apr2008), pp. E173–E187, ISSN 0021-8812.

37. Gómez-García M, Sol C, de Nova PJG, Puyalto M, Mesas L, Puente H, Mencía-Ares Ó, Miranda R, Argüello H, Rubio P, Carvajal A. (2019). Antimicrobial activity of a selection of organic acids, their salts and essential oils against swine enteropathogenic bacteria. *Porcine Health Management.* 27 (5): 32. doi: 10.1186/s40813-019-0139-4.

38. Gómez-Laguna, Jaime., Manuela Hernández, Eva Creus, Aurora Echeita, Julio Otal, Silvia Herrera-León, Rafael J. Astorga. (2011). Prevalence and antimicrobial susceptibility of *Salmonella* infections in free-range pigs. *Veterinary Journal.* 190: 176-178.

39. Gonzáles S, Icochea E, Reyna P, Guzmán J, Cazorla F, Lúcar J, Carcelén F, San Martín V. (2013). Efecto de la suplementación de ácidos orgánicos sobre los parámetros productivos en pollos de engorde. *Rev Int Vet Perú*, 24(1): 32-37.

40. Goodridge LD, Bisha B. (2011). Phage-based biocontrol strategies to reduce foodborne pathogens in foods. *Bacteriophage* 1:130–37.

41. Guerra, B., Soto, S. A., Argüelles, J. M. Mendoza, C. M. (2001). Multidrug resistance is mediated by large plasmids carrying a class 1 integron in the emergent *Salmonella enterica* serotype (4,5,12:i-). *Antimicrobial Agents and Chemotherapy.* 45: 1305-1308.

42. Guía de buenas prácticas para el control y reducción de Salmonelosis en granjas animales. INTERPORC. MAPA. 87 pp. Depósito legal: M-13998-2015. www.interporc.com.

43. Hauser E., et al. (2010). Pork contaminated with *Salmonella enterica* serovar 4,[5],12:i:-, an emerging health risk for humans. *Appl Environ Microbiol.* 14: 4601-4610.

44. Hopkins, K.L., Kirchner, M., Guerra, B., Granier, S.A., Lucarelli, C., Porrero, M.C., Jakubczak, A., Threlfall, E.J., Mevius, D.J. (2010). Multiresistant *Salmonella enterica* serovar 4, [5],12:i:- in Europe: a new pandemic strain?. *Eurosurveillance*, 15, 22, (Jun 2010), pp. 1-9.

45. Huerta, B., Gutiérrez, J., Astorga, R., Borge, C., Carbonero, A., García, I. y Perea, A. (2004). Actividad in vitro de 27 aceites esenciales frente a cepas de *Salmonella enterica subsp enterica* serotipos Enteritidis y Typhimurium. *IX Simposio Anual Avedila*. Córdoba - España.

46. Huerta, B., Ponsa, F., Ordóñez, G., Fernández, N., Peñalver, P. (2005). Estudio de eficacia de aceites esenciales ante una infección experimental de *Salmonella* Enteritidis en gallinas ponedoras en producción. *XLII Simposium Científico de Avicultura*. Cáceres - España.

47. Hughes, R.A., Ali, R.A., Mendoza, M.A., Hassan, H.M. Koci, M.D. (2017). Impact of dietary galacto-oligosaccharide (GOS) on chicken's gut microbiota, mucosal gene expression and *Salmonella* colonization. *Front Vet Sci*, 13(4): 192.

48. Jazi, V., Foroozandeh, A.D., Toghyani, M., Dastar, B., Koochaksaraie, R.R., Toghyani, M. (2018). Effects of Pediococcus acidilactici, mannan-oligosaccharide, butyric acid and their combination on growth performance and intestinal health in young broiler chickens challenged with Salmonella Typhimirium. *Poultry Science*, 97(6): 2034-2043.

49. Kutter E, Sulakvelidze A. (2005). Bacteriophages—Biology and Applications. Boca Raton, FL: CRC.

50. Letellier, A., Messier, S., Lessard, L., et al. (2000). Assesssment of various treatments to reduce carriage of Salmonella in swine. *Can J Vet Res*, 64: 27-31.

51. Lucarelli, C., Dionisi, A.M., Torpdahl, M., Villa, L., Graziani, C., Hopkins, K., Threlfall, J., Caprioli, A., Luzzi, I. (2010). Evidence for a second genomic island conferring multidrug resistance in a clonal group of strains of *Salmonella enterica* serovar Typhimurium and its monophasic variant circulating in Italy,

Denmark, and the United Kingdom. *Journal of Clinical Microbiology*, 48, 6, (Jun 2010), pp. 2103-2109, ISSN: 0095-1137.

52. Luque, I., A. Echeita, J. León, S. Herrera-León, C. Tarradas, R. González-Sanz, B. Huerta, R.J. Astorga. (2009). *Salmonella Indiana* as a cause of abortion in ewes: genetic diversity and resistance patterns. *Veterinary Microbiology*. 134: 396-399.

53. Luz, I., Neto, N. J. G., Tavares, A. G., Nunes, P. C., Magnani, M., & de Souza, E. L. (2012). Evidence for lack of acquisition of tolerance in *Salmonella enterica* serovar Typhimurium ATCC 14028 after exposure to subinhibitory amounts of *Origanum vulgare* L. essential oil and carvacrol. *Applied and Environmental Microbiology*, 78(14), 5021-5024.

54. MAPA/ProPollo. Programa nacional de control de *Salmonella* en pavos. https://www.mapa.gob.es/es/ganaderia/temas/sanidad-animal-higiene-ganadera/sanidad-animal/enfermedades/salmonella/salmonella_pavos.aspx

55. MAPA (Ministerio de Agricultura, Pesca y Alimentación). Protocolo de verificación de medidas de bioseguridad. https://www.mapa.gob.es/es/ganaderia/temas/sanidad-animal-higiene-ganadera/sanidad-animal/bioseguridad-buenas-practicas/

56. Markowiak, Paulina y Slizewska, Katarzyna. (2019). El papel de los probióticos, prebióticos y simbióticos en la nutrición animal. *Revista Producción Animal*. Vol. 316 (septiembre-octubre, 2019). Pp. 58-72.

57. Martins da Costa, P., Oliveira, M., Bica, A., Vaz-Pires, P., Bernardo, F. (2007). Antimicrobial resistance in *Enterococcus* spp. and *Escherichia coli* isolated from poultry feed and feed ingredients. *Veterinary Microbiology*, 120, 1-2, (Feb 2007), pp. 122–131.

58. Mith, H., Dure, R., Delcenserie, V., Zhiri, A., Daube, G., and Clinquart, A. (2014). Antimicrobial activities of commercial essential oils and their components against food-borne pathogens and food spoilage bacteria. *Food Science and Nutrition*, 2(4), 403-416.

59. Nazzaro, F., Fratianni, F., De Martino, L., Coppola, R., & De Feo, V. (2013). Effect of essential oils on pathogenic bacteria. *Pharmaceuticals*, 6(12), 1451-1474.

60. [OIE] Office International des Epizooties, World Organization for Animal Health. The OIE strategy on antimicrobial resistance and the prudent use of antimicrobials 2016; 11:7-12.

61. Olnoood, C.G., Beski, S.S.M., Choct, M., Iji, P.A. (2015) Use of *Lactobacilus johnsonii* in broilers challenged with *Salmonella sofia. Animal Nutrition*, 1(3): 203-212.

62. Olveira G. and González- Molero I. (2016). Actualización de probióticos, prebióticos y simbióticos en nutrición clínica. *Endocrinología y Nutrición*, 63(9):482-494.

63. [OMS] Organización Mundial de la Salud. (2017): Plan de acción mundial sobre la resistencia a los antimicrobianos. OMS Report, (4), 1-30. ISBN 978 92 4 350976 1.

64. ORDEN PRE/407/2006, de 14 de febrero, por la que se modifica la Orden PRE/1377/2005, de 16 de mayo, por la que se establecen medidas de vigilancia y control de determinadas salmonelosis en explotaciones de gallinas ponedoras, a efectos del establecimiento de un Programa Nacional, en lo relativo a la vacunación.

65. Organización Mundial de Gastroenterología (OMG). (2011). Guía Práctica de la Organización Mundial de Gastroenterología: Probióticos y prebióticos. Disponible en: http://www.worldgastroenterology.org/UserFiles/file/guidelines/probiotics-spanish-2011.pdf

66. Osterkorn K., Czerny C.P., Wittkowski G., Huber M. (2001). Sampling plan for the establishment of a serologic *Salmonella* surveillance for slaughter pigs with meat juice ELISA. *Berl Munch Tierarztl Wochenschr.* 114: 30-34.

67. Pavela, R., (2015). Essential oils for the development of eco-friendly mosquito larvicides: a review. Industrial Crops and Products 76, 174–187.

68. Peñalver, P., Huerta, B., Borge, C., Astorga, R., Romero, R., and Perea, A. (2005). Antimicrobial activity of five essential oils against origin strains of the Enterobacteriaceae family. *Acta Pathologica, Microbiologica, et Immunologica Scandinavica*, 113, 1-6.

69. Pourabedin, M., Chen, Q., Yang, M., Zhao, X. (2016). Mannan- and xylooligosacccharides modulate caecal microbiota and expression of inflammatory-related cytokines and reduce caecal Salmonella Enteritidis colonisation in young chickens. *FEMS Microbiology Ecology*, 93(1).

70. PRAN. Infografía del Plan Nacional de Resistencia a los Antibióticos (2019-2021).

71. Quirke A.M., Leonard N., Kelly G., Egan J., Lynch P.B., Rowe T., Quinn P.J. (2001). Prevalence of Salmonella serotypes on pig carcasses from high- and low-risk herds slaughtered in three abattoirs. *Berl Munch Tierarztl Wochenschr.* 114: 360-362.

72. Reglamento (CE) N° 1177/2006 de la Comisión, de 1 de agosto de 2006, por el que se aplica el Reglamento (CE) N° 2160/2003 del Parlamento Europeo y del Consejo con respecto a los requisitos de uso de métodos específicos de control en el marco de los programas nacionales de control de la salmonela en las aves de corral.

73. Reglamento 1831/2003/CE del Parlamento Europeo y del Consejo de 22 de septiembre, sobre los aditivos en la alimentación animal. Diario oficial de la Unión Europea. L (268), 29–43.

74. Reglamento 2160/2003/CE del Parlamento Europeo y del Consejo de 17 de noviembre, sobre el control de la *Salmonella* y otros agentes zoonóticos específicos transmitidos por los alimentos. Diario oficial de la Unión Europea. L (325), 1-15.

75. Sadeghi, A.A., Shawrang, P., Shakorzadeh, S. (2015) Immune response of *Salmonella* challenged broiler chickens fed diets containing Gallipro, a Bacillus subtilis probiotic. *Probiotics Antimicrob Proteins*, 7(1): 24-30.

76. Sáez AC, Zhang J, Rostagno MH, Ebner PD. (2011). Direct feeding of microencapsulated bacteriophages to reduce *Salmonella* colonization in pigs. *Foodborne Pathogen and Diseaes.* 8:1269–74.

77. Sayah, R.S., Kaneene, J.B., Johnson, Y., Miller, R. (2005). Patterns of antimicrobial resistance observed in *Escherichia coli* isolates obtained from domestic- and wild animal fecal samples, human septage, and surface water. *Applied and Environmental Microbiology*, 71, 3, (Mar 2005), pp. 1394–1404, ISSN 0099-2240.

78. Smialek, M., Kaczorek, E., Szczucinska, E., Burchardt, S., Kowalczyk., J., Tykalowski B., Koncicki, A. (2019). Evaluation of Lactobacillus spp. and yeast-based probiotic (Lavipan) supplementation for the reduction of Salmonella Enteritidis after infection of broiler chickens. *Pol J Vet Sci*, 22(1): 5-10.

79. Snary E.L., Munday D.K., Arnold M.E., Cook A.J. (2010). Zoonoses action plan Salmonella monitoring programme: an investigation of the sampling protocol. *Journal of Food Protection.* 73: 488-494.

80. Solarte, Ana Lucía., Rafael Jesús Astorga, Fabiana Aguiar, Ángela Galán-Relaño, Alfonso Maldonado, and Belén Huerta. (2017). Combination of Antimicrobials and Essential Oils as an Alternative for the Control of *Salmonella enterica* Multiresistant Strains Related to Foodborne Disease. *Foodborne Pathogens and Disease.* 14 (10): 558-563.

81. Solarte, Ana Lucía., Rafael Jesús Astorga, Fabiana Carolina de Aguiar, Cristina De Frutos, Belén Barrero-Domínguez, and Belén Huerta. (2018). Susceptibility Distribution to Essential Oils of *Salmonella enterica* Strains Involved in Animal and Public Health and Comparison of the Typhimurium and Enteritidis Serotypes. *Journal of Medicinal Food.* 21 (9): 946-950.

82. Splichal, I., Donovan, S.M., Splichalova, Z., Neuzil Bunesova, V., Vikova, E., Jenistova, V., Killer, J., Svejstill, R., Skrivanova, E., Splichalova, A. (2019). Colonization of germ-free piglets with commensal *Lactobacillus amylovorus*, *Lactobacillus mucosae*, and probiotic *E. coli* Nissle 1917 and their interference with *Salmonella* Typhimurium. Microorganisms, 7(8).

83. Switt, A.I.M., Soyer, Y., Warnick, L.D., Wiedmann, M. (2009). Emergence, distribution and molecular and phenotypic characteristics of *Salmonella enterica* serotype 4,5,12:i:-. *Foodborne Pathogens and Disease*, (May 2009), pp. 407–415, ISSN 1535-3141.

84. The European Union summary report on antimicrobial resistance in zoonotic and indicator bacteria from humans, animals and food in 2017. *EFSA Journal 2019a*; 17 (2): 5598.

85. The European Union summary report on trends and sources of zoonoses, zoonotic agents and food-borne outbreaks in 2018. *EFSA Journal 2019b*; 17 (12): 5926.

86. Tormo, R. (2006). Probióticos: concepto y mecanismos de acción. Anales de Pediatría, 4(S1): 30-41.

87. Wagner PL, Waldor MK. (2002). Bacteriophages control of bacterial virulence. *Infection and Immunity.* 70:3985–93.

88. Walia K, Argüello H, Lynch H, Grant J, Leonard FC, Lawlor PG, Gardiner GE, Duffy G. (2017). The efficacy of different cleaning and disinfection procedures to reduce Salmonella and Enterobacteriaceae in the lairage environment of a pig abattoir. *International Journal of Food Microbiology.* 4 (246): 64-71.

89. Wall, S.K., Zhang, J., Rostagno, M.H., Ebner, P.D. (2010). Phage therapy to reduce preprocessing Salmonella infections in market-weight swine. *Applied Environmental Microbiology.* 76 (1): 48-53.

90. WHO. World Health Organization (2017): Plan de acción mundial sobre la resistencia a los antimicrobianos. OMS Report, (4), 1-30. ISBN 978 92 4 350976 1.

91. Wilhelm B., Tajić A., Parker S., Waddell L., Sánchez J., Fazil A., Wilkins W. and McEwen SA. (2012). Assessment of the efficacy and quality of evidence for five on-farm interventions for Salmonella reduction in grow-finish swine: A systematic review and meta-analysis. *Preventive Veterinary Medicine*, 107: 1-20.

92. Willamila J., Creus E., Francisco-Pérez J., Mateu E., Martín-Orúe SM. (2011). Effect of a microencapsuled feed additive of lactic and formic acid on the prevalence of Salmonella in pigs arriving at the abattoir. *Archives of Animal Nutrition*, 65(6): 431-444.

93. Yap, P. S. X., Yiap, B. C., Ping, H. C., & Lim, S. H. E. (2014). Essential oils, a new horizon in combating bacterial antibiotic resistance. *The Open Microbiology Journal*, 8, 6.

94. Yusrizal and Chen, T.C. (2003). Effect of adding chicory fructans in feed on broileers growth performance, serum cholesterol and intestinal length. *International Journal of Poultry Science*, 2(3): 214-219.

95. Zhang S., Shen YR. Wu S., Xiao YQ., He Q., Shi SR. (2019). The dietary combination of essential oils and organic acids reduces *Salmonella* Enteritidis in challenged chicks. *Poult Sci.*, Aug 8.

SALMONELOSIS HUMANAS

DE LA FIEBRE TIFOIDEA A LAS SALMONELOSIS ZOONÓSICAS

CAPÍTULO 7

SALMONELOSIS HUMANAS
DE LA FIEBRE TIFOIDEA A LAS SALMONELOSIS ZOONÓSICAS

Fernando Fariñas Guerrero, Rafael Jesús Astorga Márquez

Las infecciones producidas por bacterias del género *Salmonella* tienen un alto impacto en la salud pública y en la sanidad animal, tanto en países desarrollados como en vías de desarrollo. A nivel mundial, la fiebre tifoidea sigue siendo endémica en numerosos países terceros. Se estima que anualmente se notifican alrededor de 12 a 20 millones de casos de fiebre tifoidea que producen entre 125.000 y 161.000 muertes. Los cuadros entéricos por *Salmonella* no tífica o zoonósicas, de origen alimentario, se consideran también como una de las enfermedades más comunes y de distribución más amplia a nivel mundial, constituyendo la primera causa de muerte en niños de los países en vías de desarrollo. Además, existe una especial preocupación por la aparición cada vez más frecuente de cepas multirresistentes (MDR) asociadas a estas infecciones de origen alimentario. Las resistencias que más preocupan son frente a ceftriaxona y ciprofloxacino, además de la aparición de cepas multirresistentes a cinco o más clases de antimicrobianos.

7.1 Introducción

Las infecciones producidas por bacterias del género *Salmonella* tienen un alto impacto en la salud pública y en la sanidad animal, tanto en países desarrollados como en vías de desarrollo. Prueba de ello es que *Salmonella* es el agente etiológico bacteriano más frecuentemente notificado en brotes transmitidos de origen alimentario tanto en Europa como en los Estados Unidos.

El género *Salmonella* pertenece a la familia Enterobacteriaceae y está constituido por bacterias GRAM negativas, intracelulares facultativas, que se han agrupado en las especies *S. enterica* y *S. bongori*. De estas dos, es *S. enterica*, con sus más de 2600 serotipos, la que presenta el mayor potencial patogénico. Los distintos serotipos pueden presentar diferencias importantes en cuanto a su rango de hospedador y su presentación clínica. De este modo, *S.* Enteritidis y *S.* Typhimuirum poseen un amplio rango de hospedadores, pudiendo generar una enfermedad gastrointestinal en el ser humano. Otros serotipos sin embargo presentan una alta especificidad de hospedador y generalmente causan la enfermedad en una única especie animal, como es el caso de *S.* Typhi, que afecta solo a la especie humana.

7.2 Salmonelosis específicas (*Salmonella* Typhi y Paratyphi A, B y C)

Hacia el 430-426 antes de Cristo, una devastadora pandemia, que algunos piensan que se debió a la fiebre tifoidea, acabó con un tercio de la población ateniense, incluyendo a su líder Pericles, poniendo fin a la Edad Dorada de Grecia. El historiador Tucídides también contrajo la enfermedad, pero él sobrevivió y pudo escribir sobre la pandemia. Sus escritos dan una pista sobre el origen. La causa de la pandemia ha sido discutida durante largo tiempo, pero una investigación fechada en 2006 detectó secuencias de ADN similares a la bacteria responsable de la fiebre tifoidea.

La fiebre tifoidea también es la principal enfermedad sospechosa de devastar México en el siglo XVI tras la llegada de los españoles. Allí, el bacilo de Eberth, *Salmonella enterica*, se habría cobrado 15 millones de vidas, el 80 % de la población indígena.

El agente causante de la enfermedad, *Salmonella* Typhi, lo descubrió el patólogo alemán Karl Joseph Ebert en 1880. Años más tarde (1897), Almroth Edward Wright desarrolló la primera vacuna.

La más notable portadora de la fiebre tifoidea fue Mary Mallon, conocida como Typhoid Mary. En 1907, ella fue la primera portadora identificada y vigilada. Algunos creen que contagió la enfermedad a centenares de personas. Está asociada con al menos 53 casos y tres muertes. Mary Mallon trabajaba como camarera en Nueva York. Las autoridades encargadas de la salud pública la conminaron a que renunciara a su trabajo o a que se le extirpara la vesícula biliar. Dejó su trabajo, pero volvió a trabajar usando un seudónimo. La descubrieron, la detuvieron y la sometieron a cuarentena después de otro brote de fiebre tifoidea.

En España, la última gran epidemia se describió en Barcelona en 1914. La epidemia que causó 2500 muertes se debió al agua de bebida contaminada procedente de Moncada. La última epidemia mundial destacable tuvo lugar en la República Democrática del Congo entre 2004-2005, que reportó más de 42.000 casos, de los cuales murieron 214.

La fiebre entérica o tifoidea (*del griego typhodes,* «estupor») está producida por el serotipo *Salmonella* Typhi o Paratyphi (A, B y C) y se adquiere por la ingestión de alimentos o aguas contaminadas por heces de seres humanos. En los siglos pasados, debido a la carencia en la higiene y a la falta de depuración de aguas residuales, se presentaba en forma de grandes epidemias sobre todo en las grandes urbes. Tras 10-14 días de incubación, se inicia un cuadro clínico que comprende fiebre («estupor»), cefalea, dolor abdominal, anorexia y malestar, que dura varias semanas. Al cabo de unos 3 meses, los individuos dejan de eliminar la bacteria por heces; sin embargo, algunos pueden continuar excretando salmonelas por periodos prolongados sin presentar sintomatología.

En la literatura se cita el caso de una cocinera Mary Mallon (1869-1938), más conocida como María Tifoidea, que fue la primera persona en los Estados Unidos a la que se identificó como portadora asintomática de *Salmonella* Typhi. En el transcurso de su vida profesional como cocinera en diversas casas particulares infectó a 53 personas, tres de las cuales murieron. Mary Mallon falleció en 1938 después de casi tres décadas mantenida en cuarentena total por las autoridades sanitarias americanas (Figura 1).

Figura 1

Artículo aparecido en *New York American* el 20 de junio de 1909 sobre el caso de Mary Mallon (María Tifoidea)

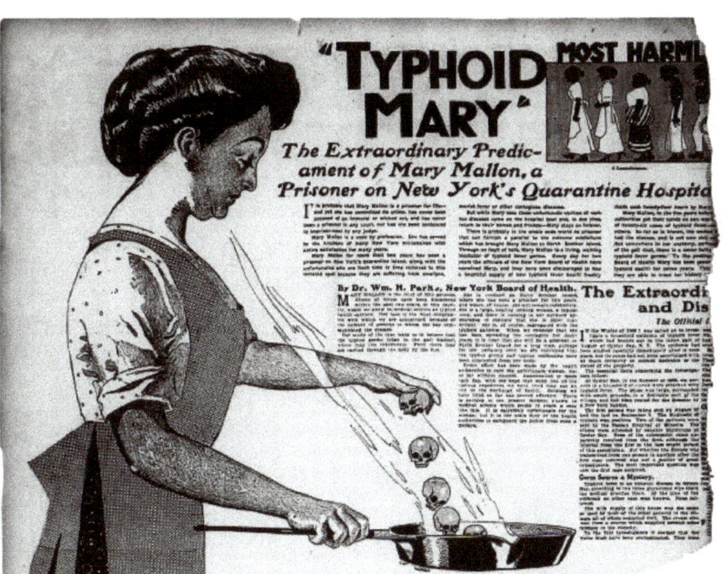

Fuente: New York American article of June 20, 1909

En todo el mundo, alrededor de 3 de cada 10 personas (2100 millones de personas) carecen de acceso a agua potable y disponible en el hogar, y 6 de cada 10 (4500 millones) carecen de un saneamiento seguro, según informes de la OMS y UNICEF (Informe: «Progresos en materia de agua potable, saneamiento e higiene»). La conclusión fundamental es que todavía hay demasiadas personas que no tienen acceso, sobre todo en las zonas rurales.

De los 4500 millones de personas que no cuentan con un saneamiento seguro, 2300 millones aún no disponen de servicios básicos de saneamiento. Esto incluye a 600 millones que comparten un inodoro o letrina con otros hogares y 892 millones, la mayoría en zonas rurales, que defecan al aire libre. Debido al crecimiento demográfico, la defecación al aire libre está aumentando en África subsahariana y Oceanía.

Una buena higiene es una de las formas más simples y efectivas de prevenir la propagación de enfermedades. El acceso al agua y el jabón para el lavado de manos varía enormemente en los países, desde el 15 % de la población en África subsahariana hasta el 76 % en Asia occidental y en África del norte.

Miles de millones de personas han obtenido acceso a servicios básicos de agua potable y saneamiento desde el año 2000, pero estos no proporcionan necesariamente agua potable ni saneamiento seguro. Muchos hogares, centros de salud y escuelas también carecen de agua y jabón para lavarse las manos. Esto aumenta el riesgo de contraer enfermedades que pueden afectar a la salud de todo tipo de personas, especialmente de los niños pequeños (361.000 niños menores de 5 años mueren cada año a causa de la diarrea). El saneamiento deficiente y el agua contaminada están relacionados con la transmisión de enfermedades como el cólera, la disentería, la hepatitis A y, cómo no, la fiebre tifoidea.

7.2.1 Epidemiología

La fiebre tifoidea afecta de forma mucho más frecuente a niños, adolescentes y adultos jóvenes. No se ha descrito ningún reservorio animal para este serotipo, por lo que no está considerada como una zoonosis. El contagio se produce a través del contacto con dos fuentes principales: (i) pacientes que padezcan una enfermedad aguda; (ii) individuos que son portadores crónicos de la bacteria.

Las vías de transmisión pueden ser:

- Directa: a través de la vía fecal-oral desde el individuo enfermo o portador a los contactos.

- Indirecta: es la vía de transmisión más frecuente y se da por consumo de agua o alimentos contaminados con material fecal humano.

A nivel mundial, la fiebre tifoidea sigue siendo endémica en numerosos países en vías de desarrollo y con baja renta (por ejemplo, Asia, África, Oceanía, Sudamérica y Centroamérica). Se estima que anualmente se notifican alrededor de 12 a 20 millones de casos que producen entre 125.000 y 161.000 muertes[12] (Figura 2). Los casos que aparecen en zonas no endémicas ocurren principalmente en personas que viajan a regiones endémicas o epidémicas, y que no han mantenido las medidas de prevención necesarias.

En España, la fiebre tifoidea constituye una enfermedad de declaración obligatoria (EDO), junto con las salmonelas paratíficas. Aunque históricamente su incidencia era elevada (décadas 1940-1950, 20.000 casos anuales), según la Red Nacional de Vigilancia Epidemiológica (RENAVE) se declaran alrededor de unos 50-60 casos al año, cifra que probablemente esté infraestimada[8] (Figura 3).

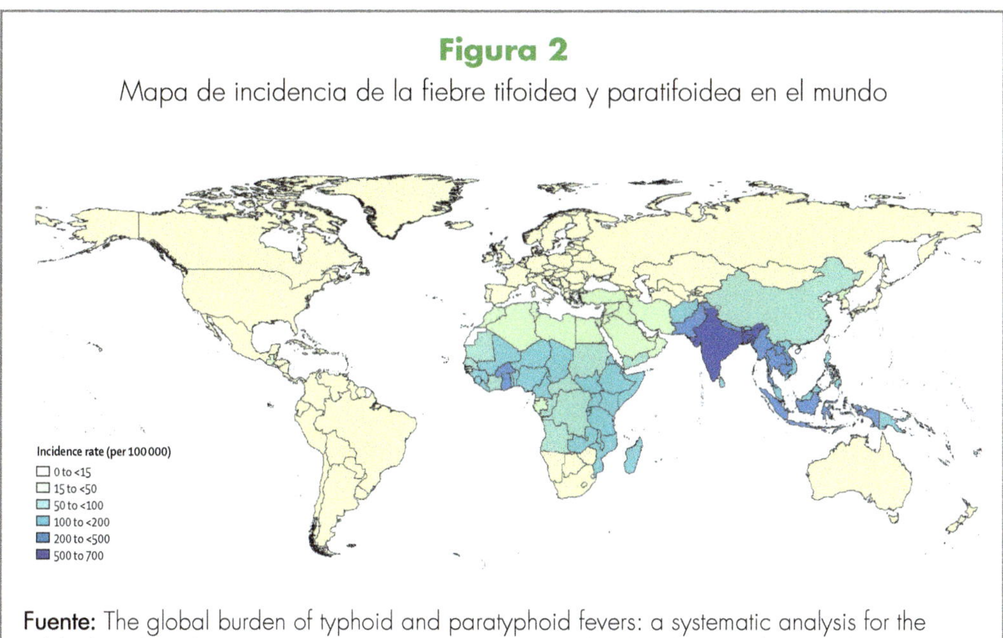

Figura 2
Mapa de incidencia de la fiebre tifoidea y paratifoidea en el mundo

Fuente: The global burden of typhoid and paratyphoid fevers: a systematic analysis for the Global Burden of Disease Study 2017. GBD 2017 Typhoid and Paratyphoid Collaborators. *Lancet Infect Dis*. February 18, 2019[12]

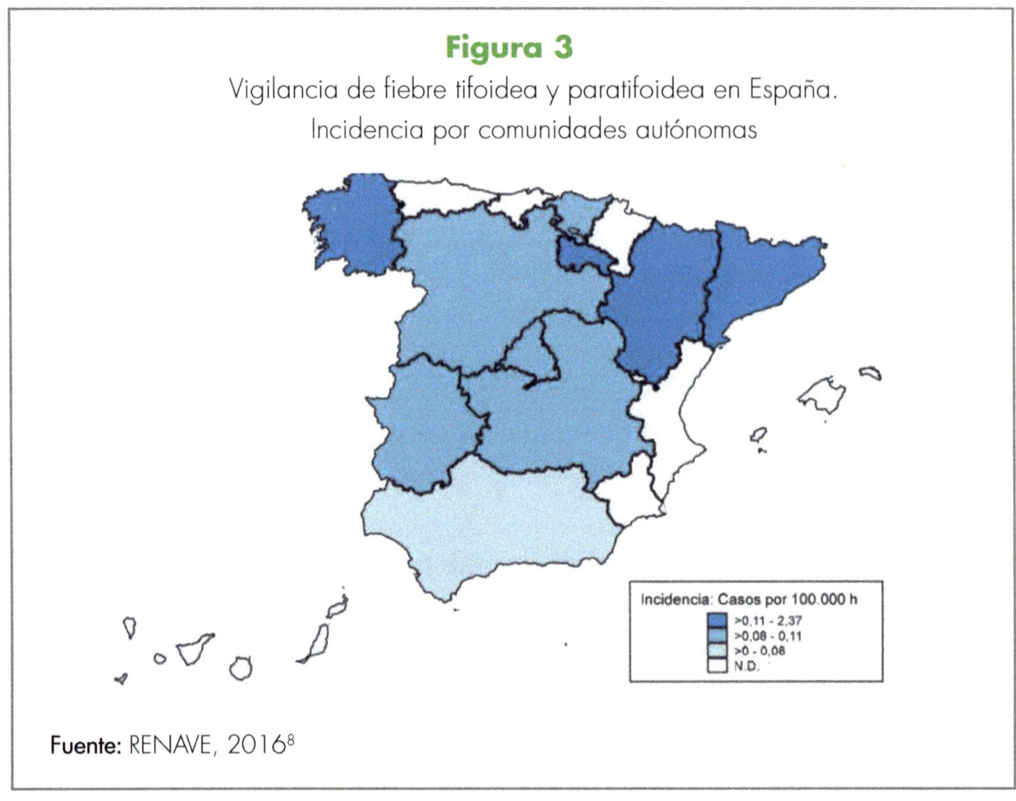

Fuente: RENAVE, 2016[8]

La fiebre tifoidea y las salmonelas paratíficas presentan una elevada contagiosidad y potencial gravedad. En ausencia de tratamiento pueden morir más del 10 % de los enfermos, mientras que con el tratamiento antibiótico este porcentaje se reduce a menos del 1 %. La mayoría de las muertes se producen en personas malnutridas, lactantes y ancianos. Actualmente, existe una gran preocupación por la aparición de cepas multirresistentes a los antimicrobianos, lo cual se ha convertido ya en una verdadera amenaza en países del sudeste asiático.

Aproximadamente, el 3 % de los pacientes no tratados, llamados portadores entéricos crónicos, tienen colonizada su vesícula biliar, pudiendo diseminar durante más de un año la bacteria a través de las heces[13]. Existen personas que sin haber padecido la enfermedad clínica son portadoras «inaparentes». La mayoría de los portadores son mujeres ancianas que tienen antecedentes de enfermedad biliar crónica. Otras patologías de base como la uropatía obstructiva relacionada con algunas parasitosis como la esquistosomiasis, o la nefrolitiasis, pueden predisponer a algunos pacientes con fiebre tifoidea a convertirse en portadores y excretores urinarios.

Algunos estudios han puesto en evidencia que los portadores de esta bacteria tienen más probabilidades de desarrollar un cáncer hepatobiliar en comparación con la población sana no portadora[13].

7.2.2 Clínica

El período de incubación es variable (entre 8 a 14 días), siendo inversamente proporcional al número de microorganismos ingeridos (tamaño de inóculo). El inicio del cuadro clínico puede confundir *a priori* con otras enfermedades apareciendo de forma gradual síntomas como fiebre, anorexia, cefalea, artralgias, faringitis, estreñimiento y dolor abdominal con sensibilidad al tacto;

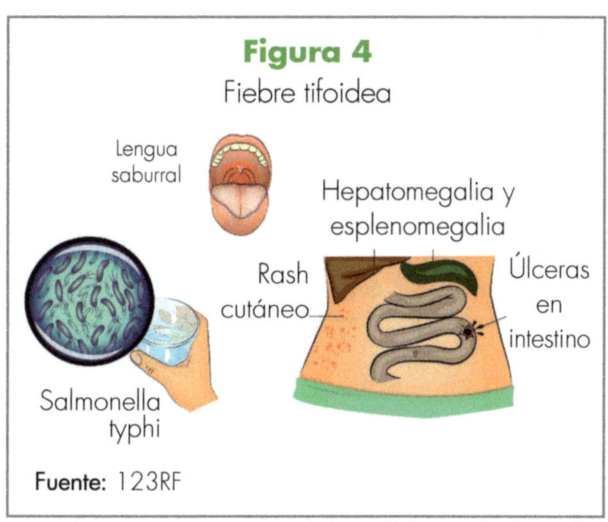

Fuente: 123RF

otros síntomas menos comunes son disuria, tos no productiva y epistaxis[3].

En los dos o tres primeros días desde el inicio del cuadro, la fiebre se puede incrementar de forma escalonada, pudiendo llegar a 39,4 o 40 °C, permaneciendo estable durante 10 a 14 días más. Transcurrido este tiempo, comienza a disminuir gradualmente hacia el final de la tercera semana; llegando a normalizarse la temperatura en el transcurso de la cuarta semana. No es infrecuente que la fiebre prolongada se acompañe de bradicardia y postración. En un número relativamente significativo de pacientes (entre el 10 y 20 %), aparece un *rash* cutáneo, consistente en discretas manchas rosadas que se aclaran a la presión y que se distribuyen fundamentalmente en tórax y abdomen, desapareciendo normalmente a los 2 o 5 días. Con el avance del cuadro clínico, puede aparecer una diarrea abundante, que puede llegar a contener sangre hasta en el 30 % de los pacientes, ya sea sangre oculta (20 %) o visible macroscópicamente (10 %)[3]. Aproximadamente en el 2 % de los casos se presenta una hemorragia digestiva grave durante la tercera semana, con una tasa de mortalidad de un 25 %. Un cuadro de abdomen agudo y leucocitosis durante la tercera semana nos puede indicar una perforación intestinal, que suele afectar el íleon distal.

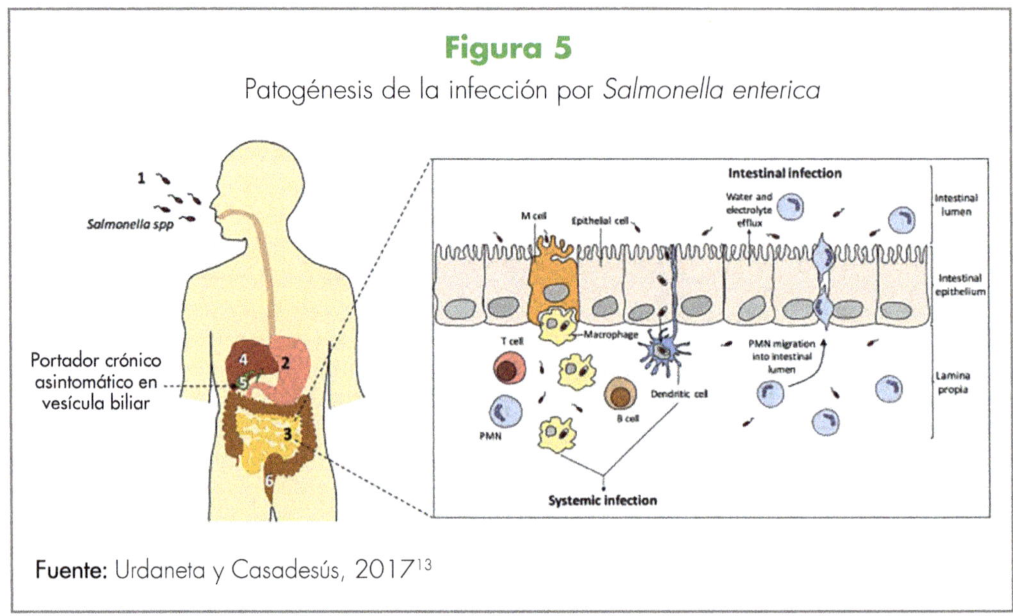

Fuente: Urdaneta y Casadesús, 2017[13]

Otros signos que pueden acompañar de forma frecuente a la enfermedad son la esplenomegalia, colecistitis aguda, hepatitis, y alteraciones analíticas como anemia, leucopenia, alteraciones del perfil bioquímico renal, proteinuria y una leve coagulopatía. Más raramente pueden desarrollarse complicaciones como la neumonía, siendo la más frecuente la neumonía neumocócica por *Streptococcus pneumoniae*, aunque *Salmonella* Typhi también puede producirla. Además, se han descrito casos de osteomielitis, endocarditis, meningitis, abscesos de tejidos blandos, glomerulitis y compromiso del aparato urogenital.

Una vez superado el cuadro clínico, el periodo de convalecencia puede llegar a prolongarse durante varios meses.

7.2.3 Diagnóstico de laboratorio

El diagnóstico laboratorial de fiebre tifoidea se establece a partir de los siguientes estudios:

- *Microbiología*. Se realizan coprocultivos de heces, sangre y orina. Los hemocultivos suelen hacerse positivos en las dos primeras semanas de la enfermedad, y los coprocultivos durante las semanas 3ª a 5ª. Si estos cultivos son negativos y es fuerte la sospecha de fiebre tifoidea, se aconseja el cultivo de una muestra de médula ósea (Figura 6).

- *Serología.* El bacilo tifoideo contiene antígenos somáticos y flagelares (O y H respectivamente), frente a los cuales se producen anticuerpos que pueden ser detectados mediante serotipificación (fórmula antigénica: 9,12 <Vi> d;-, grupo 0:9 D1 White-Kauffmann-Le Minor Squeme, 2007). Por otra parte, para el diagnóstico serológico, un incremento de los títulos de anticuerpos en 4 veces (muestras pareadas con dos semanas de diferencia), indica una infección activa por *Salmonella* Typhi. Como contrapartida, esta prueba presenta una baja sensibilidad (70 %) y carece de especificidad, ya que muchas cepas de *Salmonella* no tifoidea pueden generar reactividad cruzada. Asimismo, se ha demostrado que pacientes afectados de cirrosis hepática pueden dar resultados falsos positivos.

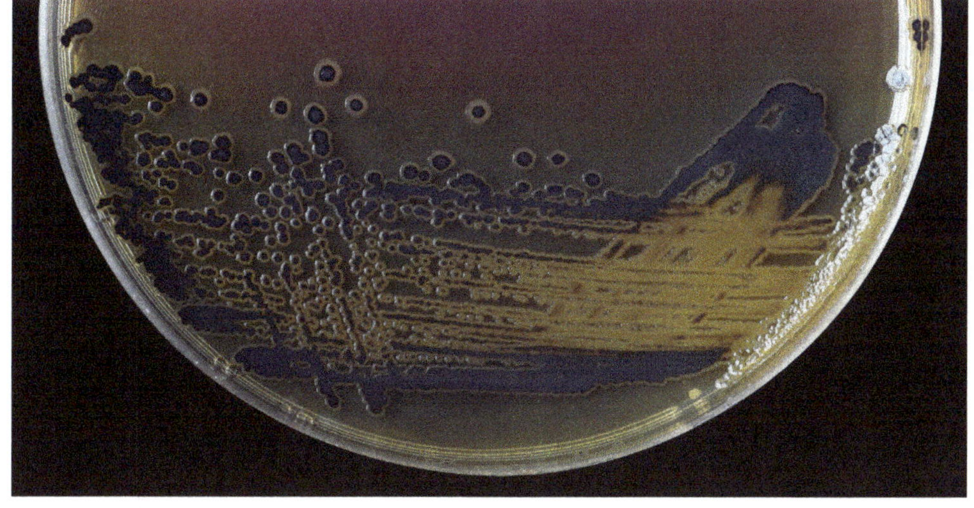

Figura 6

Cultivo positivo a *Salmonella* Typhi en medio *Salmonella-Shigella*.
Colonias negras por producción de SH_2 (sulfhídrico)

Fuente: 123RF

7.2.4 Tratamiento

Debido a que cada vez con más frecuencia se describen cepas multirresistentes, especialmente en las zonas endémicas, se aconseja guiar el tratamiento en base a las pruebas de sensibilidad *in vitro* (antibiograma). Las resistencias que más preocupan son las identificadas a ceftriaxona y ciprofloxacino, además de la aparición de cepas multirresistentes a cinco o más clases de antimicrobianos (cassettes R $\geq$ 5AM)[1].

Ante la aparición de infecciones por *Salmonella* Typhi haplotipo H58 con resistencia extendida a fluoroquinolonas y cefalosporinas de tercera generación en África y sudeste asiático, la Organización Panamericana de Salud y Organización Mundial de la Salud (OPS/OMS) recomiendan a los Estados miembros fortalecer la vigilancia y la capacidad de diagnóstico de laboratorio, con el objetivo de favorecer la detección temprana de casos de fiebre tifoidea con resistencia extendida, así como proporcionar el tratamiento adecuado e identificar la fuente de infección.

Habitualmente, la salmonelosis en seres humanos se presenta como una gastroenteritis autolimitada, por lo que los antimicrobianos se recomiendan principalmente en cuadros extraintestinales invasores (sistémicos). Haciendo esta salvedad, de forma general los antibióticos de elección incluyen a la ceftriaxona, diversas fluoroquinolonas (ciprofloxacino, levofloxacino, moxifloxacino), azitromicina, trimetroprim-sulfametoxazol y amoxicilina. Al tratamiento antimicrobiano se le puede sumar corticoterapia para tratar el fenómeno inflamatorio sistémico y la toxicidad grave que se genera durante la enfermedad. Generalmente, producen disminución de la fiebre y mejoría clínica.

Los portadores con tracto biliar sano deben recibir tratamiento antimicrobiano a base de amoxicilina, trimetroprim-sulfametoxazol (TMP/SMX) o ciprofloxacino, durante al menos 4 a 6 semanas. La tasa de eliminación del estado de portador siguiendo este esquema es de aproximadamente un 80 %. En casos de portadores con enfermedad de la vesícula biliar se ha logrado la erradicación con TMP/SMX y rifampicina. En otros casos, también se aconseja el tratamiento quirúrgico, llevando a cabo colecistectomía, teniendo siempre en cuenta que esta no garantiza en un 100 % de casos la eliminación del estado de portador, probablemente a causa de focos residuales de infección en otras localizaciones diana del árbol hepatobiliar[13].

En el 8 a 10 % de los pacientes no tratados puede haber recidivas. Por causas que actualmente se desconocen, el tratamiento antimicrobiano administrado durante los primeros días de la enfermedad puede aumentar la incidencia de recidivas en un 15 a 20 %. Si se reinicia la administración de antibióticos en el momento de la recidiva, la fiebre desaparece rápidamente, a diferencia de la lenta disminución que se produce durante el cuadro primario. En ocasiones, se produce una segunda recaída.

7.2.5 Medidas de control y prevención

Es fundamental establecer medidas de control a modo de recomendaciones entre las que se incluyen las siguientes:

* Purificación del agua de consumo y descontaminación de alimentos.

* Detección de portadores, evitando en los positivos la manipulación de alimentos y el cuidado a pacientes o a niños pequeños.

* Para personas que viajan a zonas endémicas, evitar la ingestión de vegetales de hoja crudos, alimentos almacenados o servidos a temperatura ambiente y aguas no potabilizadas (incluidos en cubos de hielo). Si no se sabe si el agua que va a consumirse es segura, hay que hervirla o clorarla.

7.2.6 Vacunación

La vacunación frente a la fiebre tifoidea está altamente recomendada e indicada en los siguientes casos[2]:

* Viajeros a zonas endémicas.

* Niños en edad escolar residentes en zonas endémicas, sobre todo en aquellas con alta prevalencia de cepas multirresistentes.

* Personas en íntimo contacto íntimo con portadores crónicos.

* Técnicos de laboratorio que manipulan muestras que potencialmente puedan transmitir esta infección/enfermedad.

Actualmente, en España hay disponibles y comercializadas tres vacunas frente a la fiebre tifoidea, con una eficacia que se sitúa entre el 50 % y 80 %:

* *Vacuna oral atenuada (Vivotif)*. Compuesta por bacterias atenuadas de cepas de *Salmonella enterica* serovar Typhi (cepa Ty21a) tratadas mediante mutación genética. Esta vacuna produce tanto una respuesta humoral con producción de IgA secretora a nivel intestinal, como una respuesta de inmunidad celular. Se recomienda administrarla una hora antes o dos horas después de cualquier comida, evitando alimentos muy calientes que puedan destruir a la cepa vacunal.

* *Vacunas inactivadas (Typhim)*. Dos vacunas de administración parenteral (intramuscular o subcutánea), ambas compuestas por el antígeno capsular Vi, altamente purificado mediante centrifugación selectiva y precipitación de cultivos de la cepa Ty2 de *Salmonella enterica* serovar Typhi.

* Una nueva vacuna llamada *Typbar-TCV* desarrollada por una empresa farmacéutica en India, país endémico de fiebre tifoidea, ha recibido una valoración

muy positiva por parte de la OMS. La vacuna está compuesta por un antígeno polisacarídico (polisacárido Vi), al que se le ha conjugado una proteína, el toxoide tetánico, lo que le proporciona una alta inmunogenicidad[7].

7.3 Salmonelosis inespecíficas: salmonelosis zoonósicas

Por otra parte, las salmonelosis zoonósicas (no tifoideas) pueden estar relacionadas con una amplia gama de serotipos de *Salmonella*; entre estos, *S.* Enteritidis es el serovar más prevalente en la especie humana, seguido de *S.* Typhimurium, por cierto, el patógeno más frecuentemente aislado en el mundo de la microbiología.

La salmonelosis zoonósica se produce como consecuencia de una verdadera toxiinfección transmitida por alimentos de origen animal o vegetal, o a través del contacto directo con animales portadores[5]; las bacterias se multiplican e invaden la mucosa intestinal, donde elaboran enterotoxina y citotoxina, toxinas que destruyen las células epiteliales. Tras un periodo de incubación de 8-48 horas, los síntomas más llamativos son: fiebre, dolor abdominal, espasmos, diarrea, nauseas y vómitos, que suelen persistir 2-5 días, pero que pueden prolongarse varias semanas[10].

La mayoría de los adultos se recuperan, pero la pérdida abundante de líquidos puede causar complicaciones o incluso la muerte en niños, pacientes con enfermedad concomitante (por ejemplo, diabetes) o personas y ancianos inmunodeprimidos, que pueden requerir hospitalización y terapia antimicrobiana sistémica[6].

A la importancia sanitaria de la salmonelosis hay que añadir la económica, cuyos costes podemos desglosar en tratamientos e ingresos hospitalarios, pérdidas de producción por bajas laborales, costes legales en juicios, pagos de indemnizaciones y repercusiones derivadas de la mala imagen del sector productivo implicado.

7.3.1 Epidemiología

La salmonelosis zoonósica es una enfermedad de distribución mundial, siendo la serovariedad Enteritidis la más prevalente a nivel mundial, seguida de *Salmonella* Typhimurium. Además, en los últimos años asistimos al incremento de la variante monofásica de *S.* Typhimurium, cepas mST, que ha ocupado el tercer lugar de frecuencia en el listado de serotipos asociados a brotes de origen alimentario (Tabla 1). Con relación a este nuevo serotipo, existe una preocupación a nivel mundial por el aumento de la frecuencia de presentación de cepas mST de origen animal con carácter multirresistente (MDR), y que pueden potencialmente ingresar en la cadena alimentaria y afectar al ser humano.

La variante monofásica de *S.* Typhimurium, cuya fórmula antigénica es *S.* 1,4,[5],12: i:-, se ha convertido en uno de los serotipos de *Salmonella* más comunes responsables de infecciones animales y humanas a nivel mundial (Tablas 2 y 3; Figura 7). La emergencia global de *S.* 1,4,[5],12: i:-, descrita inicialmente en Europa en 1997, se ha caracterizado principalmente por un aumento de la resistente a múltiples fármacos (perfiles MDR). Su especial vinculación a la especie porcina ha intensificado el estado de emergencia en materia de salud pública a nivel mundial. En los últimos diez años, la aplicación de la tecnología de secuenciación genómica (WGS) ha revelado las asociaciones filogenéticas de este serotipo y sus genes de resistencia a los antimicrobianos (AMR), así como la presencia de diferentes clones, constatando el papel de este patógeno zoonósico en la propagación de la AMR.

Tabla 1

Distribución de casos salmonelosis humana en los Estados Miembros (MSs) de la Unión Europea y serotipos más prevalentes (2016-2018)

Serovar	2018			2017			2016		
	Cases	MSs	%	Cases	MSs	%	Cases	MSs	%
Enteritidis	32,727	24	60.9	32,262	25	61.2	26,781	23	57.1
Typhimurium	7,410	25	13.8	6,806	25	12.9	6,725	23	14.3
Monophasic Typhimurium 1.4.[5].12:i:-	2,553	23	4.7	2,096	22	4.0	2,688	21	5.7
Infantis	1,221	23	2.3	1,163	22	2.2	1,099	21	2.3
Derby	414	19	0.8	295	18	0.6	372	17	0.8
Newport	411	18	0.8	383	19	0.7	316	16	0.7
Other	9,047	–	16.8	9,724	–	18.4	8,938	–	19.0
Total	**53,783**		**100.0**	**52,729**	**26**	**100.0**	**46,919**	**24**	**100.0**

Source(s): Twenty-five MS; Austria, Belgium, Croatia, the Czech Republic, Denmark, Estonia, Finland, France, Germany, Greece, Hungary, Ireland, Italy, Latvia, Lithuania, Luxembourg, Malta, the Netherlands, Poland, Portugal, Slovakia, Slovenia, Spain, Sweden and the United Kingdom.

Fuente: EFSA y ECDC, 2019[11]

Tabla 2

Selección de referencias científicas sobre brotes de *S.* 1,4,(5),12: i: -

Year of outbreak	Country	Case number	Linked food	References
2008	United States of America	Unknown	Agua	Kozlica *et al.*, (2010)
2008–2010	United States of America	Over 500	Reptiles y roedores congelados	Cartwright *et al.*, (2016)
2009–2010	Italy	153	Productos porcinos	Barco *et al.* (2014b)
2010	Italy	Unknown	Salami	Andreoli *et al.* (2017)
2010	France	90	Salchichas de cerdo	Bone *et al.* (2010)
2010	France	554	Carne de vacuno importada	Raguenaud *et al.* (2012)
2011	France	337	Salchichas de cerdo	Gossner *et al.* (2012)
2011	Spain	83	Salchichas de cerdo	Arnedo-Pena *et al.* (2016)
2013–2014	Italy	208	Agua de irrigación	Cito *et al.* (2016)
2015	United States of America	192	Productos porcinos	Kawakami *et al.* (2016)
2016	Spain	112	Cerdo asado	de Frutos *et al.* (2018)

Fuente: Sun *et al.*, 2019[9]

Tabla 3

Características de diferentes grupos de clones de *S.* 1,4,(5),12: i:

	Phage type	*MLST type*	*AR pattern*	*fljA, fljB*	*STM2757*	*pSLT*	*iroB*	*hin*	*Main region*	*Year*
Spanish clone	U302	ST19	ACSSuT-GSxT	–	+	±	–	–	Europe	1997–
European clone	DT193 DT120	ST34	ASSuT	–	+	–	+	–	Europe/ United States of America/ Australia	2000–
U.S. clone	/	/	rare MDR	–	–	/	+	+	United States of America	2009–2014

Phage type, fagotipo; MLST, tipificación multilocus de secuencias; AR, resistencia antibiótica; flj, flagelinas; MDR, resistencia múltiple

Fuente: Sun *et al.*, 2019[9]

Figura 7

Distribución geográfica de brotes de *S.* 1,4,(5),12: i: - (periodo 2008-2018)

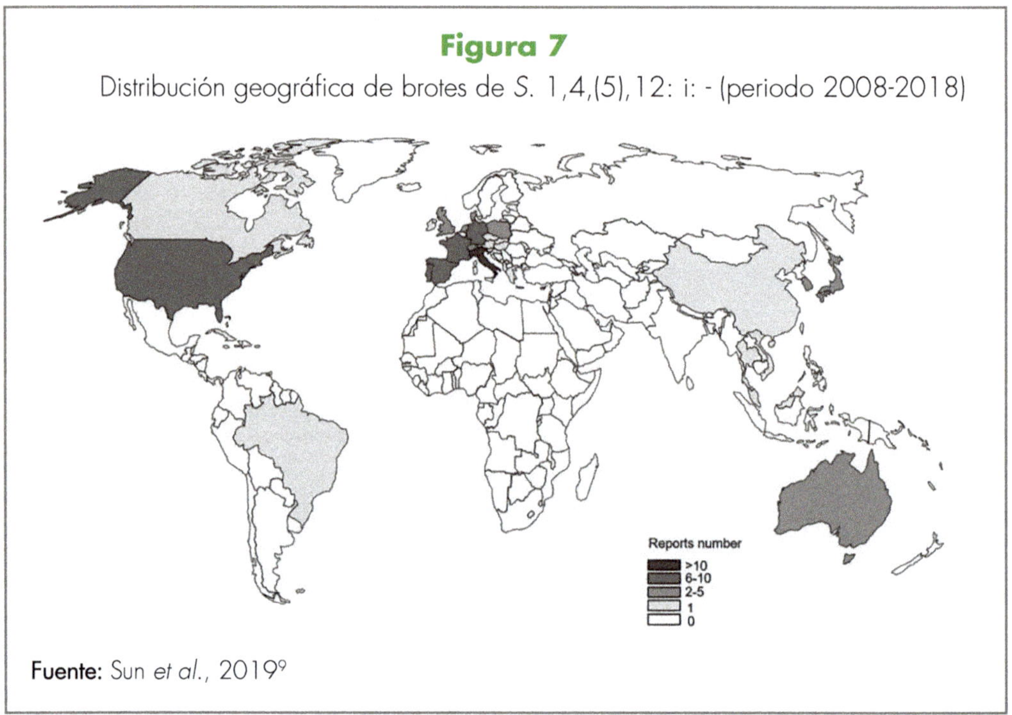

Fuente: Sun *et al.*, 2019[9]

La Organización Mundial de la Salud considera a los cuadros gastroentéricos debido a infección de origen alimentario como la enfermedad más común y de distribución más amplia a nivel mundial. Las gastroenteritis agudas constituyen la primera causa de muerte en niños de los países en vías de desarrollo. A pesar de las mejoras socioeconómicas y de la calidad de vida, la gastroenteritis por *Salmonella* spp. ha ido incrementándose en los últimos años, al afectar sobre todo a los niños más pequeños, convirtiéndose en un importante problema de salud pública. Solo una pequeña proporción de los casos se identifica sobre bases clínicas y microbiológicas, y en los países industrializados se calcula que apenas un 1 % de los casos clínicos son notificados (Figura 8). Entre el 60 % y 80 % de los casos son de carácter esporádico; sin embargo, a veces se producen grandes brotes en hospitales, guarderías, restaurantes y hogares geriátricos. La mayor incidencia se registra en menores de cinco años y mayores de 60 años, siendo muy infrecuente la muerte por esta causa.

En la Unión Europea en 2018 se han registrado (Directiva Comunitaria 2003/99/EC) un total de 5098 brotes de origen alimentario (FBO, *Food-Borne Outbreaks*) (21,2 % más que en 2017). Del total de estos brotes, 1580 fueros causados por *Salmonella* spp. (30,7 % del total) que dieron lugar a 91.857 casos (tasa = 20,1/100.000 habitantes), 16.556 hospitalizaciones y 119 fallecimientos registrados (EFSA y ECDC, 2019)[11].

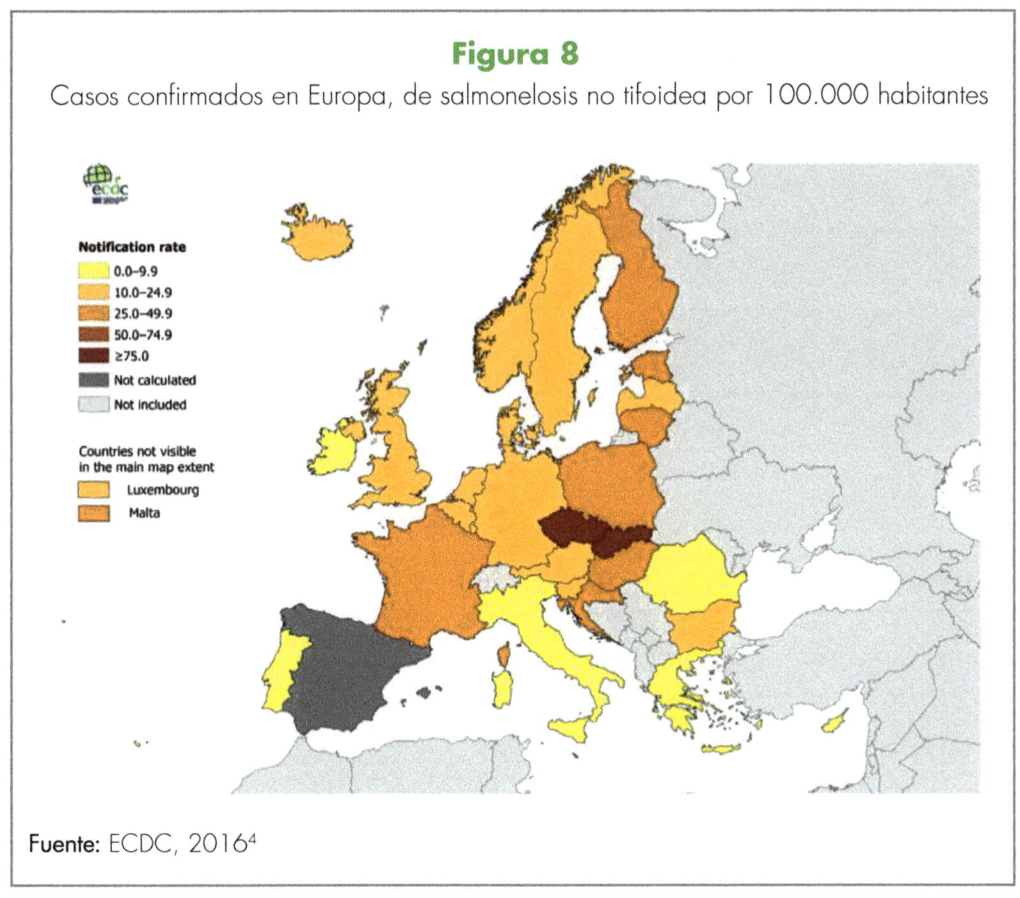

Figura 8

Casos confirmados en Europa, de salmonelosis no tifoidea por 100.000 habitantes

Fuente: ECDC, 2016[4]

El período de transmisibilidad es variable, con una duración en el tiempo que coincide con el de evolución y convalecencia de la enfermedad, generalmente de varios días a algunas semanas (4 a 5 semanas). Dependiendo del serotipo implicado en el cuadro, el 1 % de los adultos infectados y alrededor de 5 % de los niños menores de 5 años pueden quedar como excretores durante más de un año. En neonatos que adquieren la infección, la proporción de estado portador prolongado puede llegar hasta el 50 %, sin embargo, las infecciones en neonatos no resultan en un estado portador permanente como sí puede ocurrir en adultos, excretando la bacteria durante no más de 6 meses. No son pocos los estudios que han demostrado que el tratamiento antimicrobiano puede facilitar el establecimiento de un estado de portador.

En algunos brotes alimentarios, *Salmonella* no es la única causa etiológica, sino que se acompaña de otros patógenos. Así en un estudio realizado en Navarra, se encontró que un 11,3 % de las gastroenteritis salmonelósicas iban acompañadas por otros enteropatógenos como *Aeromonas* spp. (5 %) y *Campylobacter* spp. (4,3 %).

Los reservorios animales de *Salmonella*, y que provocan más casos de salmonelosis zoonósica, incluyen animales domésticos (cerdos, bovinos, aves de corral, perros y gatos) y silvestres (roedores, tortugas, iguanas, aves silvestres). De todos ellos, el grupo con un mayor número de evidencias como portadores de *Salmonella enterica* subsp. *enterica* son las aves, ya que son estas las que presentan una mayor capacidad para difundir patógenos zoonósicos altamente transmisibles, y entre ellos, *Salmonella*. Los serotipos más frecuentemente aislados en aves domésticas y silvestres son Enteritidis y Typhimurium.

7.3.2 Clínica

La forma clínica más común que presentan las salmonelosis zoonósicas es la gastroenteritis. El cuadro clínico se caracteriza por diarrea, náuseas, vómitos, fiebre, cefalea, dolor abdominal y deshidratación. La diarrea por *Salmonella* puede variar tanto en volumen como en intensidad. En la mayoría de los casos las heces son blandas de volumen moderado y sin sangre ni moco. Cuando se examinan microscópicamente, estas heces suelen presentar leucocitos polimorfonucleares neutrófilos como consecuencia del proceso inflamatorio e invasivo que ocurre a nivel del intestino delgado distal o el colon.

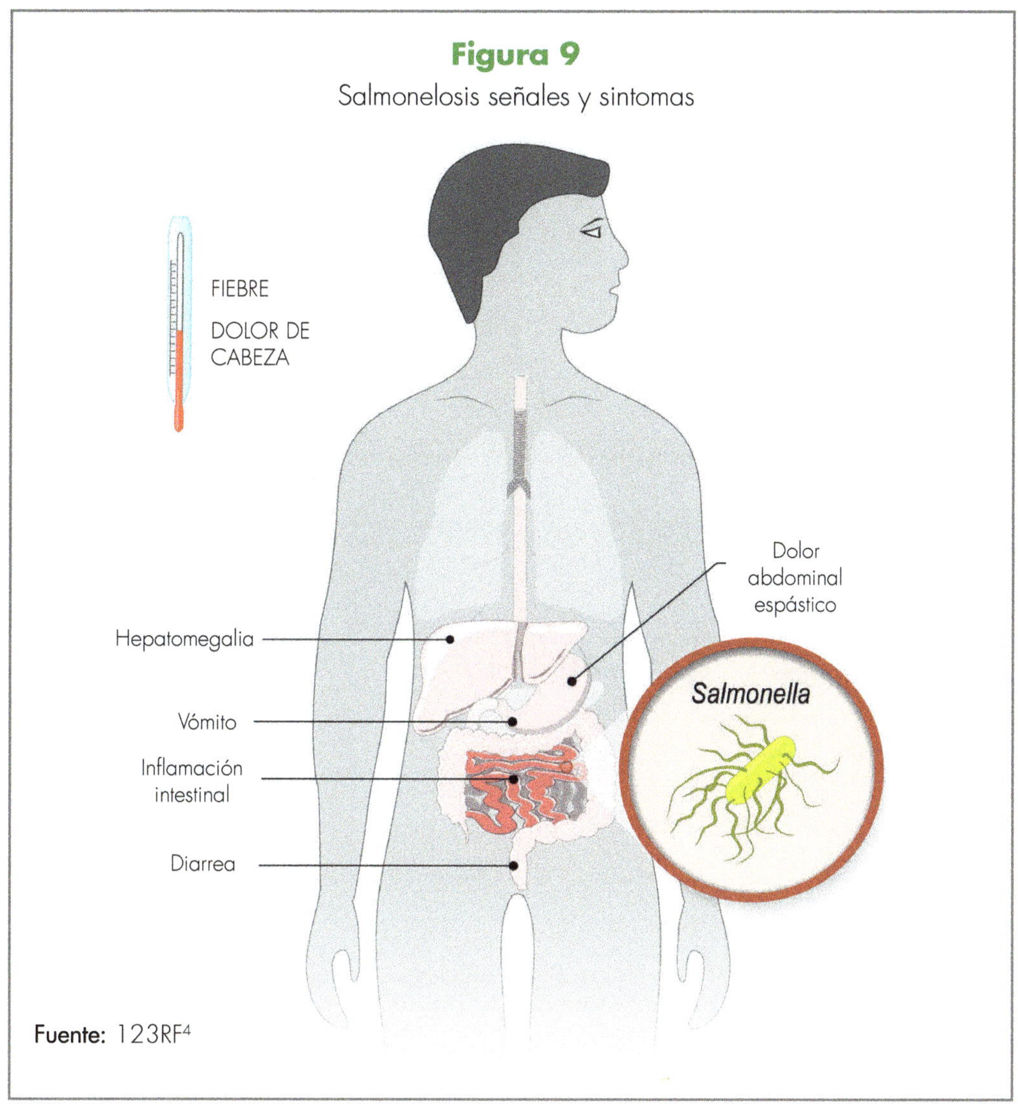

Figura 9
Salmonelosis señales y sintomas

Fuente: 123RF[4]

Los factores de riesgo para el padecimiento de una salmonelosis incluyen:

- Pacientes sometidos a tratamientos antibióticos.

- Pacientes que presentan algún tipo de inmunodeficiencia primaria o secundaria (pacientes oncológicos, con infección por HIV, sometidos a inmunosupresión farmacológica, etc.). En los enfermos de SIDA, existe un riesgo estimado del 20 % de contraer una infección grave por *Salmonella*, siendo los principales signos una diarrea fulminante con enterocolitis, ulceración rectal, bacteriemia recurrente, meningitis y muerte que ocurre a pesar del tratamiento antibiótico.

De hecho, las infecciones por *Salmonella* en pacientes HIV con recuento linfo-citario <350 células CD4+/ml pueden llegar a ser muy graves.

- Niños y ancianos con hipoacidez gástrica.

- Los pacientes con cálculos renales y otras alteraciones anatómicas del aparato urinario, con cálculos biliares o afectados de algunas parasitosis, como la esquistosomiasis, suelen convertirse en portadores persistentes de *Salmonella*.

Aproximadamente, un 5 % de las personas con gastroenteritis debida a *Salmonella* no tífica pueden desarrollar bacteriemia, siendo esta más frecuente en pacientes inmunodeprimidos. En los adultos, la bacteriemia debida a *Salmonella* no tíficas es más grave, aunque solo representa un pequeño porcentaje de las personas con infección clínica y subclínica. Algunas complicaciones graves no infrecuentes son el desarrollo de arteritis infecciosa, que afecta sobre todo a la aorta abdominal, meningitis, artritis séptica, osteomielitis, colangitis y neumonía.

7.3.3 Diagnóstico de laboratorio

El diagnóstico se hace eminentemente por los estudios bacteriológicos que incluyen el cultivo convencional, así como las técnicas de detección molecular (PCR), siendo estas últimas una de las pruebas más eficaces para el diagnóstico, presentando una alta sensibilidad y especificidad (ver capítulo 5).

7.3.4 Tratamiento

En los cuadros clínicos de gravedad leve o moderada, en un paciente inmuno-competente y sin comorbilidad asociada, no es necesario el tratamiento antibióti-co, aunque sí la reposición de líquidos y electrolitos. En pacientes con algún tipo de inmunodepresión, ancianos y aquellos que porten material protésico intravascu-lar, se aconseja el tratamiento a base de una fluoroquinolona oral durante al menos 3 a 7 días, o bien azitromicina de 1 g en una sola dosis.

7.3.5 Vacunación

Actualmente no existen vacunas en humanos para la inmunoprevención de las salmonelosis no tíficas o zoonósicas.

7.4 Bibliografía

1. Brittol C.D, Wong V.K, Dougan G, Pollard A.J. (2018). A systematic review of antimicrobial resistance in *Salmonella enterica* serovar Typhi, the etiological agent of typhoid. *PLoS Negl Trop Dis.* 12(10): e0006779.

2. Corretger J.M., Navarro J.A. (2018). Fiebre tifoidea. Capítulo del libro *Vacuna a Vacuna*. 3ª edición. Editorial Amazing Books.

3. Crump J.A, Sjölund-Karlsson M, Gordon M.A, Parry C.M. (2015). Epidemiology, Clinical Presentation, Laboratory Diagnosis, Antimicrobial Resistance, and Antimicrobial Management of Invasive *Salmonella* Infections. *Clin Microbiol Rev.* Vol 28. No 4: 901-937.

4. ECDC (2016). Annual Epidemiological Report for 2016. Typhoid and paratyphoid fever. Surveillance report. 18 Dec 2018. European Centre for Disease Prevention and control.

5. Fariñas Guerrero, F., y Astorga Márquez, R. J. (2019). Zoonosis transmitidas por animales de compañía. Una guía de consulta para el profesional sanitario. Zaragoza (España). Editorial Amazing Books. ISBN: 978-84-17403-32-4. 388 pp.

6. Mandell, J.E., Dolin, R., and Blaser M.J. (2015). *Salmonella* Species. Principles and practice of Infectious Diseases. 8ª edición. Editorial Elsevier. Vol 2. 2559-2568.

7. Plotkin, S., Orenstein, W., Offit, P., Edwards, K.M. (2018). Typhoid Fever Vaccines. Plotkin's Vaccines. 7th edition. 1114-1144. Elsevier. ISBN: 9780323357616.

8. Sistema de Información Microbiológica. 2016. RENAVE. ISCIII. Ministerio de Ciencia, Innovación y Universidades. Octubre, 2017.

9. Sun, H., Wan, Y., Du, P., Bai, L. (2019). The epidemiology of Monophasic *Salmonella* Typhimurium. *Foodborne Pathogens and Diseases.* doi: 10.1089/fpd.2019.2676

10. Tanner J.R, Kingsley R.A. (2018). Evolution of *Salmonella* within Hosts. *Trends Microbiol.* 26, No. 12: 986-998.

11. The European Union summary report on trends and sources of zoonoses, zoonotic agents and food-borne outbreaks in 2018. EFSA Journal 2019; 17 (12): 5926.

12. The global burden of typhoid and paratyphoid fevers: a systematic analysis for the Global Burden of Disease Study 2017. GBD 2017 Typhoid and Paratyphoid Collaborators. *Lancet Infect Dis.* February 18 (2019).

13. Urdaneta V, Casadesús J. (2017). Interactions between Bacteria and Bile Salts in the Gastrointestinal and Hepatobiliary Tracts. *Front. Med.* 4:163.

CAPÍTULO 8

CONTROL DEL RIESGO ALIMENTARIO

CAPÍTULO 8

CONTROL DEL RIESGO ALIMENTARIO

Ángel Manuel Caracuel García, Rafael Jesús Astorga Márquez

La elaboración de los alimentos se ha hecho cada vez más compleja, por lo que existe mayor riesgo de contaminación y crecimiento de patógenos. Muchos de los brotes de toxiinfección alimentaria que hubieran afectado en el pasado a una comunidad pequeña pueden adquirir en nuestros días una dimensión supralocal o global.

La frecuencia de animales portadores asintomáticos de *Salmonella* spp. hace especialmente relevante el papel del veterinario en el control de la infección en la producción primaria y en el control sanitario de los productos animales derivados y destinados al consumo humano, sobre todo de la industria porcina y avícola. También, la existencia de manipuladores de alimentos portadores asintomáticos hace indispensable la capacitación de estos y la implantación de Buenas Prácticas de Manipulación y de Prácticas Correctas de Higiene.

8.1 Introducción

Como hemos podido comprobar en capítulos anteriores, el control de la salmonelosis se basa en dos pilares fundamentales: la reducción de los niveles de prevalencia en los animales y la protección de la infección en el hombre. Evitar la toxiinfección alimentaria a partir de alimentos de origen animal requiere de una higiene rigurosa en su procesado tecnológico, culinario y de distribución, así como de la intervención del veterinario en el control sanitario de los alimentos y la gestión de la seguridad alimentaria[21,22] (Figuras 1 y 2).

La salmonelosis sigue siendo la segunda infección gastrointestinal más frecuente notificada en Europa en humanos después de la campilobacteriosis (EFSA y ECDC, 2019)[36]. De hecho, *Salmonella* causó el 30,7 % (casi uno de cada tres) de todos los brotes de origen alimentario durante 2018, causando 91.857 casos humanos, lo que supuso un aumento del 20,6 % en comparación con 2017, estando causados la mayoría de ellos por el serotipo Enteritidis.

En este sentido, los puntos de control generales y específicos a tener en consideración en la higiene alimentaria son: (i) prevención de contaminaciones cruzadas entre alimentos; (ii) riguroso respeto de los intervalos de tiempo entre elaboración y consumo; (iii) refrigeración de alimentos preparados o materias primas; (iv) capacitación adecuada de los manipuladores de alimentos; (v) higiene doméstica; (vi) depuración de aguas residuales; (vii) evitar el consumo de huevos sucios o con la cáscara alterada; (viii) cocción adecuada de carnes; y (ix) pasteurización de ovoproductos, leche y derivados.

Figuras 1 y 2

El control del riesgo en *Salmonella* spp. está basado en una higiene rigurosa en todo el procesado tecnológico, culinario y de distribución de los alimentos, así como en la intervención del veterinario en el control sanitario y la gestión de la seguridad alimentaria

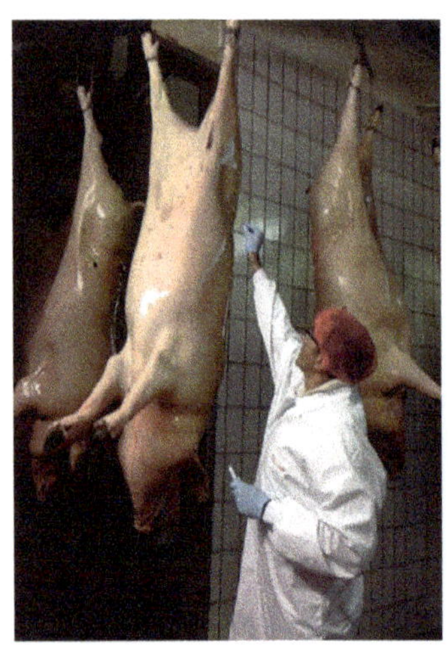 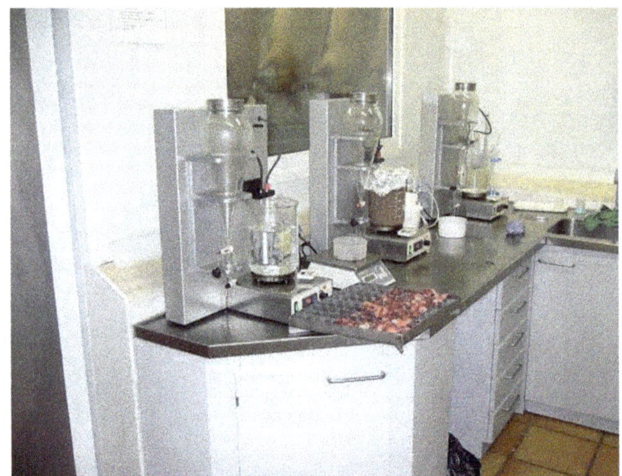

Fuente propia

Es importante recordar la recomendación expresa del lavado cuidadoso de manos tras la manipulación de animales de granja o el contacto con mascotas, especialmente en niños y cuando el contacto se realice con animales exóticos (aves o reptiles). Asimismo, el correcto lavado de manos es la mejor práctica para evitar posibles contaminaciones cruzadas durante la elaboración de alimentos.

A nivel global, la Organización Mundial de la Salud (OMS), la Organización Panamericana de la Salud (OPS), la Organización de las Naciones Unidas para la Infancia y la Familia (UNICEF) y la Secretaría de Salud y los Centros para el Control de Enfermedades (CDC) de Estados Unidos recomiendan lavarse las manos con agua y jabón como una de las opciones más efectivas y económicas de evitar la transmisión de la diarrea y de la neumonía, enfermedades que son responsables de la mayor parte de las muertes infantiles.

Sin embargo, no seguir esta sencilla práctica se ha convertido en un problema de salud pública en todo el planeta. Según la OMS, el 95 % de la población no se lava las manos, y cada año más de tres millones y medio de niños mueren por estas afecciones antes de cumplir cinco años.

Desde la infancia se nos enseña a lavarnos las manos antes de comer y después de ir al baño, sin embargo, es muy común observar en los centros laborales a personas que salen del baño sin haberlo hecho, y en las escuelas ocurre lo mismo. Sin embargo, que la gente no se lave las manos no parece grave y este mal hábito está muy extendido por todas las capas sociales. Se observa como algo normal que las personas que preparan los alimentos no se las laven o que se pasen las manos por la cara o el pelo, o se rasquen alguna parte del cuerpo mientras nos atienden en restaurantes, bares, puestos callejeros y minoristas de alimentación.

Se ha demostrado que las manos suelen ser uno de los principales vehículos de transmisión de enfermedades a través de los alimentos. Como uno de los medios de propagación de bacterias patógenas, las manos constituyen una barrera contra las enfermedades infecciosas, entre las que se incluyen los trastornos gastrointestinales. Debe tenerse en cuenta que las manos tocan numerosas superficies a lo largo del día, y quizás sea la parte del cuerpo que está más expuesta a microorganismos.

Lejos de lo que suele pensarse, la mayoría de las toxiinfecciones alimentarias se producen en el hogar y son el resultado directo de la falta de higiene, tanto del consumidor como de los utensilios y zonas de trabajo, por lo que un gesto tan sencillo como lavarse las manos es un paso crucial en la prevención de enfermedades transmitidas por alimentos porque mitiga la contaminación cruzada entre manos, superficies y alimentos.

Por ello, siempre debemos lavarnos las manos en las siguientes circunstancias: (i) antes de empezar a preparar alimentos; (ii) después de ir al aseo; (iii) antes y después de manipular alimentos crudos; (iv) después de comer, beber, fumar, estornudar o sonarse la nariz; y (v) durante la preparación de la comida cada vez que se cambia de alimento o de actividad.

La forma correcta de lavarnos las manos se describe en la siguiente infografía elaborada por la OMS (Figura 3).

Figura 3
Infografía de la OMS sobre lavado de manos

¿Cómo lavarse las manos?

¡Lávese las manos solo cuando estén visiblemente sucias! Si no, utilice la solución alcohólica

Duración de todo el procedimiento: 40-60 segundos

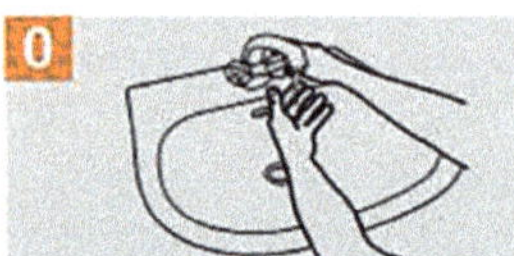

0 Mójese las manos con agua;

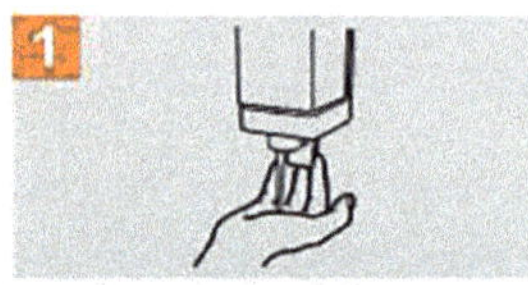

1 Deposite en la palma de la mano una cantidad de jabón suficiente para cubrir todas las superficies de las manos;

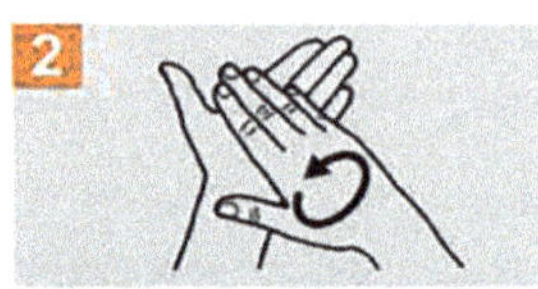

2 Frótese las palmas de las manos entre sí;

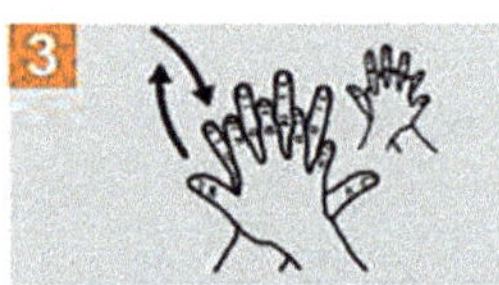

3 Frótese la palma de la mano derecha contra el dorso de la mano izquierda entrelazando los dedos y viceversa;

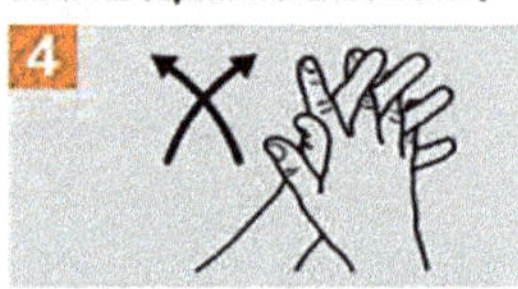

4 Frótese las palmas de las manos entre sí, con los dedos entrelazados;

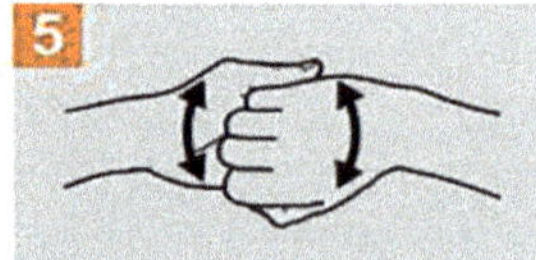

5 Frótese el dorso de los dedos de una mano con la palma de la mano opuesta, agarrándose los dedos;

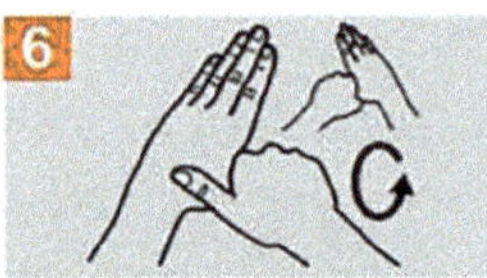

6 Frótese con un movimiento de rotación el pulgar izquierdo, atrapándolo con la palma de la mano derecha y viceversa;

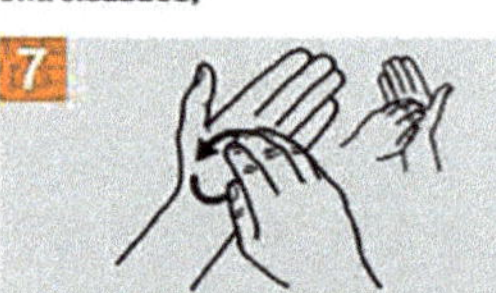

7 Frótese la punta de los dedos de la mano derecha contra la palma de la mano izquierda, haciendo un movimiento de rotación y viceversa;

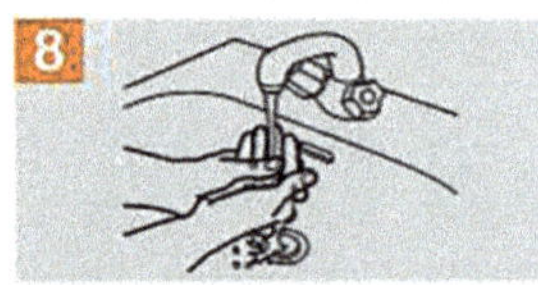

8 Enjuáguese las manos con agua;

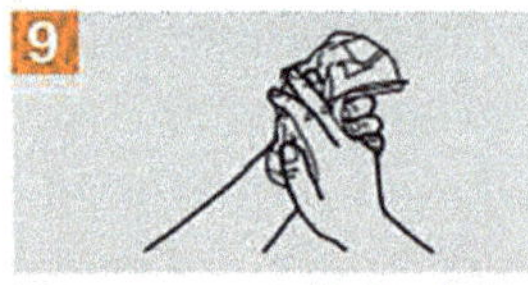

9 Séquese con una toalla desechable;

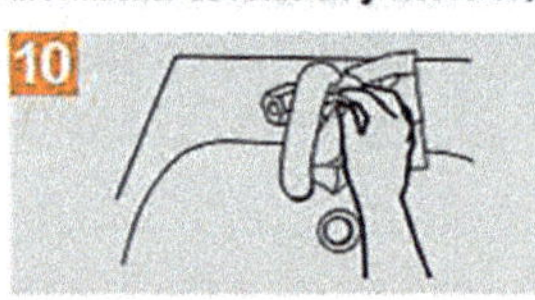

10 Sírvase de la toalla para cerrar el grifo;

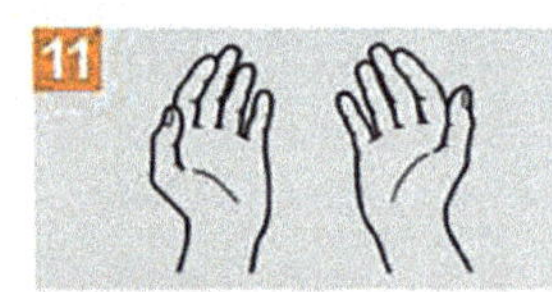

11 Sus manos son seguras.

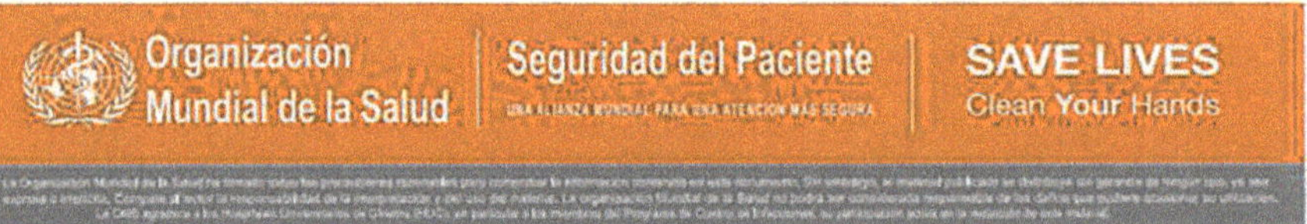

Organización Mundial de la Salud, Octubre 2010

Fuente: OMS

8.2 Principales vehículos alimentarios de Salmonella *spp.*

La salmonelosis es una zoonosis de origen alimentario, es decir, es una enfermedad transmitida de animales a humanos asociada al consumo de alimentos contaminados[17]. Se trata de una toxiinfección alimentaria producida por la bacteria *Salmonella*. Para interpretar adecuadamente los datos de incidencia se lleva a cabo una corrección en función del porcentaje de casos que son atribuibles a la vía alimentaria, utilizando principalmente los datos propuestos por Havelaar et al. (2008), los cuales indican que el 55 % de los casos producidos por *Salmonella* son atribuibles a alimentos[12].

Con carácter general, esta enfermedad produce un cuadro gastrointestinal con diarrea, dolor abdominal y fiebre, pudiendo aparecer, en algunos casos, dolor de cabeza, nauseas y vómitos. El período de incubación suele durar de 8 a 72 horas. Es fundamental evitar la deshidratación, especialmente en personas con el sistema inmunitario más débil, como los niños y los ancianos, donde puede desencadenar problemas severos sobre todo asociados a cepas multirresistentes (MDR)[18].

Las mujeres embarazadas no parecen presentar mayor riesgo de sufrir la infección que la población general. Sin embargo, la infección materna aumenta el riesgo de complicaciones tales como sepsis neonatal y materna, corioamnionitis, aborto espontáneo, partos prematuros y complicaciones perinatales. Ello estaría relacionado con el grado de inmadurez del sistema inmune del neonato, observándose cierta relación con el peso del niño recién nacido.

Los alimentos implicados con mayor frecuencia en la transmisión de salmonelas incluyen la leche y derivados sin pasteurizar, carne de ave cruda o poco cocinada, huevos crudos o poco cocinados, brotes crudos (alfalfa, soja, rábanos), vegetales crudos, ensaladas, postres, salsas, etcétera; aunque las comidas preparadas con huevo crudo o poco cocinado y los ovoproductos son la principal fuente de infección, especialmente la mayonesa, las salsas, las cremas y los dulces.

A continuación, desglosamos los alimentos que vehiculan salmonelas por orden de frecuencia según los últimos datos publicados en Europa (EFSA y ECDC, 2019)[35] (Figura 4):

- Huevos y derivados (44 %).

- Cremas y dulces (12,9 %).

- Carne de pollo y derivados (3,6 %).

- Carne de cerdo y derivados (3,1 %)

- Ensaladas y vegetales (1,3 %).

- Otros menos frecuentes: el chocolate y el cacao, el aceite y los alimentos grasos, las especias, los cereales y los productos de pastelería horneados.

Por lo que respecta a España, según los datos de la Red Nacional de Vigilancia Epidemiológica (RENAVE), en el periodo de 2014 a 2017 la distribución de los alimentos confirmados en los brotes de salmonelosis parece similar a la descrita en Europa[13,15,24] (Figura 5).

Según datos publicados por la Agencia Europea de Seguridad Alimentaria y el Centro para el Control de Enfermedades Europeo (EFSA y ECDC, 2019)[35], en 2018 los Estados miembros notificaron 91.857 casos confirmados de salmonelosis humana en la Unión Europea, similares a los de 2017 donde se comunicaron 91.662, con un ligero descenso frente a los 94.425 de 2016. En 2018, la tasa de notificación fue de 20,1 casos por cada 100.000 habitantes, mientras en 2017 fue de 19,7, ligeramente inferior al valor de 2016 (20,4 casos por cada 100.000 habitantes).

Los resultados del último Eurobarómetro muestran que menos de un tercio de los ciudadanos europeos clasifican la intoxicación alimentaria por bacterias entre sus cinco principales preocupaciones en lo que respecta a la inocuidad alimentaria. El número de brotes comunicados sugiere que hay espacio para crear conciencia entre los consumidores, ya que muchas enfermedades transmitidas por alimentos se pueden prevenir al mejorar las medidas de higiene al manipular y preparar alimentos.

Una vez más, *Salmonella* sigue siendo el agente causal más frecuente de brotes alimentarios (5098 en 2018) (EFSA y ECDC, 2019)[35]. Esta bacteria vive en el intestino de las personas y de los animales sanos y se transmite por contacto del alimento con las heces o con el agua con la que entra en contacto. La falta de higiene al manipular los alimentos a lo largo de la cadena alimentaria es una causa evitable: en la explotación, en el matadero, en la industria y, por supuesto, en el hogar.

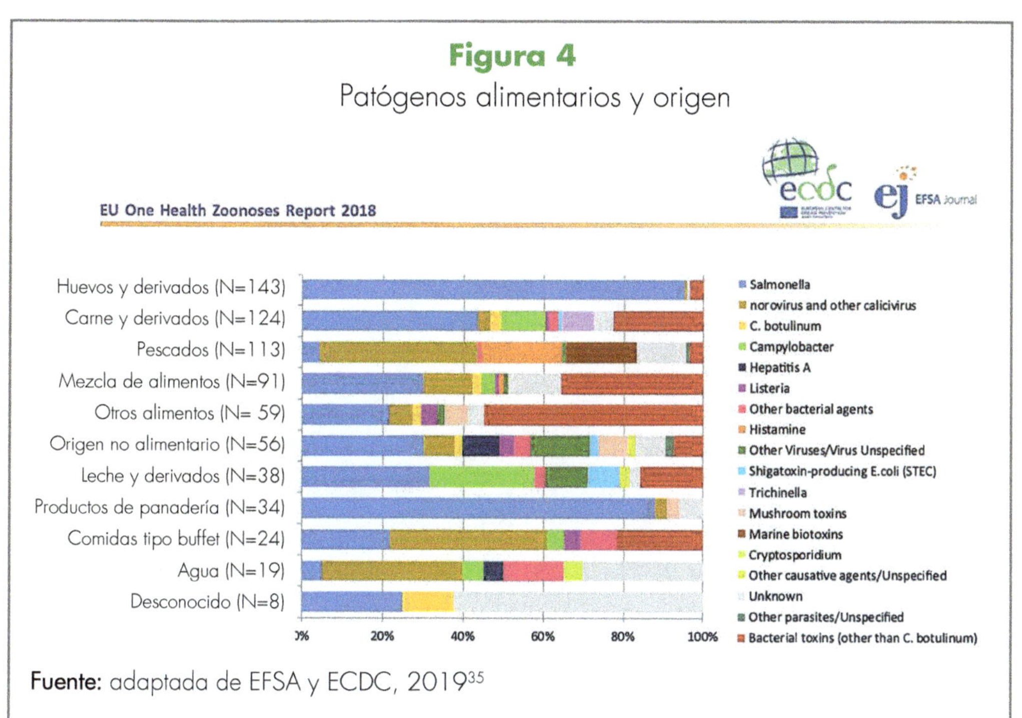

Figura 4

Patógenos alimentarios y origen

Fuente: adaptada de EFSA y ECDC, 2019[35]

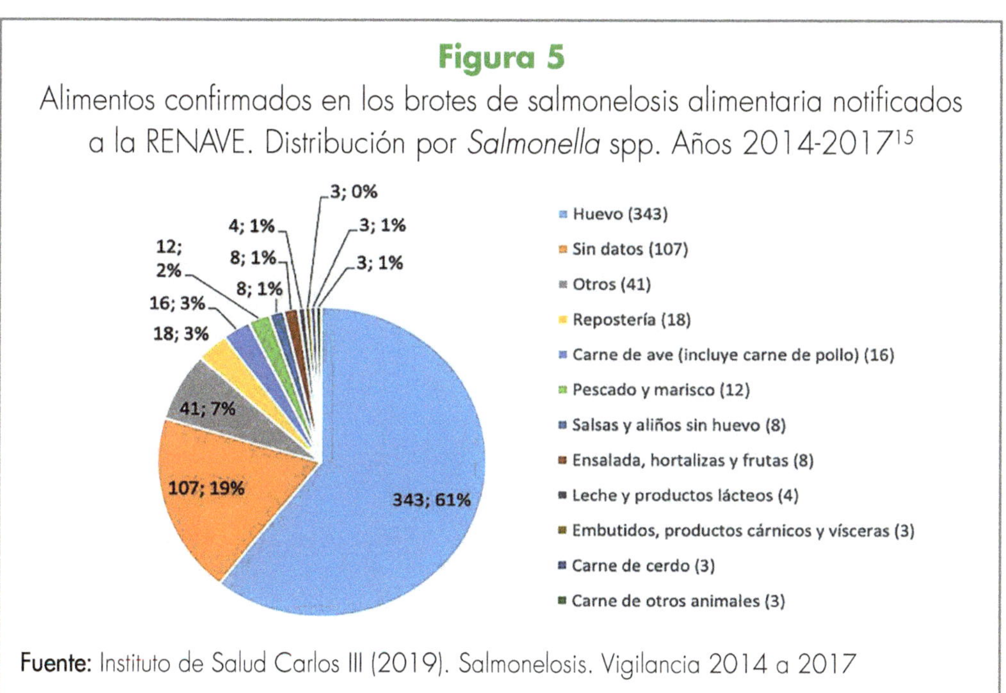

Figura 5

Alimentos confirmados en los brotes de salmonelosis alimentaria notificados a la RENAVE. Distribución por *Salmonella* spp. Años 2014-2017[15]

Fuente: Instituto de Salud Carlos III (2019). Salmonelosis. Vigilancia 2014 a 2017

8.2.1 Huevos y ovoproductos

La incorrecta manipulación de los alimentos, especialmente durante las estaciones con altas temperaturas, es la principal causa de infección por *Salmonella* spp. Por otra parte, la falta de higiene durante la manipulación y consumo de alimentos es la causa más común de algunas toxiinfecciones alimentarias. Informes recientes de la EFSA constatan que la salmonelosis, una de las más frecuentes durante el verano, es provocada en la mayoría de los casos por el serotipo Enteritidis[9,32]. Los síntomas (diarrea, vómitos, dolor abdominal, fiebre y dolor de cabeza) aparecen entre las 8-72 horas después de haber ingerido un alimento contaminado y persisten de 1 a 4 días.

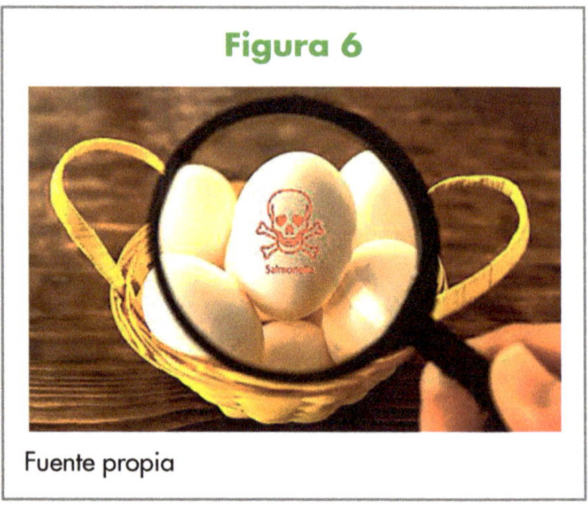

Figura 6

Fuente propia

Un huevo fresco, limpio, procedente de gallinas ponedoras sanas, recogido y manejado en condiciones higiénicas de garantía es un alimento sano y seguro. El huevo tiene una estructura biológica que hace difícil su contaminación y la penetración de gérmenes desde el exterior no es fácil mientras conserve la película de mucina superficial que lo recubre, la membrana interna íntegra y las propiedades bacteriolíticas de la clara.

El Instituto de Estudios del Huevo describe las precauciones que se deben tomar a la hora de manipular los huevos para evitar posibles contaminaciones exteriores:

- Compre siempre huevos con la cáscara intacta y limpia, procedentes de granjas controladas por las autoridades sanitarias y que cumplan la normativa sobre etiquetado y marcado del código de trazabilidad en su cáscara (Figura 7).

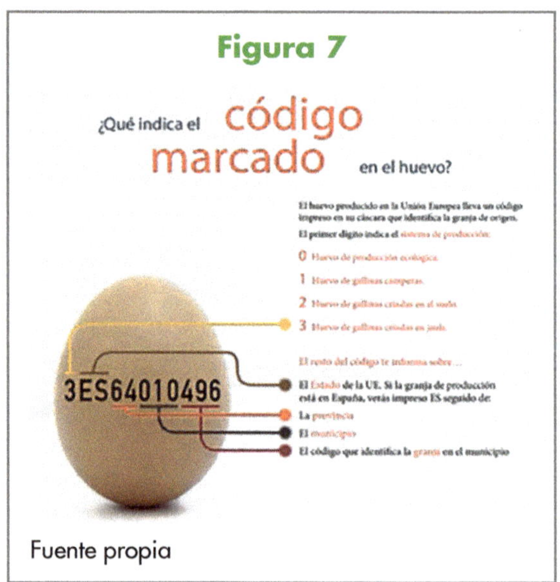

Figura 7

Fuente propia

- Respete la fecha de consumo preferente que está impresa en la etiqueta del envase del huevo.

- No lave los huevos antes de meterlos en el frigorífico para su conservación. Pueden ser lavados justo antes de ser consumidos.

- No rompa el huevo en el borde de los recipientes donde los vaya a batir. Por razones de higiene, el recipiente de batido debe emplearse únicamente para esta operación.

- No separe las claras de las yemas con la propia cáscara del huevo.

- Cuaje bien las tortillas y manténgalas en refrigeración hasta su consumo (Figura 8).

- Prepare la salsa mayonesa con la máxima higiene y consérvela en el frigorífico hasta su consumo.

- No deje nunca los huevos, ni los alimentos que los contengan, a temperatura ambiente.

- Conserve siempre en el frigorífico los pasteles, natillas, salsas y consúmalos en las 24 horas siguientes a su elaboración.

- Evite el contacto de alimentos crudos o poco cocinados con alimentos listos para comer, ya que puede producirse una transmisión de microorganismos de un alimento a otro (contaminación cruzada).

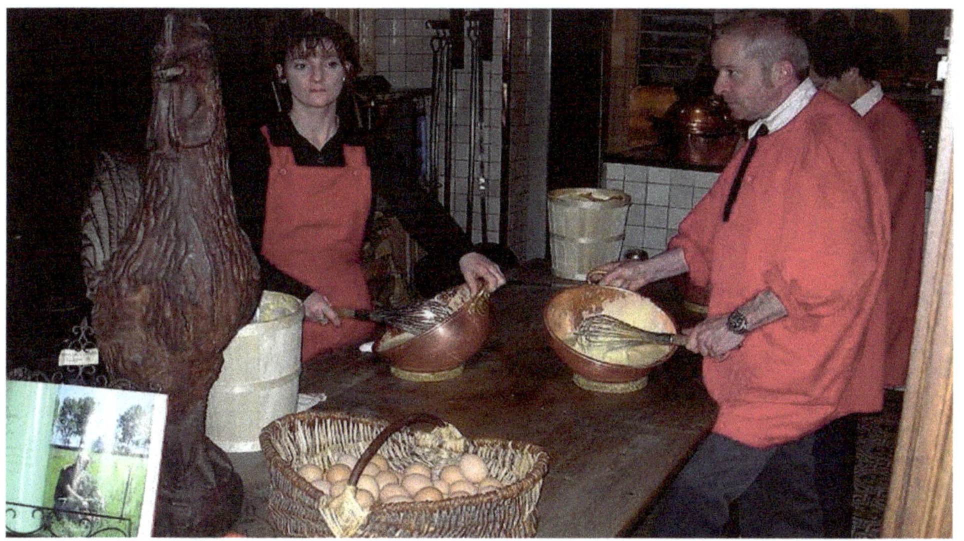

Figura 8

La refrigeración es un punto crítico de vital importancia en la elaboración de tortillas

Fuente propia

En España, desde 1991, está prohibido el uso del huevo para la elaboración de mayonesas y salsas en restauración colectiva. El Real Decreto 1254/1991 de aplicación a la elaboración y conservación de alimentos de consumo inmediato en los que figure el huevo como ingrediente (mayonesas, salsas y cremas de elaboración propia en restaurantes, cafeterías, bares, pastelerías, repostería, establecimientos de temporada, cocinas centrales, comedores colectivos, alimentación hospitalaria y cualquier otro establecimiento que elabore o sirva comidas), obliga a sustituir el huevo por ovoproductos pasteurizados elaborados por empresas autorizadas para esta actividad, excepto cuando estos alimentos sigan un posterior tratamiento térmico no inferior a 75 °C en el centro de los mismos[23].

Las salsas mayonesas de elaboración propia, además de elaborarse con ovoproductos, tendrán una acidez con pH no superior a 4,2 en el producto terminado y deberán conservarse a temperatura inferior a 8 °C hasta el momento del consumo que no deberá superar las 24 horas desde su elaboración.

Por último, es importante recordar que el huevo no es solo un alimento en el que la relación calidad nutritiva-precio es inmejorable, sino que al mismo tiempo es componente esencial en la alimentación saludable y la gastronomía mediterránea.

8.2.2 Carnes y derivados

La carne y los productos cárnicos son una causa frecuente de brotes de salmonelosis de origen alimentario. Los mayores niveles de muestras positivas para *Salmonella* se encuentran en carnes de aves y otras carnes destinadas a ser cocinadas antes de su consumo (EFSA y ECDC, 2014, 2018, 2019)[7,34,35]. La prevalencia de aves de corral positivas a *Salmonella* ha tendido a disminuir progresivamente desde 2007, momento en el que se iniciaron los programas nacionales de control (ver capítulo 6.7).

En noviembre de 2004, se produjo en nuestro país un brote de salmonelosis humana debido a la ingestión de pollo envasado precocinado. El primer caso se notificó en Valencia y rápidamente se extendió por todas las CCAA, con excepción de Canarias y Melilla. El biofilm acumulado en las dosificadoras de las salsas fue el origen de la toxiinfección y *Salmonella* Hadar, un serotipo zoonósico, el causante.

Un total de 2400 personas se vieron afectadas, con 237 hospitalizaciones y un anciano fallecido en Valencia que sufría diabetes de forma concomitante. El coste de los servicios de salud ascendió a 4.127.500 €; además, los costes comerciales de este brote se derivaron en la retirada del mercado de 183.000 unidades con una enorme crisis en el sector avícola.

La Agencia Española de Seguridad Alimentaria (AESA) recomendó a partir de este brote que en el caso de productos precocinados de este tipo debería ser necesario un calentamiento previo antes del consumo que garantice en el centro del alimento una temperatura de al menos 65 °C, alertando de que este dato no siempre se incluye en el etiquetado del producto. El Ministerio de Sanidad y Consumo en reunión del Pleno del Consejo Interterritorial del Sistema Nacional de Salud (octubre, 2005) decidió la inclusión de la salmonelosis entre el grupo de enfermedades de declaración obligatoria (RD 2210/1995) y en el catálogo de enfermedades de notificación urgente.

8.2.3 Otros productos

En el marisco y otros productos del mar pueden detectarse salmonelas debido a contaminación por vertidos fecales procedentes de granjas animales, constituyendo un excelente vehículo de infección de este patógeno. En las frutas y los vegetales, el origen de *Salmonella* puede ser el uso de aguas residuales para el riego o el abono con estiércoles no tratados procedentes de granjas y animales infectados.

A pesar de ser productos de origen animal, la leche y sus derivados no son alimentos frecuentemente asociados a salmonelosis, siempre que sean sometidos a prácticas de pasteurización[11]. Sin embargo, en España la puesta en el mercado de leche y nata crudas destinadas a consumo humano directo no se encuentra limitada o prohibida si se cumplen todos los requisitos previstos en los Reglamentos (CE) N.º 852/2004 y 853/2004, creciendo en los últimos años la demanda de estos productos[28,29]. Para que el consumidor sea consciente del riesgo se ha recomendado que se incluya en el etiquetado la obligatoriedad de hervir siempre la leche antes de su consumo.

Existen numerosas revisiones bibliográficas e informes técnicos que describen los riesgos y beneficios ligados al consumo de leche de vaca cruda y relacionan los principales microorganismos patógenos potencialmente presentes en la leche cruda agrupándolos de acuerdo con su fuente de contaminación[6,8,11]; en estos trabajos, se constata que *Salmonella* spp., *Campylobacter* spp., *Escherichia* coli verotoxigénico, *Yersinia enterocolitica* y *Listeria monocytogenes*, así como las intoxicaciones por enterotoxina producida por *Staphylococcus aureus*, serían los agentes identificados con mayor frecuencia en los brotes relacionados con el con sumo de leche cruda o productos derivados de la misma, oscilando la prevalencia de *Salmonella* spp. en leche cruda entre el 0 y el 11,8 %.

Es poco probable pero no puede descartarse la supervivencia de *Salmonella* en quesos madurados durante más de 60 días. La seguridad en este caso depende fundamentalmente del nivel de higiene en las instalaciones y la calidad microbiológica de la leche de partida. En el caso de algunos quesos españoles pueden encontrase valores medios de actividad de agua de 0,94, NaCl de 2,3-2,8 g/100 g y pH en torno a 5,4-5,7. *Salmonella* spp. puede adaptarse a condiciones de pH de hasta 3,99, sobreviviendo en alimentos con niveles de actividad de agua tan bajos como 0,93[19].

Por último, se recomienda que, para aquellos consumidores que formen parte de poblaciones de alto riesgo o susceptibles (embarazadas, niños de corta edad, pacientes inmunocomprometidos o ancianos), se trate de evitar el consumo de leche cruda. Para esta población, y en el caso de que se produzca dicho consumo, debería hacerse hincapié en la necesidad de respetar estrictamente las medidas higiénicas de manipulación, especialmente hervir la leche antes de su consumo[1].

8.3 Toxiinfección alimentaria: colectividades de riesgo

Según los últimos datos registrados en la Unión Europea (EFSA y ECDC, 2019)[35], los agentes patógenos con fuerte evidencia de asociación con los diferentes brotes alimentarios tuvieron un patrón diferente de distribución según los distintos entornos (Figura 9). En el entorno familiar, *Salmonella* predominó como la causa principal de brotes transmitidos por alimentos y por agua (63,4 %, 287 brotes). Por el contrario, los incidentes que conducen a la contaminación de los alimentos por toxinas bacterianas distintas a *C. botulinum*, que con frecuencia se asocian con procedimientos incorrectos de conservación de los alimentos, fueron los agentes responsables con mayor frecuencia en comedores o restaurantes de centros de trabajo, colegios, hospitales, etcétera (45,0 %, 95 brotes). En el caso de la restauración comercial (restaurantes, pubs, venta ambulante, comida para llevar y en entornos múltiples), los brotes transmitidos por alimentos y por el agua tuvieron patrones similares de distribución de los agentes causales con más de la mitad de los brotes causados por *Salmonella*, así como bacterias y toxinas diferentes a *C. botulinum*.

En España, según los resultados de la Red Nacional de Vigilancia Epidemiológica (RENAVE) en el periodo de 2014 a 2017 se notificaron 1 139 brotes de salmonelosis alimentarias, con una mayoría de brotes de ámbito familiar. La suma de los brotes de ámbito colectivo (escolar, sanitario y restauración) en ninguno de los casos superó a los de ámbito familiar[15].

- Comedores en el lugar de trabajo, escuelas, hospitales, catering en cantinas o lugares de trabajo, catering en aviones, barcos o trenes.

- Hospital o centro de atención médica, institución residencial (hogar de ancianos o prisión o internado), escuela o guardería.

- Restaurantes, pubs, venta ambulante, comida para llevar (incluye minorista móvil o vendedor ambulante, restaurante o cafetería o pub o bar u hotel o servicio de catering, comida para llevar o comida rápida).

- Otros entornos y configuraciones múltiples: campamento o picnic, granja, múltiples lugares de exposición en un país, otros, catering masivo temporal (ferias o festivales).

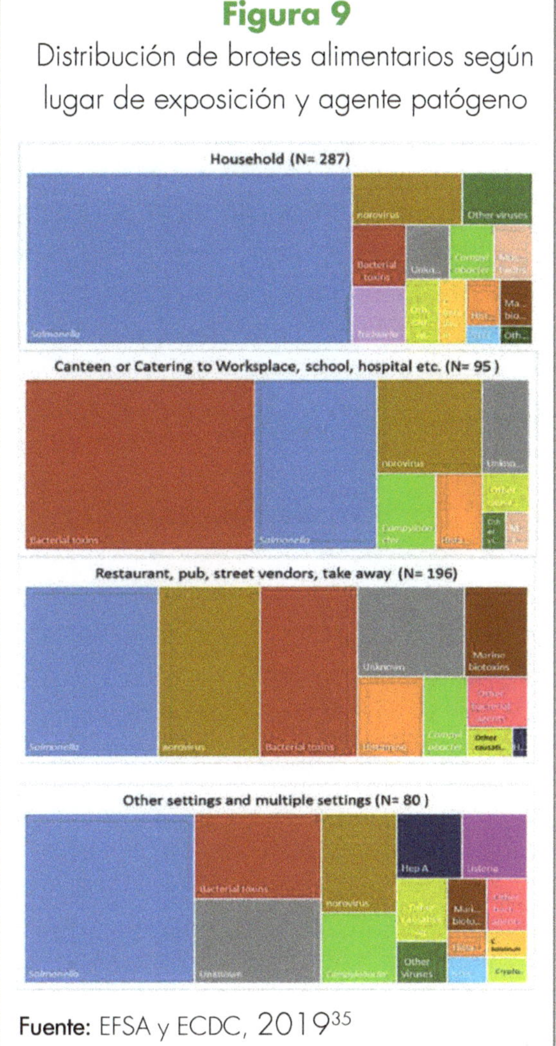

Figura 9

Distribución de brotes alimentarios según lugar de exposición y agente patógeno

Fuente: EFSA y ECDC, 2019[35]

8.4 Prevenzción y control del riesgo

Actualmente, en la Unión Europea se declaran alrededor de 90.000 casos humanos de salmonelosis cada año, aunque observamos que el número se ha reducido paulatinamente desde el año 2008, año en el que se declararon 131.468 casos, gracias a la aplicación de programas coordinados de control en animales de granja para reducir la prevalencia del patógeno en explotación y en los alimentos derivados.

Las especies y subespecies de *Salmonella enterica* contienen un número elevado de serotipos. Los que con mayor frecuencia de aparición se asocian a los casos humanos son *S.* Enteritidis y *S.* Typhimurium. La dosis infectiva de la *Salmonella* spp. se encuentra entre 10-45 células y 10^5 a 10^7 ufc/g de alimento.

Las salmonelas crecen en amplios márgenes de temperatura (7-45 °C), pero son sensibles a partir de 55 °C/1 hora o 60 °C/15 minutos. También se muestran sensibles a la acción continuada de los rayos UV y a las radiaciones de onda corta y a la acción de ciertos desinfectantes: cloro y derivados, ácidos orgánicos, amonios cuaternarios. A partir de un pH < 4,5, las salmonelas pierden viabilidad; el pH ligeramente ácido o ácido inhibe el crecimiento en el agua y en los alimentos, por lo que puede considerarse un buen elemento bacteriostático.

8.4.1 Gestión de riesgos

El análisis de riesgos es el planteamiento sistemático de base científica para tomar decisiones sobre la inocuidad de los alimentos (y del medioambiente) que incluye tres grandes componentes interrelacionados entre sí[1,2]: (i) la evaluación (o determinación) del riesgo; (ii) la gestión del riesgo; y (iii) la comunicación del riesgo.

El análisis de riesgos es un instrumento poderoso para la realización de análisis de base científica y para la búsqueda de soluciones sólidas y coherentes a los problemas de inocuidad de los alimentos (y del medioambiente) y constituye uno de los pilares principales en las nuevas políticas europeas de seguridad alimentaria establecidas en el Libro Blanco de la Seguridad Alimentaria, e impulsadas legalmente por el Reglamento 178/2002[27]. En este Reglamento se establecen los principios y los requisitos generales de la legislación alimentaria, se crea la Autoridad Europea de Seguridad Alimentaria y se fijan procedimientos relativos a la seguridad alimentaria, teniendo los siguientes rasgos cada uno de sus componentes:

I. La evaluación del riesgo es la fase de asesoramiento científico y análisis de los datos que origina un dictamen científico.

II. La gestión del riesgo conlleva la toma de decisiones para establecer políticas, estrategias y planes de control para reducir los riesgos.

III. La comunicación del riesgo incluye el intercambio de la información entre evaluadores y gestores de los riesgos, los sectores públicos y económicos, así como la vertiente de información, comprensión y confianza en las medidas de gestión de riesgos por parte de los consumidores.

Nos adentramos en la gestión del riesgo que es definida por el *Códex Alimentarius*[4,5] como un proceso consistente en ponderar las distintas políticas posibles, teniendo en cuenta la evaluación de los riesgos y otros factores relativos a la protección de la salud de los consumidores, a la promoción de prácticas de comercio justas y a elegir y poner en práctica las medidas de prevención y control adecuadas para alcanzar el mayor nivel de protección de la salud de los ciudadanos.

La gestión del riesgo es el proceso de examinar las distintas opciones normativas en base a los resultados de la evaluación del riesgo y, si es necesario, la selección de las medidas apropiadas para prevenir, reducir o eliminar el riesgo y garantizar el mayor nivel de protección de la salud que determina la Unión Europea.

En definitiva, se trata de establecer las políticas, estrategias y planes de control para reducir los riesgos: la toma de decisiones para establecer políticas (preventivas y de acción) para reducir los riesgos y alcanzar el mayor nivel de protección de la salud pública en la comunidad con el menor impacto posible en la libre comercialización de alimentos e impacto ambiental y al menor coste.

Principios de la gestión de riesgos

Los principios de la gestión de riesgos fueron incluidos por primera vez en la Reunión de Expertos FAO/OMS de 1997[10] y con posterioridad fueron adoptados para la Comisión y Comités del Códex en 2003.

Se establecieron 8 principios:

1) La gestión de riesgos debe adoptar un enfoque estructural, de manera que se contemplen actividades preliminares de valoración de las opciones existentes para su gestión, seguimiento y revisión de las opciones que se adopten.

2) La protección de la salud humana debe ser la consideración primordial en las decisiones sobre gestión de riesgos.

3) Las decisiones y prácticas de gestión de riesgos deben ser transparentes.

4) La determinación de la política de evaluación de riesgos debe constituir un componente específico de la gestión de riesgos.

5) Garantizar la independencia funcional entre el proceso de evaluación y gestión de riesgos para que se permita garantizar la integridad científica del proceso

de evaluación de riesgos y se reduzcan los eventuales conflictos de intereses entre evaluación de riesgos y gestión de riesgos, evitando confusiones entre las funciones de cada uno.

6) Las decisiones sobre gestión de riesgos deben tener en cuenta el margen de incertidumbre del resultado de la evaluación de riesgos.

7) La gestión de riesgos debe comprender una comunicación clara e interactiva con los consumidores y otras partes interesadas en todos los aspectos del proceso.

8) La gestión de riesgos debe ser un proceso continuo, que toma en cuenta todos los datos que se van generando en la evaluación y el examen de las decisiones adoptadas.

Las siguientes acciones y sistemas se consideran propios de la gestión del riesgo:

- Identificar las posibles amenazas para la salud colectiva e impulsar la evaluación de riesgos.

- La organización y desarrollo de los sistemas de controles oficiales establecidos en los Estados miembros, cuyo marco legal de referencia en seguridad alimentaria es el Reglamento (CE) 882/2004[30], sobre los controles oficiales efectuados para garantizar la verificación del cumplimiento de la legislación en materia de piensos y alimentos[30].

- Sistemas de Alerta Rápida para Alimentos y Piensos (RASFF).

- Obligatoriedad para las empresas alimentarias de implantar sistemas de autocontrol (SA) basados en el Análisis de Peligros y Control de Puntos Críticos (APPCC).

- Garantizar la trazabilidad.

- Actuaciones y planes en situaciones de emergencia: suspensiones o establecimiento de condiciones especiales para un determinado alimento o pienso, así como la suspensión o la limitación de las importaciones de países terceros a la Unión Europea.

- Plan para la gestión de crisis alimentarias.

Sistema de Alerta Rápida para Alimentos y Piensos (RASFF)

Una herramienta clave empleada para reaccionar con rapidez ante los incidentes registrados en el ámbito de los alimentos y los piensos es el RASFF, que permite que la Comisión Europea, las autoridades de control de los alimentos en los Estados miembros y las organizaciones intercambien información de forma rápida y eficiente en caso de detectarse un riesgo para la salud[31]. De este modo, los países pueden actuar con rapidez y coordinarse con el objetivo de anticiparse a los riesgos en el ámbito de la seguridad alimentaria y evitar que perjudiquen a los consumidores. Es una potente herramienta de gestión de riesgos.

Funcionamiento

El sistema está formado por puntos de contacto en todos los países y organizaciones miembros del RASFF, así como en la Comisión Europea, que intercambian información sobre cualquier riesgo para la salud. El punto de contacto de la RASFF en España es la AESAN y de esta en Andalucía es la Secretaría General de Salud Pública y Ordenación Farmacéutica de la Consejería de Salud (Figura 10).

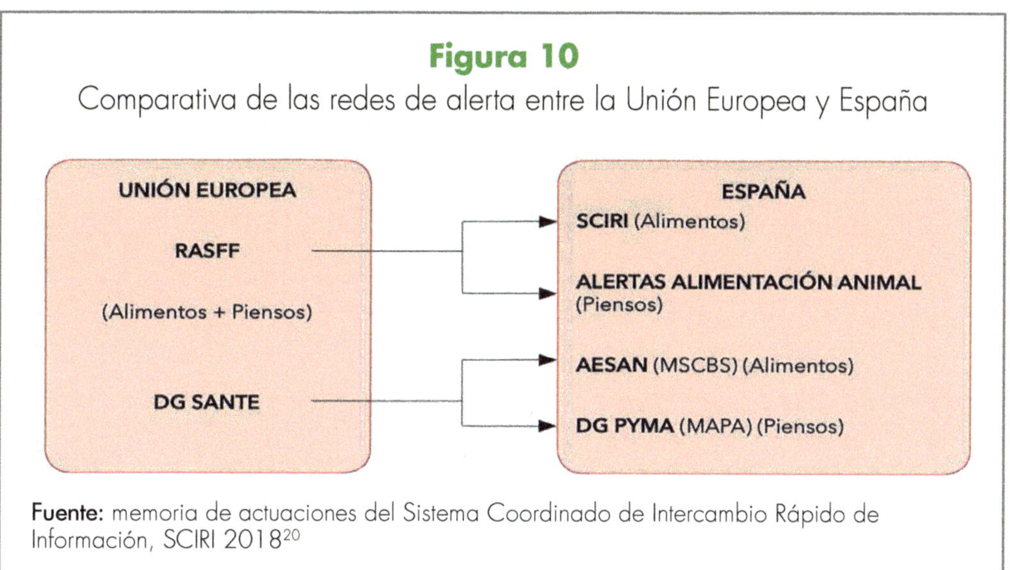

Figura 10

Comparativa de las redes de alerta entre la Unión Europea y España

Fuente: memoria de actuaciones del Sistema Coordinado de Intercambio Rápido de Información, SCIRI 2018[20]

Cuando un miembro del RASFF dispone de información sobre un riesgo sanitario grave procedente de alimentos o piensos debe informar inmediatamente a la Comisión Europea mediante el sistema RASFF. A continuación, la Comisión

Europea informa sin demora al resto de miembros con la finalidad de adoptar las acciones apropiadas, entre las que puede incluirse la retirada de un producto del mercado para proteger la salud de los consumidores.

En España, en 2018, con relación al año anterior, se ha producido un aumento en las notificaciones de alerta relacionadas con productos de origen vegetal y del grupo denominado «otros productos», que en su mayoría se corresponden a complementos alimenticios, disminuyendo por el contrario las de origen animal y las correspondientes al grupo de materiales en contacto con los alimentos (MECA's) (Figura 11).

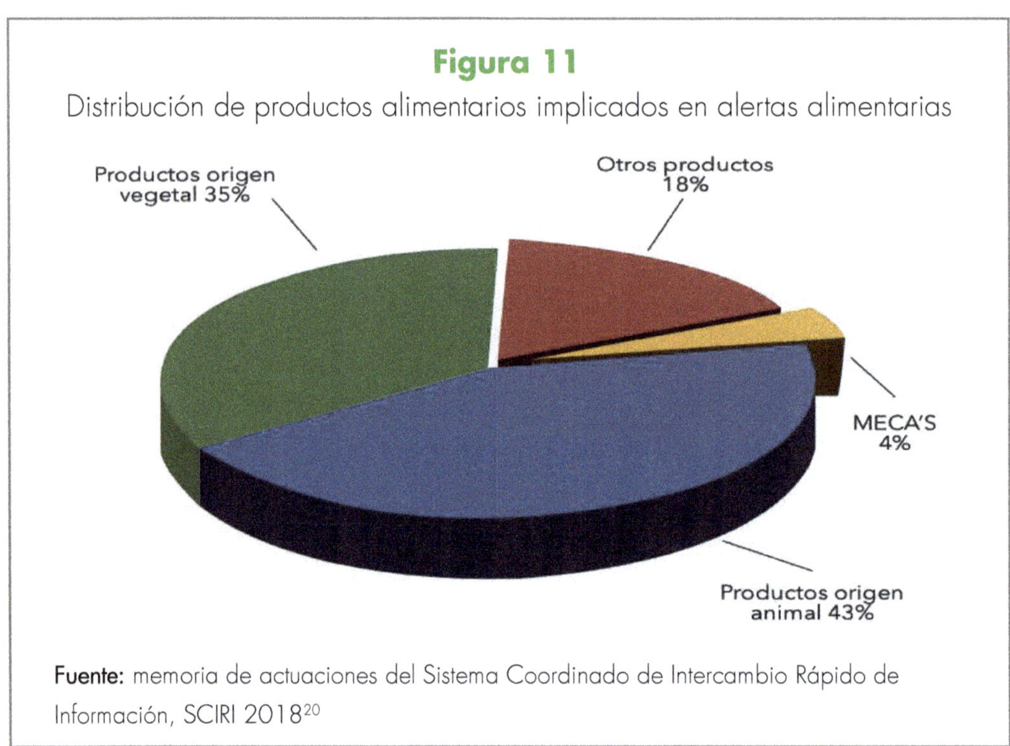

Figura 11

Distribución de productos alimentarios implicados en alertas alimentarias

Fuente: memoria de actuaciones del Sistema Coordinado de Intercambio Rápido de Información, SCIRI 2018[20]

Siguiendo con los datos de 2018 en España, en la Figura 12 se distribuyen las 97 notificaciones relacionadas con peligros biológicos observándose que el número más elevado de notificaciones corresponde a las relacionadas con bacterias en productos de origen animal y vegetal (51 y 21 notificaciones), seguidas de la detección de parásitos en productos de origen animal, todas correspondientes a la detección de *Anisakidos* en pescados. De las 72 notificaciones debidas a bacterias, 47 correspondieron a *Salmonella*, casi el doble que 2017, 16 a *Listeria*, 7 a *Escherichia coli* y únicamente 3 a *Bacillus cereus* (Figura 13).

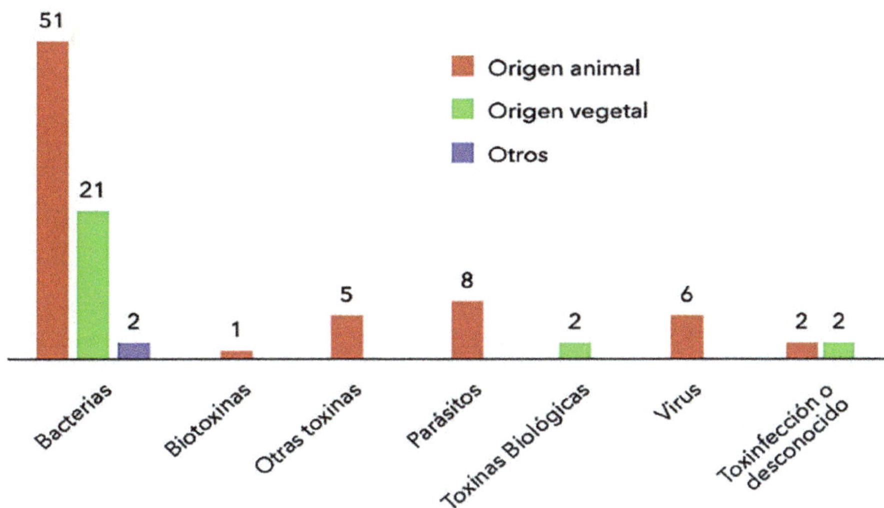

Figura 12
Distribución de productos alimentarios implicados en alertas alimentarias

Fuente: memoria de actuaciones del Sistema Coordinado de Intercambio Rápido de Información, SCIRI 2018[20]

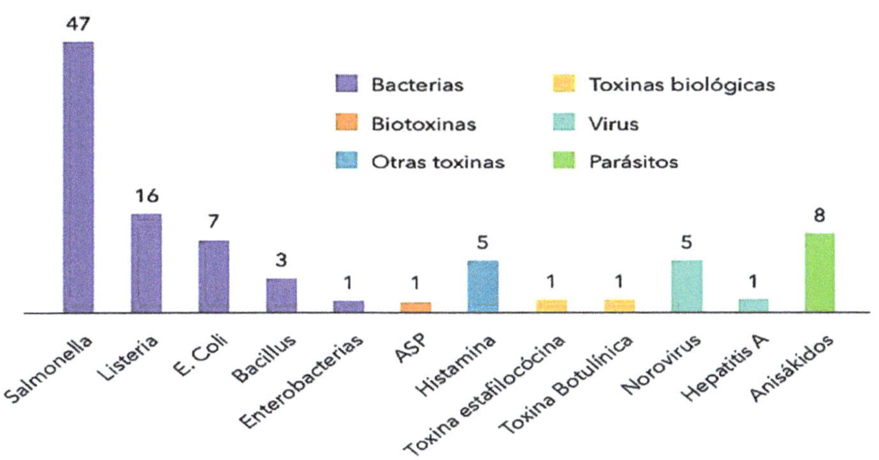

Figura 13
Clasificación de los peligros biológicos detectados en las notificaciones de alertas en función del tipo de producto implicado

Fuente: memoria de actuaciones del Sistema Coordinado de Intercambio Rápido de Información, SCIRI 2018[20]

La Comisión evalúa toda la información recibida y la remite a todos los miembros del RASFF por medio de uno de los cuatro tipos de notificación:

1) Las «notificaciones de alerta» se activan y envían en el caso de que estén a la venta alimentos que presenten un grave riesgo y deban emprenderse acciones de forma rápida.

2) Las «notificaciones de información» se usan en la misma situación, pero cuando los otros miembros no deben adoptar medidas de forma rápida porque el producto no se encuentra en el mercado o el riesgo no se considera grave.

3) El «rechazo en frontera» afecta a las remesas de alimentos que se han examinado y rechazado en las fronteras exteriores de la UE al detectarse un riesgo sanitario.

4) Cualquier información relacionada con la seguridad de los alimentos que no se haya comunicado como una notificación de alerta o de información, pero que las autoridades de control hayan considerado interesante se transmite a los miembros bajo el epígrafe de Noticias.

8.4.2 Condiciones que afectan al desarrollo de Salmonella

Los factores intrínsecos y extrínsecos que afectan a su crecimiento y supervivencia son principalmente la temperatura, el pH y la actividad de agua (a_w), así como la microflora competitiva. *Salmonella* es capaz de sobrevivir en ambientes aeróbicos y anaeróbicos, con unos rangos amplios de temperatura, pH y a_w, como vemos en la tabla siguiente.

Tabla 1

Condiciones de crecimiento de *Salmonella* spp.

Condiciones de crecimiento	Mínimo	Óptimo	Máximo
Temperatura (ºC)	15	35-45	65,5
pH	4	6-7	9
Actividad de agua	0,94	-	-

Fuente: Zoonosis alimentarias. Consejería de Sanidad. C. Madrid. Datos 2016[16]

La mayoría de las salmonelosis ocurren por consumo de huevos y carne cruda o poco cocinada en el hogar, pero también ocurre en bares, restaurantes y otros establecimientos de restauración.

Durante el procesado de los alimentos se observan diferentes situaciones incorrectas o tratamientos tecnológicos insuficientes que en ocasiones podrían producir un mantenimiento de los niveles de *Salmonella* iniciales y favorecer su multiplicación, y que podríamos considerar como Factores de Riesgo:

- Las situaciones de pérdida de frío.

- Los calentamientos insuficientes.

- Las manipulaciones incorrectas.

- Las formulaciones indebidas que no alcancen los niveles suficientes de acidificación.

- Las deshidrataciones incompletas.

- Los envasados permeables

8.4.3 Medidas de prevención y control durante el procesado

A nivel doméstico, la Agencia Española de Seguridad Alimentaria y Nutrición (AESAN) recomienda las siguientes normas básicas para la manipulación higiénica de alimentos[3]:

- Asegurar la cocción completa de los alimentos en el hogar: se deben alcanzar 71 °C al menos durante 1 minuto (hasta que la carne cambie de color en el centro del producto). Se recomienda el uso de termómetros de cocina para asegurar que se ha alcanzado la temperatura correcta.

- Los alimentos cocinados deben guardarse en el refrigerador en un compartimento aparte, separados de los quesos y los alimentos crudos. Los alimentos se deben guardar el menor tiempo posible y, en el caso de los productos comerciales, hay que respetar la fecha de caducidad de las etiquetas.

- Debe asegurarse que el refrigerador mantiene la temperatura correcta (4 °C o menor).

- Se deben lavar y desinfectar bien las frutas y hortalizas. Para ello pueden utilizarse productos específicos, respetando las instrucciones del fabricante.

La desinfección también puede realizarse sumergiendo el producto, durante al menos 10 minutos, en agua que contenga lejía apta para desinfección del agua de bebida (consultar la etiqueta), a razón de una cuchara de café bien colmada (1,2 a 2 ml) de lejía por litro de agua. Siempre se debe realizar un último enjuagado con agua potable tras el proceso de desinfección. Este proceso no se realizará en el momento previo a la conservación, sino inmediatamente antes de que se vayan a consumir.

- Cuando se utilice un horno microondas, los usuarios deben prestar atención a las instrucciones del fabricante para asegurar una temperatura uniforme en los alimentos.

- Deben descartarse los alimentos sobrantes recalentados.

- Deben lavarse las manos con jabón y agua caliente, al menos durante 20 segundos, con frecuencia, antes y después de manipular los alimentos, tras contactar con cualquier material sucio (residuos, animales), especialmente después de usar el cuarto de baño y tras cualquier contacto con material contaminado con heces (pañales, ropa interior).

- Las manos, las superficies y los utensilios de cocinado utilizados se deben lavar a fondo después de manipular carne, pescados, aves de corral, pescados, frutas y vegetales no lavados y cualquier otro alimento crudo.

- Se debe retirar la corteza de todos los quesos.

En las plantas industriales de elaboración se deben desarrollar Códigos de Buenas Prácticas de Fabricación como «Medidas de Prevención» que eliminen o minimicen la contaminación del producto final y el crecimiento posterior del patógeno, por ejemplo:

- Controles de las materias primas para reducir las cargas microbianas.

- Separación suficiente entre las zonas de producto crudo y producto terminado.

- Minimizar las contaminaciones cruzadas.

- Formulaciones adecuadas que ajusten el pH y la a_w (actividad del agua) a través de tratamientos o de adición de ingredientes para que no se favorezca el crecimiento de la bacteria.

- Manipulaciones correctas que no favorezcan contaminaciones cruzadas.

- Envasados eficientes que eviten el desarrollo de la bacteria.

- Controles microbiológicos de proceso y de producto final.

- Adecuados tratamientos de conservación (refrigeración/congelación) sin roturas de la cadena del frío.

Los responsables de las empresas alimentarias deberán implantar medidas de control tales como la programación de muestreos y análisis de los productos intermedios y del producto final de forma regular, actuando ante resultados insatisfactorios y debiendo analizar, además, sus tendencias a lo largo del tiempo. Actualmente, *Salmonella* spp. es el patógeno más investigado en la gran mayoría de los programas de los operadores económicos. Las categorías de alimentos investigados, tanto procesados como no procesados, es una amplia lista muy variada. Su análisis difiere de unos alimentos a otros, fundamentalmente, en la cantidad de muestra que se investiga o bien en el número de unidades que utilizamos para conformar una única muestra.

8.4.4 Normativa. Límites legales

En el ámbito internacional (FAO/OMS, 1997), se entiende que «el criterio microbiológico para un alimento define la aceptabilidad de un producto o un lote de un alimento basada en la ausencia o presencia, o en la cantidad de microorganismos, incluidos parásitos, o en la cantidad de sus toxinas/metabolitos, por unidad o unidades de masa, volumen, superficie o lote»[10].

El planteamiento de partida de los criterios microbiológicos considera que mediante la investigación de la presencia de microorganismos (o alguno(s) de su(s) metabolito(s)) en los productos alimenticios se puede obtener información útil sobre las consecuencias de la presencia o crecimiento microbiano y consecuencias en términos sanitarios. Del mismo modo, puede obtenerse, en situaciones determinadas, información acerca del grado de cumplimiento de las buenas prácticas higiénicas, de la eficacia de determinados tratamientos tecnológicos, de la previsible vida útil del producto, etcétera.

Según lo descrito por diferentes organismos internacionales (SCF, 1997)[33] (FAO/OMS, 1997)[10] (ICMSF, 2002)[14], un criterio microbiológico se aplica a un producto alimenticio concreto o a un grupo de productos alimenticios (microbiológicamente similares) y se establece para su aplicación en un punto determinado de la cadena alimentaria, incluyendo:

* Un parámetro microbiano [microorganismo(s), grupo(s) microbiano(s), metabolito(s) microbiano(s)] de importancia en el producto alimenticio al que se refiere (y la razón que justifica dicha importancia).

- La metodología para la determinación del parámetro microbiano (y la tolerancia analítica).

- Un plan de muestreo en el que se indican: (i) el número de unidades de muestra que han de tomarse del lote o de la población de alimento cuya evaluación se pretende realizar, (ii) el tamaño y las características de la muestra y de la unidad analítica.

- Los límites microbiológicos que permiten evaluar el estado microbiológico del producto analizado, es decir, los valores que permiten calificar cada una de las unidades de muestra analizadas.

- Los valores de aceptación y rechazo del lote, es decir, aquellos que permiten inferir el estado microbiológico del lote o de la población analizados (habitualmente, en términos de número de unidades de muestra que alcanzan, entre las examinadas, una determinada calificación al compararla con los límites microbiológicos).

El Reglamento (CE) 2073/2005[25], relativo a criterios microbiológicos aplicables a los productos alimenticios, incluye dos tipos de límites relativos a *Salmonella* para diferentes categorías de alimentos: (i) criterios de seguridad alimentaria: que definen la aceptabilidad de un producto o lote de productos; (ii) criterios de higiene de proceso: para valorar el buen funcionamiento de un proceso o fase de producción.

«Criterio de seguridad alimentaria»: criterio que define la aceptabilidad de un producto o un lote de productos alimenticios y es aplicable a los productos comercializados.

«Criterio de higiene del proceso»: criterio que indica el funcionamiento aceptable del proceso de producción; este criterio, que no es aplicable a los productos comercializados, establece un valor de contaminación indicativo por encima del cual se requieren medidas correctoras para mantener la higiene del proceso conforme a la legislación alimentaria.

Criterios de seguridad alimentaria

- Los criterios de seguridad alimentaria se aplican durante toda la vida útil del alimento y definen la aceptabilidad de un producto.

- Ante resultados insatisfactorios, los explotadores de las empresas alimentarias deben retirar el alimento del mercado. Si los alimentos afectados todavía no han llegado al comercio minorista, la empresa puede optar por aplicar mediante tratamientos que eliminen el riesgo (por ejemplo, tratamiento térmico que inactive la bacteria).

- Estos criterios se aplican a las siguientes categorías de alimentos (Tabla 2).

Tabla 2

Categorías de alimentos a las que se aplican criterios de seguridad alimentaria

Criterios de seguridad alimentaria en relación a *Salmonella*	
Categorías de alimentos	
Alimentos listos para consumo que contengan huevo crudo	Preparados deshidratados para lactantes y alimentos dietéticos deshidratados destinados a usos médicos especiales para lactantes (< 6 meses)
Carne fresca de aves	Preparados deshidratados de continuación
Carne picada y preparados de carne	Gelatina
Carne separada mecánicamente	Colágeno
Productos cárnicos	Quesos
Ovoproductos	Mantequilla
Crustáceos y moluscos cocidos	Nata
Semillas germinadas	Leche en polvo
Frutas y hortalizas troceadas (listas para consumo)	Suero en polvo
Zumos de frutas y hortalizas no pasteurizadas (listos para consumo)	Helados de origen lácteo

Fuente: Zoonosis alimentarias. Consejería de Sanidad. C. Madrid. Datos 2016[16]

Criterios de higiene del proceso

- Los criterios de higiene del proceso deben ser verificados por el operador durante las fases concretas de producción e indican el funcionamiento aceptable o no de un proceso de producción.

- Estos criterios se aplican a las siguientes categorías de alimentos: en los mataderos se tienen que recoger muestras para el análisis microbiológico al menos una vez por semana, cambiando el día cada semana, de modo que queden cubiertos todos los días de la semana.

- Cuando los explotadores de las empresas alimentarias detecten resultados insatisfactorios con relación a estos criterios, deben adoptar acciones correctoras con relación al APPCC (recogidas en el Capítulo 2 del Anexo I del Reglamento 2073/2005)[25]: mejoras de higiene en el sacrificio, revisión de los controles de proceso, de origen de los animales, mejoras en la selección de las materias primas, etcétera.

Tabla 3

Categorías de alimentos a las que se aplican criterios de higiene del proceso

Criterios de higiene del proceso *Salmonella*
Categoría de alimentos
Canales bovinas
Canales porcinas
Canales ovinas y caprinas
Canales de pollos de engorde y pavos
Canales equinas

Fuente: Zoonosis alimentarias. Consejería de Sanidad. C. Madrid. Datos 2016[16]

Criterios microbiológicos y métodos analíticos

Los parámetros microbiológicos establecidos en la normativa se encuentran en el Reglamento (CE) N.º 1441/2007[26] de la Comisión de 5 de diciembre de 2007, que modifica el Reglamento (CE) N.º 2073/2005[25] relativo a los criterios microbiológicos aplicables a los productos alimenticios.

A continuación, en diferentes tablas, se muestran los criterios de seguridad alimentaria por categoría de alimentos y microorganismo, así como los criterios de higiene de los procesos para carne y productos derivados, leche y productos lácteos y ovoproductos (Tablas 4-7).

Tabla 4

Criterios de seguridad alimentaria para *Listeria monocytogenes* y *Salmonella* spp.

Categoría de alimentos	Microorganismos, sus toxinas y metabolitos	Plan de muestreo [1]		Límites [2]		Método analítico de referencia [3]	Fase en la que se aplica el criterio
		n	c	m	M		
1.1. Alimentos listos para el consumo destinados a los lactantes, y alimentos listos para el consumo destinados a usos médicos especiales [4]	*Listeria monocytogenes*	10	0	Ausencia en 25 g		EN/ISO 11290-1	Productos comercializados durante su vida útil
1.2. Alimentos listos para el consumo que pueden favorecer el desarrollo de *L. monocytogenes*, que no sean los destinados a los lactantes ni para usos médicos especiales	*Listeria monocytogenes*	5	0	100 ufc/g [5]		EN/ISO 11290-2 [6]	Productos comercializados durante su vida útil
		5	0	Ausencia en 25 g [7]		EN/ISO 11290-1	Antes de que el alimento haya dejado el control inmediato del explotador de la empresa alimentaria que lo ha producido
1.3. Alimentos listos para el consumo que no pueden favorecer el desarrollo de *L. monocytogenes*, que no sean los destinados a los lactantes ni para usos médicos especiales [4], [8]	*Listeria monocytogenes*	5	0	100 ufc/g		EN/ISO 11290-2 [6]	Productos comercializados durante su vida útil
1.4. Carne picada y preparados de carne destinados a ser consumidos crudos	*Salmonella*	5	0	Ausencia en 25 g		EN/ISO 6579	Productos comercializados durante su vida útil
1.5. Carne picada y preparados de carne a base de carne de aves de corral destinados a ser consumidos cocinados	*Salmonella*	5	0	desde el 1.1.2006 Ausencia en 10 g desde el 1.1.2010 Ausencia en 25 g		EN/ISO 6579	Productos comercializados durante su vida útil
1.6. Carne picada y preparados de carne a base de especies distintas a las aves de corral destinados a ser consumidos cocinados	*Salmonella*	5	0	Ausencia en 10 g		EN/ISO 6579	Productos comercializados durante su vida útil
1.7. Carne separada mecánicamente [9]	*Salmonella*	5	0	Ausencia en 10 g		EN/ISO 6579	Productos comercializados durante su vida útil
1.8. Productos cárnicos destinados a ser consumidos crudos, excluidos los productos en los que el proceso de fabricación o la composición del producto elimine el riesgo de *Salmonella*	*Salmonella*	5	0	Ausencia en 25 g		EN/ISO 6579	Productos comercializados durante su vida útil
1.9. Productos cárnicos hechos a base de carne de aves de corral, destinados a ser consumidos cocinados	*Salmonella*	5	0	desde el 1.1.2006 Ausencia en 10 g desde el 1.1.2010 Ausencia en 25 g		EN/ISO 6579	Productos comercializados durante su vida útil
1.10. Gelatina y colágeno	*Salmonella*	5	0	Ausencia en 25 g		EN/ISO 6579	Productos comercializados durante su vida útil
1.11. Quesos, mantequilla y nata a base de leche cruda o leche sometida a tratamiento térmico inferior a la pasteurización [10]	*Salmonella*	5	0	Ausencia en 25 g		EN/ISO 6579	Productos comercializados durante su vida útil
1.12. Leche en polvo y suero en polvo	*Salmonella*	5	0	Ausencia en 25 g		EN/ISO 6579	Productos comercializados durante su vida útil
1.13. Helados [11], excluidos los productos en los que el proceso de fabricación o la composición del producto eliminen el riesgo de *Salmonella*	*Salmonella*	5	0	Ausencia en 25 g		EN/ISO 6579	Productos comercializados durante su vida útil
1.14. Ovoproductos, excluidos los productos en los que el proceso de fabricación o la composición del producto eliminen el riesgo de *Salmonella*	*Salmonella*	5	0	Ausencia en 25 g		EN/ISO 6579	Productos comercializados durante su vida útil
1.15. Alimentos listos para el consumo que contengan huevos crudos, excluidos los productos en los que el proceso de fabricación o la composición del producto eliminen el riesgo de *Salmonella*	*Salmonella*	5	0	Ausencia en 25 g o ml		EN/ISO 6579	Productos comercializados durante su vida útil
1.16. Crustáceos y moluscos cocidos	*Salmonella*	5	0	Ausencia en 25 g		EN/ISO 6579	Productos comercializados durante su vida útil
1.17. Moluscos bivalvos vivos y equinodermos, tunicados y gasterópodos vivos	*Salmonella*	5	0	Ausencia en 25 g		EN/ISO 6579	Productos comercializados durante su vida útil
1.18. Semillas germinadas (listas para el consumo) [12]	*Salmonella*	5	0	Ausencia en 25 g		EN/ISO 6579	Productos comercializados durante su vida útil

Criterios de seguridad alimentaria para *Listeria monocytogenes* y *Salmonella* spp.

Categoría de alimentos	Microorganismos, sus toxinas y metabolitos	Plan de muestreo [1]		Límites [2]		Método analítico de referencia [3]	Fase en la que se aplica el criterio
		n	c	m	M		
1.19. Frutas y hortalizas troceadas (listas para el consumo)	*Salmonella*	5	0	Ausencia en 25 g		EN/ISO 6579	Productos comercializados durante su vida útil
1.20. Zumos de frutas y hortalizas no pasteurizados (listos para el consumo)	*Salmonella*	5	0	Ausencia en 25 g		EN/ISO 6579	Productos comercializados durante su vida útil
1.21. Quesos, leche en polvo y suero en polvo, tal como se contempla en los criterios para los estafilococos coagulasa positivos en el capítulo 2.2 del presente anexo	Enterotoxinas estafilocócicas	5	0	No detectado en 25 g		Método europeo de detección del LCR para estafilococos coagulasa positivos [13]	Productos comercializados durante su vida útil
1.22. Preparados deshidratados para lactantes y alimentos dietéticos deshidratados destinados a usos médicos especiales para lactantes menores de seis meses	*Salmonella*	30	0	Ausencia en 25 g		EN/ISO 6579	Productos comercializados durante su vida útil
1.23. Preparados deshidratados de continuación	*Salmonella*	30	0	Ausencia en 25 g		EN/ISO 6579	Productos comercializados durante su vida útil
1.24. Preparados deshidratados para lactantes y alimentos dietéticos deshidratados destinados a usos médicos especiales para lactantes menores de seis meses [14]	*Enterobacter sakazakii*	30	0	Ausencia en 10 g		ISO/TS 22964	Productos comercializados durante su vida útil
1.25. Moluscos bivalvos vivos y equinodermos, tunicados y gasterópodos vivos	*E. coli* [15]	1 [16]	0	230 NPM/100 g de carne y líquido intravalvar		ISO TS 16649-3	Productos comercializados durante su vida útil
1.26. Productos de la pesca procedentes de especies de pescados asociados a un alto contenido de histidina [17]	Histamina	9 [18]	2	100 mg/kg	200 mg/kg	HPLC [19]	Productos comercializados durante su vida útil
1.27. Productos de la pesca sometidos a tratamiento de maduración enzimática en salmuera, fabricados a partir de especies de pescados asociados a un alto contenido de histidina [17]	Histamina	9	2	200 mg/kg	400 mg/kg	HPLC [19]	Productos comercializados durante su vida útil

Fuente: Reglamento CE N.º 1441/2007[26]

Interpretación de los resultados en las diferentes categorías de productos alimenticios:

— satisfactorio, si todos los valores observados indican ausencia de la bacteria

— insatisfactorio, si se detecta la presencia de la bacteria en cualquiera de las muestras

Tabla 5

Criterios de higiene de los procesos de la carne y productos derivados

Categoría de alimentos	Microorganismos	Plan de muestreo [1]		Límites [2]		Método analítico de referencia [3]	Fase en la que se aplica el criterio	Acción en caso de resultados insatisfactorios
		n	c	m	M			
2.1.1. Canales de bovinos, ovinos, caprinos y equinos [4]	Recuento de colonias aerobias			3,5 log ufc/cm^2 media logarítmica diaria	5,0 log ufc/cm^2 media logarítmica diaria	ISO 4833	Canales después de su faenado pero antes del enfriamiento	Mejoras en la higiene del sacrificio y revisión de los controles del proceso
	Enterobacteriáceas			1,5 log ufc/cm^2 media logarítmica diaria	2,5 log ufc/cm^2 media logarítmica diaria	ISO 21528-2	Canales después de su faenado pero antes del enfriamiento	Mejoras en la higiene del sacrificio y revisión de los controles del proceso
2.1.2. Canales de porcinos [4]	Recuento de colonias aerobias			4,0 log ufc/cm^2 media logarítmica diaria	5,0 log ufc/cm^2 media logarítmica diaria	ISO 4833	Canales después de su faenado pero antes del enfriamiento	Mejoras en la higiene del sacrificio y revisión de los controles del proceso
	Enterobacteriáceas			2,0 log ufc/cm^2 media logarítmica diaria	3,0 log ufc/cm^2 media logarítmica diaria	ISO 21528-2	Canales después de su faenado pero antes del enfriamiento	Mejoras en la higiene del sacrificio y revisión de los controles del proceso
2.1.3. Canales bovinas, ovinas, caprinas y equinas	*Salmonella*	50 [5]	2 [6]	Ausencia en la zona examinada por canal		EN/ISO 6579	Canales después de su faenado pero antes del enfriamiento	Mejoras en la higiene del sacrificio, revisión de los controles del proceso y del origen de los animales
2.1.4. Canales porcinas	*Salmonella*	50 [5]	5 [6]	Ausencia en la zona examinada por canal		EN/ISO 6579	Canales después de su faenado pero antes del enfriamiento	Mejoras en la higiene del sacrificio y revisión de los controles del proceso, del origen de los animales y de las medidas de bioseguridad en las explotaciones de origen
2.1.5. Canales de pollos de carne y pavos	*Salmonella*	50 [5]	7 [6]	Ausencia en 25 g de una muestra conjunta de piel del cuello		EN/ISO 6579	Canales tras el enfriamiento	Mejoras en la higiene del sacrificio y revisión de los controles del proceso, del origen de los animales y de las medidas de bioseguridad en las explotaciones de origen
2.1.6. Carne picada	Recuento de colonias aerobias [7]	5	2	5×10^5 ufc/g	5×10^6 ufc/g	ISO 4833	Final del proceso de fabricación	Mejoras en la higiene de la producción y mejoras en la selección y/o el origen de las materias primas
	E. coli [8]	5	2	50 ufc/g	500 ufc/g	ISO 16649 partes -1 o 2	Final del proceso de fabricación	Mejoras en la higiene de la producción y mejoras en la selección y/o el origen de las materias primas
2.1.7. Carne separada mecánicamente [9]	Recuento de colonias aerobias	5	2	5×10^5 ufc/g	5×10^6 ufc/g	ISO 4833	Final del proceso de fabricación	Mejoras en la higiene de la producción y mejoras en la selección y/o el origen de las materias primas
	E. coli [8]	5	2	50 ufc/g	500 ufc/g	ISO 16649 partes -1 o 2	Final del proceso de fabricación	Mejoras en la higiene de la producción y mejoras en la selección y/o el origen de las materias primas
2.1.8. Preparados cárnicos	*E. coli* [8]	5	2	500 ufc/g o cm^2	5 000 ufc/g o cm^2	ISO 16649 partes -1 o 2	Final del proceso de fabricación	Mejoras en la higiene de la producción y mejoras en la selección y/o el origen de las materias primas

Fuente: Reglamento CE N.º 1441/2007[26]

Interpretación de los resultados en canales:

— satisfactorio, si la presencia de *Salmonella* se detecta en un máximo de c/n muestras

— insatisfactorio, si la presencia de *Salmonella* se detecta en más de c/n muestras

Tabla 6

Criterios de higiene de los procesos de la leche y productos lácteos

Categoría de alimentos	Microorganismos	Plan de muestreo [1]		Límites [2]		Método analítico de referencia [3]	Fase en la que se aplica el criterio	Acción en caso de resultados insatisfactorios
		n	c	m	M			
2.2.1. Leche pasteurizada y otros productos lácteos líquidos [4]	Enterobacteriáceas	5	2	< 1 ufc/ml	5 ufc/ml	ISO 21528-1	Final del proceso de fabricación	Comprobar la eficacia del tratamiento térmico, prevenir la recontaminación y verificar la calidad de las materias primas
2.2.2. Queso a base de leche o suero sometido a tratamiento térmico	E. coli [5]	5	2	100 ufc/g	1 000 ufc/g	ISO 16649-1 o 2	En el momento del proceso de fabricación en el que se prevea que el recuento de E. coli será el máximo [6]	Mejoras en la higiene de la producción y en la selección de las materias primas
2.2.3. Quesos a base de leche cruda	Estafilococos coagulasa positivos	5	2	10^4 ufc/g	10^5 ufc/g	EN/ISO 6888-2	En el momento del proceso de fabricación en el que se prevea que el número de estafilococos será el máximo	Mejoras en la higiene de la producción y selección de las materias primas. Si se detectan valores > 10^5 ufc/g, el lote de queso deberá ser sometido a pruebas para enterotoxinas estafilocócicas
2.2.4. Quesos hechos a base de leche sometida a un tratamiento térmico inferior a la pasteurización [7] y quesos madurados a base de leche o suero sometidos a pasteurización o tratamiento térmico más fuerte [7]	Estafilococos coagulasa positivos	5	2	100 ufc/g	1 000 ufc/g	EN/ISO 6888-1 o 2		
2.2.5. Quesos blandos no madurados (quesos frescos) a base de leche o suero sometido a pasteurización o un tratamiento térmico más fuerte [7]	Estafilococos coagulasa positivos	5	2	10 ufc/g	100 ufc/g	EN/ISO 6888-1 o 2	Final del proceso de fabricación	Mejoras en la higiene de la producción. Si se detectan valores > 10^5 ufc/g, el lote de queso deberá ser sometido a pruebas para enterotoxinas estafilocócicas
2.2.6. Mantequilla y nata a base de leche cruda o leche sometida a tratamiento térmico inferior a la pasteurización	E. coli [5]	5	2	10 ufc/g	100 ufc/g	ISO 16649-1 o 2	Final del proceso de fabricación	Mejoras en la higiene de la producción y en la selección de las materias primas
2.2.7. Leche en polvo y suero en polvo [4]	Enterobacteriáceas	5	0	10 ufc/g		ISO 21528-2	Final del proceso de fabricación	Comprobar la eficacia del tratamiento térmico y prevención de la recontaminación
	Estafilococos coagulasa positivos	5	2	10 ufc/g	100 ufc/g	EN/ISO 6888-1 o 2	Final del proceso de fabricación	Mejoras en la higiene de la producción. Si se detectan valores > 10^5 ufc/g, el lote deberá ser sometido a pruebas para enterotoxinas estafilocócicas
2.2.8. Helados [8] y postres lácteos congelados	Enterobacteriáceas	5	2	10 ufc/g	100 ufc/g	ISO 21528-2	Final del proceso de fabricación	Mejoras en la higiene de la producción
2.2.9. Preparados deshidratados para lactantes y alimentos dietéticos deshidratados destinados a usos médicos especiales para lactantes menores de seis meses	Enterobacteriáceas	10	0	Ausencia en 10 g		ISO 21528-1	Final del proceso de fabricación	Mejoras en la higiene de la producción para minimizar la contaminación [9]
2.2.10. Preparados deshidratados de continuación	Enterobacteriáceas	5	0	Ausencia en 10 g		ISO 21528-1	Final del proceso de fabricación	Mejoras en la higiene de la producción para minimizar la contaminación
2.2.11. Preparados deshidratados para lactantes y alimentos dietéticos deshidratados destinados a usos médicos especiales para lactantes menores de seis meses	Presunto Bacillus cereus	5	1	50 ufc/g	500 ufc/g	EN/ISO 7932 [10]	Final del proceso de fabricación	Mejoras en la higiene de la producción. Prevención de la recontaminación. Selección de las materias primas

Fuente: Reglamento CE N.º 1441/2007[26]

Interpretación de los resultados de Enterobacterias en preparados deshidratados para lactantes, alimentos dietéticos deshidratados destinados a usos médicos especiales para lactantes menores de seis meses y preparados deshidratados de continuación:

— satisfactorio, si todos los valores observados indican ausencia de la bacteria

— insatisfactorio, si se detecta la presencia de la bacteria en cualquiera de las muestras

Tabla 7

Criterios de higiene de los procesos de los ovoproductos

Categoría de alimentos	Microorganismos	Plan de muestreo (¹)		Límites		Método analítico de referencia (²)	Fase en la que se aplica el criterio	Acción en caso de resultados insatisfactorios
		n	c	m	M			
2.3.1. Ovoproductos	Enterobacteriáceas	5	2	10 ufc/g o ml	100 ufc/g o ml	ISO 21528-2	Final del proceso de fabricación	Comprobaciones de la eficacia del tratamiento térmico y prevención de la recontaminación

(¹) n = número de unidades que componen la muestra; c = número de muestras que dan valores entre m y M.
(²) Se utilizará la última versión de la norma.

Fuente: Reglamento CE N.º 1441/2007[26]

Interpretación de los resultados de Enterobacterias en ovoproductos:

— satisfactorio, si todos los valores observados son inferiores o iguales a «m»

— aceptable, si un máximo de c/n valores se encuentran entre «m» y «M» y el resto de los valores observados son inferiores o iguales a «m»

— insatisfactorio, si uno o varios valores observados son superiores a «M» o más de c/n valores se encuentran entre «m» y «M»

8.5 Bibliografía

1. AECOSAN (2014). Agencia Española de Consumo, Seguridad Alimentaria y Nutrición. Informe del Comité Científico de la Agencia Española de Consumo, Seguridad Alimentaria y Nutrición (AECOSAN) en relación con los riesgos microbiológicos asociados al consumo de determinados alimentos por mujeres embarazadas. *Revista del Comité Científico de la AECOSAN*, 19, pp: 11-49.

2. AECOSAN (2017). Agencia Española de Consumo, Seguridad Alimentaria y Nutrición. Informe del Comité Científico de la Agencia Española de Consumo, Seguridad Alimentaria y Nutrición (AECOSAN) sobre la programación de los controles oficiales de peligros biológicos. *Revista del Comité Científico de la AECOSAN*, 26, pp: 56-66.

3. AESAN (2007). Agencia Española de Consumo, Seguridad Alimentaria y Nutrición. Informe del Comité Científico de la Agencia Española de Seguridad Alimentaria y Nutrición (AESAN) en relación con una petición planteada por el Director Ejecutivo de la Agencia acerca del establecimiento de un criterio

microbiológico para *Salmonella* en los huevos destinados al consumo directo. *Revista del Comité Científico de la AECOSAN, 7*, pp: 31-43.

4. BOE (1967). Decreto 2484/1967, de 21 de septiembre, por el que se aprueba el texto del Código Alimentario Español. BOE 248 de 17 de octubre de 1967, pp: 14180-14187.

5. BOE (2006). Real Decreto 640/2006, de 26 de mayo, por el que se regulan determinadas condiciones de aplicación de las disposiciones comunitarias en materia de higiene, de la producción y comercialización de los productos alimenticios. BOE 126 de 27 de mayo de 2006, pp: 19999-20002.

6. Claeys, W.L., Cardoen, S., Daube, G., de Block, J., Dewenttinck, K., Dierick, K., de Zutter, L., Huyghebaert, A., Imberechts, H., Thiange, P., Vandenplas, Y. y Herman, L. (2013). Raw or heated cow milk consumption: Review of risks and benefits. *Food Control*, 31, pp: 251-262.

7. EFSA (2014). European Food Safety Authority. The European Union Summary Report on Trends and Sources of Zoonoses, Zoonotic Agents and Foodborne Outbreaks in 2012. *The EFSA Journal*, 12 (2): 3547.

8. EFSA (2015). European Food Safety Authority. Scientific opinion on the public health risks related to the comsumption of raw drinking milk. *The EFSA Journal*, 13 (1): 3490.

9. EFSA (2020). https://www.foodsafetynews.com/2020/02/250-new-cases-in-salmonella-egg-outbreak-affecting-18-countries/

10. FAO/OMS (1997). Comisión del Codex Alimentarius. Principios para el establecimiento y la aplicación de criterios microbiológicos para los alimentos (CAC/GL 21, 1997).

11. FSANZ (2009). Food Standards Australia/New Zealand. Microbiological Risk Assessment of Raw Cow Milk, pp: 13.

12. Havelaar, A.H., Galindo, A.V., Kurowica, D. y Cooke, R.M. (2008). Attribution of foodborne pathogens using structured expert elicitacion. *Foodborne Pathogens and Disease*, 5, pp: 649-659.

13. https://www.isciii.es/QueHacemos/Servicios/VigilanciaSaludPublicaRENAVE/EnfermedadesTransmisibles/Documents/resultados%20vigilancia/Salmonelosis-RENAVE%202014-2017.pdf

14. ICMSF (1986). International Commission on Microbiological Specifications for Foods. Microorganisms in Foods, 2. Sampling for microbiological analysis. Principles and specific applications, 2nd Edition, Blackwell Science, Oxford.

15. Instituto de Salud Carlos III (2019). Salmonelosis. Vigilancia 2014 a 2017. Red Nacional de Vigilancia Epidemiológica Disponible en: https://www.isciii.es/QueHacemos/Servicios/VigilanciaSaludPublicaRENAVE/EnfermedadesTransmisibles/Documents/resultados%20vigilancia/Salmonelosis-RENAVE%202014-2017.pdf

16. Jiménez Manso, Alicia (2016). Zoonosis Alimentarias. Salmonella. Medidas de Prevención y Control en los Establecimientos Alimentarios. Dirección General de Salud Pública. Consejería de Sanidad. Comunidad de Madrid.

17. Li, H., Wang, H., D'Aoust, J.Y. y Maurer, J. (2013). *Salmonella* species. En libro: *Food Microbiology: Fundamentals and Frontiers*. Doyle, M.P. and Buchanan, R.L. 4th ed. ASM Press, Washington D.C. pp: 225-261.

18. MAGRAMA (2012). Ministerio de Agricultura, Alimentación y Medio Ambiente. Informe de Zoonosis y Resistencias Antimicrobianas (2012). Disponible en: http://rasve.magrama.es/Recursos/Ficheros/Historico/00_Informe%20de%20Zoonosis%20y%20RAM%202012.pdf [acceso: 18-05-15].

19. Marcos, A., Millán, R., Esteban, M.A., Alcalá, M. y Fernández-Salguero, J. (1983). Chemical composition and water activity of Spanish cheeses. *Journal of Dairy Science*, 66, pp: 2488-2493.

20. Memoria del Sistema Coordinado de Intercambio Rápido de Información (SCIRI). (2018). Gobierno de España. Ministerio de Sanidad, Consumo y Bienestar Social y AESAN. http://www.aecosan.msssi.gob.es/AECOSAN/web/seguridad_alimentaria/subseccion/SCIRI.htm

21. Morales-Partera, A.M., Fernando Cardoso-Toset, Francisco Jurado-Martos, Rafael J. Astorga, Belén Huerta, Inmaculada Luque, Carmen Tarradas, Jaime Gómez-Laguna. (2017). Survival of selected foodborne pathogens on dry cured pork loins. *International Journal of Food Microbiology*. 258: 68-72.

22. Morales-Partera, A.M., F. Cardoso-Toset, I. Luque, R.J. Astorga, A. Maldonado, S. Herrera-León, M. Hernández, J. Gómez-Laguna, C. Tarradas. (2018). Prevalence and diversity of Salmonella spp., Campylobacter spp., and Listeria monocytogenes in two free-range pig slaughterhouses. *Food Control*. 92: 208-215.

23. Real Decreto 1254/1991, de 2 de agosto, por el que se dictan normas para la preparación y conservación de la mayonesa de elaboración propia y otros alimentos de consumo inmediato en los que figure el huevo como ingrediente.

24. Real Decreto 2210/1995, de 28 de diciembre, por el que se crea la red nacional de vigilancia epidemiológica.

25. Reglamento (CE) 2073/2005, relativo a criterios microbiológicos aplicables a los productos alimenticios.

26. Reglamento (CE) n.º 1441/2007 de la Comisión, de 5 de diciembre de 2007, que modifica el Reglamento (CE) n.º 2073/2005 relativo a los criterios microbiológicos aplicables a los productos alimenticios.

27. Reglamento (CE) nº 178/2002 del Parlamento Europeo y del Consejo, de 28 de enero de 2002, por el que se establecen los principios y los requisitos generales de la legislación alimentaria, se crea la Autoridad Europea de Seguridad Alimentaria y se fijan procedimientos relativos a la seguridad alimentaria.

28. Reglamento (CE) Nº 852/2004 del Parlamento Europeo y del Consejo, de 29 de abril de 2004, relativo a la higiene de los productos alimenticios. DO L 139 de 30 de abril de 2004, pp: 1-54.

29. Reglamento (CE) Nº 853/2004 del parlamento Europeo y del Consejo, de 29 de abril de 2004, por el que establecen normas específicas de higiene de los alimentos de origen animal.

30. Reglamento (CE) nº 882/2004 del Parlamento Europeo y del Consejo de 29 de abril de 2004, sobre los controles oficiales efectuados para garantizar la verificación del cumplimiento de la legislación en materia de piensos y alimentos y la normativa sobre salud animal y bienestar de los animales.

31. Reglamento (UE) 2017/625 del Parlamento Europeo y del Consejo, de 15 de marzo de 2017, relativo a los controles y otras actividades oficiales realizados para garantizar la aplicación de la legislación sobre alimentos y piensos, y de las normas sobre salud y bienestar de los animales, sanidad vegetal y productos fitosanitarios.

32. Salmonella control in poultry flocks and its public health impact. EFSA Journal 2019; 17 (2): 5596.

33. SCF (1997). Scientific Committee for Food. Principles for the development of risk assessment of microbiological hazards under the hygiene of foodstuffs Directive 93/43/EEC (expressed on 13th June 1997). List of Reports of the Scientific Committee for Food (1974-1997). Forthy-four Series (2000), pp: 5-22.

34. The European Union summary report on trends and sources of zoonoses, zoonotic agents and food-borne outbreaks in 2017. EFSA Journal 2018; 16 (12): 5500.

35. The European Union summary report on trends and sources of zoonoses, zoonotic agents and food-borne outbreaks in 2018. EFSA Journal 2019; 17 (12): 5926.